Shiatsu et réflexologie POUR LES NULS

Synthia Andrews
Bobbi Dempsey

Michel Odoul

FIRST Editions

Shiatsu et réflexologie pour les Nuls
Titre de l'édition originale : Acupressure & Reflexology for dummies
Publié par
Wiley Publishing, Inc.
111 River Street
Hoboken, NJ 07030-5774

ISBN : 978-2-7540-0981-2
Dépôt légal : 1er trimestre 2009

Traduction : Christophe Billon
Correction : Correctif
Mise en page : Stéphane Angot
Édition : Marie-Anne Jost
Production : Emmanuelle Clément
Imprimé en France par Hérissey à Évreux (Eure) - N° 117946

Éditions First-Gründ
60 rue Mazarine
75006 Paris – France
e-mail : firstinfo@efirst.com
Site internet : www.editionsfirst.fr

À propos des auteurs

Synthia Andrews est massothérapeute depuis vingt-cinq ans et exerce aux États-Unis. Professeur diplômé de Jin Shin Do (technique d'acupression), elle enseigne au Connecticut Center for Massage Therapy depuis seize ans et au Kripalu Yoga Institute depuis quatre ans. Elle exerce également dans son cabinet personnel, situé dans l'État du Connecticut, et est en quatrième année de naturopathie à l'université de Bridgeport. Sa véritable passion est d'utiliser le shiatsu sur les chevaux maltraités, négligés ou blessés. Les références des cours dispensés par Synthia et d'autres professionnels américains qualifiés figurent sur les sites web `www.bodymindest.com` et `www.jinshindo.org`. Si vous vous rendez aux États-Unis, n'hésitez pas à faire appel à eux.

Bobbi Dempsey est journaliste indépendant. Il écrit dans de nombreux titres de renom tels que *The New York Times*, *Muscle & Fitness*, *Family Circle*, *Parents* ou encore *Men's Fitness* ; la liste est longue. Il est également l'auteur de nombreux ouvrages sur des thèmes aussi variés que le diabète ou les glaces maison. Voici son site web : `www.magazine-writer.com`.

Michel Odoul est praticien shiatsu et fondateur de l'Institut français de shiatsu. Il enseigne le shiatsu mais également le concept novateur de la psychoénergétique qu'il a développé dans les années 1990. Cette première véritable synthèse de la relation corps-esprit à travers les données de l'énergétique orientale, opérative dans toutes les approches alternatives, est utilisée aujourd'hui par de nombreux praticiens qu'il a formés. Toutes les informations concernant son institut et les formations dispensées sont accessibles sur le site `www.shiatsu-institut.fr` pour ce qui concerne le shiatsu et les huiles essentielles, et sur le site `www.reflexologie-institut.fr` pour ce qui concerne la réflexologie. Il est enfin également conférencier et auteur de nombreux ouvrages qui font référence dans le domaine, comme notamment le best-seller *Dis-moi où tu as mal, je te dirai pourquoi* (Albin Michel, 1994).

Dédicace

Synthia Andrews souhaiterait dédier ce livre à sa mère, Susan Ramsby, qui « nous a enseigné les choses essentielles de la vie et m'a accompagnée et soutenue à chaque étape de mon parcours ».

Remerciements des auteurs

Synthia Andrews : tout d'abord, un grand merci à Colin, Erin et Adriel, qui m'accompagnent dans mes divers projets. Ma profonde reconnaissance aux professeurs qui m'ont mise sur la voie du shiatsu : Iona Marsaa Teeguarden, Debra Valentine Smith et Jasmine Wolf. Mille mercis à Steven Spignesi et Mike Lewis pour m'avoir mis le pied à l'étrier, à notre éditrice Kristin DeMint pour son incomparable patience et à Bobbi Dempsey pour m'avoir accueillie dans le projet et appris les ficelles.

Bobbi Dempsey : j'aimerais avant tout remercier mon coauteur Synthia Andrews pour son dévouement et son investissement de tous les instants afin de rendre ce livre le meilleur possible. Merci également à Marylin Allen pour avoir constitué l'équipe et à Kristin DeMint pour sa contribution et ses précieux conseils. Et, comme toujours, merci à John, Nick et Brandon, source permanente de ma motivation.

Michel Odoul : j'aimerais remercier en premier lieu tous ceux qui partagent avec moi à l'Institut ma passion pour les médecines alternatives complémentaires et m'accompagnent dans leur enseignement en partageant mes exigences de qualité et de professionnalisme. Un grand merci particulier à Elske Miles, formatrice à l'Institut, pour sa relecture avisée et son aide amicale sur toute la partie « réflexologie ». Merci enfin à Nelly pour son indéfectible soutien dans toute cette démarche de vie qui m'a conduit au shiatsu.

Remerciements du traducteur

Un grand merci à Marie-Claire Michaud pour ses séances de shiatsu apaisantes, à Valérie Descamps pour ses conseils éclairés en matière de réflexologie et, bien sûr, à Michel Odoul, qui s'est brillamment chargé de la relecture et de l'adaptation de cet ouvrage.

Préambule

C'est avec un très grand plaisir et une certaine fierté que j'ai accepté l'offre des éditions First de collaborer à cet ouvrage. La demande première fut celle d'une expertise sur le contenu et c'est ce qui explique ma fierté, car il s'agit là d'une indéniable reconnaissance. Puis cette demande évolua avec l'idée d'enrichir cet ouvrage (qui traitait à l'origine de réflexologie et d'acupression), en ajoutant la dimension du shiatsu. C'est donc à ce titre que je suis passé du stade d'expert et de correcteur au stade de coauteur. J'en suis très heureux car cela me donne à nouveau l'occasion d'œuvrer pour le shiatsu comme je le fais depuis de nombreuses années dans mon institut et à travers les médias chaque fois que l'occasion m'en est donnée. J'en suis d'autant plus heureux que cela me permet de vraiment préciser, voire rectifier certaines données ou informations existant sur le shiatsu et la réflexologie. C'est notamment le cas en ce qui concerne la dimension émotionnelle. D'aucuns défendent une vision très mécanique et physique du shiatsu et développent des protocoles principalement articulés vers la lutte contre le symptôme. Cela ne me semble pas juste et occulte un des fondamentaux de la médecine traditionnelle chinoise : *le corps et l'esprit ne sont jamais dissociés*. Les émotions y sont considérées comme les premiers facteurs de déséquilibre des énergies qui sont à la base même de l'état de santé. En cela, le praticien se doit de rechercher toujours la cause du déséquilibre et non de simplement traiter la manifestation. Il ne doit jamais oublier que le symptôme est une information et non la préoccupation première du traitement. Vous rencontrerez ce principe tout au long de ce livre qui, je l'espère, saura vous captiver et faire de vous des pratiquants ou des receveurs assidus de ces approches formidables que sont le shiatsu et la réflexologie. Le bien-être et l'état de santé habiteront votre quotidien.

Michel Odoul

Sommaire

Introduction

Regardons les choses en face, la vie est stressante. Le simple fait d'accomplir vos tâches quotidiennes vous épuise et nuit à votre équilibre. Et, si vous êtes comme la plupart des gens, il vous faut également affronter votre lot de maux, des petits tracas agaçants aux soucis qui occupent votre esprit en permanence et vous gâchent la vie.

Ne serait-il pas génial de disposer d'une baguette magique pour restaurer équilibre et harmonie dans sa vie et contribuer à apaiser certains de ces maux ?

Eh bien, cette baguette magique existe ! Si ! Sous la forme de vos deux mains (ou celles d'une autre personne). Elles sont capables de libérer le pouvoir curatif qui sommeille en vous et que vous pouvez exploiter judicieusement à travers les techniques de shiatsu et de réflexologie.

À propos de ce livre

Le shiatsu et la réflexologie, ayant pour origine les arts orientaux ancestraux de la guérison, peuvent sembler mystérieux et difficiles à comprendre. C'est là que le présent ouvrage entre en scène. Nous vous disons tout ce que vous avez besoin de savoir sur ces techniques corporelles. Nous commençons par vous expliquer ce que sont exactement le shiatsu et la réflexologie puis abordons leur évolution. Après une petite leçon d'histoire (brève, c'est promis), nous entrons vraiment dans le vif du sujet en vous montrant concrètement comment ces techniques peuvent améliorer la qualité de votre vie et apaiser certaines douleurs.

Les conventions utilisées dans ce livre

Pour faciliter la lecture de cet ouvrage, nous avons adopté quelques conventions :

- Chaque fois que nous souhaitons mettre l'accent sur de nouveaux termes dont nous fournissons la définition, nous les mettons en *italique*.
- Le texte en **gras** sert à souligner les actions d'une procédure et les mots-clés d'une énumération.
- Dans les illustrations et les protocoles de traitement, nous utilisons, par souci de simplification, des abréviations pour les points d'acupuncture. Les tableaux qui les accompagnent fournissent les noms complets et les méridiens associés (voir le chapitre 1 pour une définition).
- Chaque point d'acupuncture a de nombreuses fonctions et plusieurs protocoles utilisent les mêmes points pour des raisons diverses. Nous ne citons que les fonctions qui concernent le protocole en question. Vous pouvez donc voir signalées différentes fonctions pour le même point dans divers protocoles.
- Le shiatsu ayant été développé au Japon à partir de théories et de pratiques de l'acupuncture chinoise, les termes utilisés pour décrire ces deux pratiques sont souvent différents, ce qui peut prêter à confusion. Dans ce livre, nous utilisons les termes japonais. Mais nous donnons également les noms chinois quand ces derniers sont plus couramment utilisés.
- Certains méridiens ont plusieurs noms. Dans ce livre, nous utilisons ceux qui ont notre préférence.
- La plupart des points d'acupuncture ont plusieurs noms. Ici, nous employons les plus courants mais vous pouvez rencontrer de nombreuses variantes dans la littérature.
- Dans tout cet ouvrage, les illustrations des méridiens ne sauraient être considérées comme des cartes exactes. Pour avoir tous les détails, reportez-vous à des manuels d'acupuncture.
- Le méridien de la vessie (voir le chapitre 3) comprend deux systèmes de numérotation. Dans cet ouvrage, nous utilisons le système qui numérote d'abord la branche interne, puis la branche externe qui descend le long de la cuisse.

Il peut arriver que certaines adresses de sites web apparaissent sur deux lignes. Mais sachez que nous n'avons pas inséré de caractères supplémentaires (tels qu'un trait d'union) pour signaler ce saut de ligne. Vous pouvez donc les taper en l'état dans votre navigateur, comme si le saut de ligne n'existait pas.

Votre portrait-robot !

Bien que nous n'aimions pas émettre d'hypothèses en temps normal, nous avons fait une exception afin que cet ouvrage aide un maximum de lecteurs. Dans cette optique, nous sommes partis du principe que :

- vous aviez peu de connaissances, voire aucune en matière de shiatsu et de réflexologie ;
- vous aviez une attitude positive et que vous alliez faire de votre mieux pour affecter cette énergie positive au processus de traitement ;
- vous abordiez ce processus avec un esprit ouvert, prêt à assimiler de nouvelles idées et de nouvelles techniques susceptibles de vous paraître curieuses ou inconnues de prime abord ;
- vous ou l'une de vos connaissances souhaitiez soigner de manière naturelle des maux, des douleurs ou un malaise ;
- vous vouliez découvrir la faculté de votre corps à se soigner (dans la limite du raisonnable : nous ne dirons *jamais* que le shiatsu ou la réflexologie peuvent guérir un cancer ou être à l'origine de n'importe quel autre miracle de la médecine).

Ce que vous n'êtes pas obligé de lire

Bon, d'accord, nous aimerions pouvoir vous dire que chaque mot couché sur ces pages est important. Les informations présentées dans les encadrés sont certes intéressantes et instructives, mais leur lecture n'est pas obligatoire pour comprendre les thèmes traités dans chaque chapitre. Nous les considérons plutôt comme un bonus, un petit dessert succulent à déguster une fois le plat de résistance digéré.

Comment ce livre est organisé

Le Shiatsu et la réflexologie pour les Nuls comprend cinq parties, chacune portant sur un thème bien précis. Voici les grandes lignes de ces parties et les notions abordées par chacune d'elles.

Première partie : Concepts de base du shiatsu et de la réflexologie

Si vous ne connaissez pas grand-chose aux techniques de travail corporel, nous vous recommandons de commencer par lire la première partie. Vous y trouverez tous les ingrédients de ces arts du traitement :

- des définitions des termes importants ;
- un bref historique des arts ancestraux du traitement originaires d'Orient ;
- les principes de base des arts du traitement (ki, yin/yang et forces énergétiques) ;
- des choses à savoir pour s'apaiser ou apaiser les autres ;
- les cartes des méridiens et des zones réflexes, les bases des séances de traitement, pour vous servir de guide à travers tout le reste de l'ouvrage ;
- des explications complètes concernant toutes les techniques employées dans le domaine du shiatsu et de la réflexologie, avec des illustrations pour vous montrer comment vous en servir.

Cette partie vous enseigne également des exercices de base très pratiques pour vous échauffer et vous donne un aperçu de ce que le receveur et le praticien peuvent attendre d'une séance. Nous couvrons également tous les aspects importants à prendre en compte quand vous envisagez de faire appel à un professionnel, de la recherche d'un praticien qualifié à l'examen des références de ce dernier. En outre, nous vous donnons une petite idée de ce qui vous attend lors de votre première séance.

Deuxième partie : Favoriser le bien-être émotionnel et physique

En matière de traitement, le lien fort existant entre la santé émotionnelle et le bien-être physique est essentiel. Si vous souffrez d'un bouleversement émotionnel, vous ressentirez presque invariablement un malaise physique. C'est une croyance majeure des arts du traitement. Séparer le bien-être émotionnel du bien-être physique est pratiquement impossible. Les deux vont de pair et, si vous privilégiez l'un au détriment de l'autre, vous ne tirerez pas pleinement parti de vos séances.

Dans cette optique, nous nous attachons dans cette partie à maintenir le meilleur état de santé physique et émotionnel possible. Nous expliquons la corrélation entre l'énergie et les émotions et vous montrons comment les pensées négatives et positives peuvent affecter votre bien-être physique.

Nous savons bien sûr qu'il est raisonnablement impossible d'éviter complètement le stress émotionnel. Nous vous montrons donc comment limiter les dégâts et empêcher ces facteurs de stress inévitables de causer des ravages dans votre corps.

Troisième partie : Ça vous fait mal où ? Soigner les douleurs et maux courants

Vous avez très probablement au moins un ou deux maux ou douleurs à gérer à l'instant où vous lisez ces lignes. C'est peut-être ce qui vous a poussé à acheter ce livre, dans l'espoir qu'il contribuerait à vous soulager un peu.

Tranquillisez-vous, nous sommes là pour vous aider. Dans cette partie, nous ciblons des parties du corps bien précises et identifions des affections courantes qui touchent ces zones. Plus important encore, nous fournissons des procédures claires et faciles à comprendre puis à appliquer pour traiter les affections en question.

Voici quelques-uns des problèmes que nous abordons dans cette partie : mal de dos (sciatique et lésions musculaires), douleurs au niveau des hanches et des jambes, maux de tête et autres problèmes au visage ; problèmes de bras, d'épaules et de mains, problèmes digestifs et autres soucis au niveau de l'estomac, et affections touchant le cœur et la poitrine.

Quatrième partie : Répondre à des besoins et résoudre des problèmes bien précis

Dans cette partie, nous traitons des problèmes précis susceptibles d'intéresser certains types de personnes.

Tout d'abord, nous abordons divers problèmes et douleurs ayant tendance à être liés à l'âge. Cela concerne toute la durée de la vie, des bébés aux personnes âgées.

Nous examinons ensuite la kyrielle de problèmes qui tourmentent nos lectrices. Mesdames, nous partageons votre douleur… et nous volons à votre secours au chapitre 17. (À vous lecteurs : nous ne vous négligeons pas. Les femmes ont simplement plusieurs besoins essentiels propres à leur genre alors que la majorité des problèmes qui assaillent les hommes sont traités dans d'autres parties du présent ouvrage.)

Nous vous faisons également part de la façon de soigner des affections telles que le rhume et la grippe et vous indiquons comment doper votre système immunitaire à titre préventif.

Cinquième partie : la partie des Dix

Dans tout ouvrage *Pour les Nuls* qui se respecte, vous trouverez la partie des Dix. Les deux derniers chapitres de ce livre parlent des faits avérés et des idées fausses concernant le shiatsu et la réflexologie. Ils vous donnent également un aperçu des nombreux moyens d'enrichir votre vie grâce aux arts du traitement.

Dernier atout de ce livre et non des moindres, l'annexe, qui regorge de ressources pour étancher votre soif de connaissance en matière de shiatsu et de réflexologie. Elle vous aide également à trouver un bon praticien ou simplement des gens tout aussi passionnés que vous, avec qui vous pourrez parler des mérites des arts du traitement.

Les icônes utilisées dans ce livre

Tout au long de l'ouvrage, vous trouverez dans la marge de petites images appelées « icônes » qui vous avertissent de la présence de morceaux (d'information) choisis.

Voici la liste des icônes que vous rencontrerez :

Cette icône vous signale une information utile en rapport avec le sujet traité dans cette section.

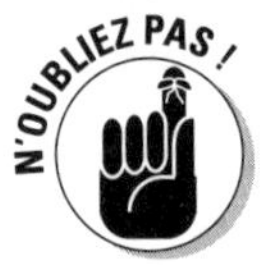

Cette icône indique une information à retenir.

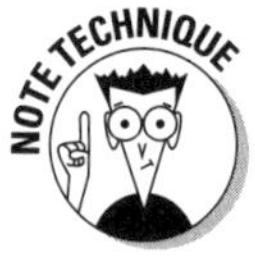

Prêtez particulièrement attention aux informations accompagnant cette icône. Leur objectif est de vous avertir du danger potentiel d'actions et de vous éviter des problèmes.

Par où commencer

Si nous espérons vous voir dévorer cet ouvrage de la première à la dernière page, il vous incombe de choisir un mode de lecture qui vous convienne. Nous avons conçu ce livre comme un guide complet du shiatsu et de la réflexologie pour débutants. Si vous avez un besoin particulier, vous pouvez vous rendre directement au chapitre correspondant. Les chapitres sont suffisamment complets pour que vous puissiez vous plonger directement dans un thème (ou une partie du corps) bien précis qui vous intéresse particulièrement.

Sinon, nous vous recommandons de commencer par le début et de progresser à votre rythme. Ne vous inquiétez pas, vous pouvez toujours sauter un thème qui ne vous intéresse pas pour le moment. (Vous pourrez le reprendre plus tard.)

Nous avons également conçu ce livre de façon suffisamment didactique et riche pour qu'il puisse servir de base référentielle à tous les étudiants en shiatsu et/ou en réflexologie. Nous pensons même que de nombreux praticiens exerçant déjà pourront y trouver des réponses ou des rappels face à des questions ou des cas particuliers qu'ils pourraient rencontrer.

Première partie

Concepts de base du shiatsu et de la réflexologie

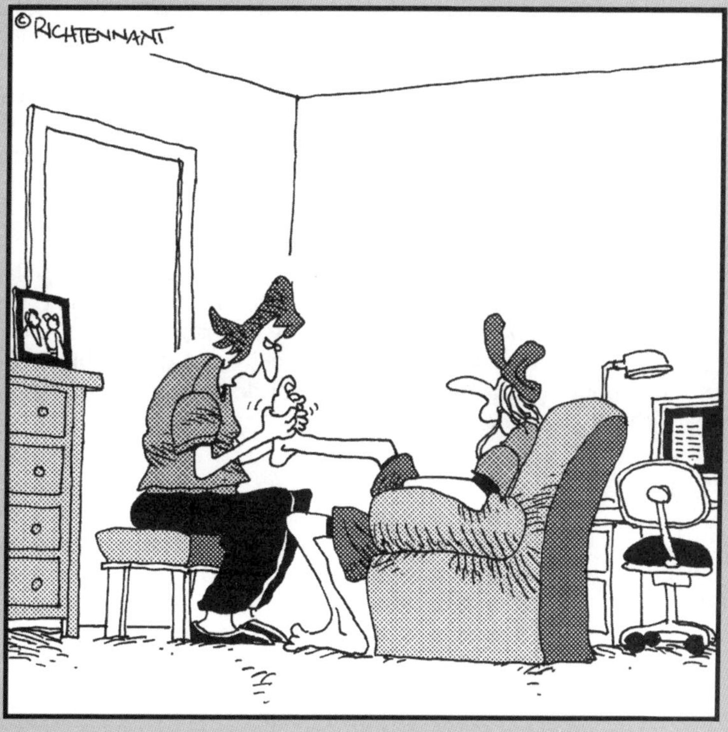

« Ce que je vous fais là devrait déboucher vos sinus, vous faire passer vos maux de tête et recharger votre iPod. »

Dans cette partie...

Cette première partie vous fournit les concepts essentiels à connaître sur le shiatsu et la réflexologie. Considérez-la comme une présentation de ces approches alternatives.

Nous vous expliquons en détail ce que sont le shiatsu et la réflexologie et ce qu'ils peuvent apporter à quiconque ayant besoin de résoudre des problèmes physiques et/ou émotionnels. Nous vous faisons entrer dans l'histoire des arts du traitement et découvrir le ki. Nous vous indiquons tout ce qu'il faut (vos deux mains et de la confiance en soi) pour vous traiter et traiter les autres, et vous livrons des encouragements pour renforcer votre foi en votre faculté innée à guérir.

Enfin, nous passons en revue les concepts anatomiques à connaître pour bien exécuter les techniques présentées dans ce livre. Les méridiens, points d'acupuncture, zones réflexes, différents types de tissus et parties du corps qui jouent un rôle important dans le processus de guérison n'auront plus de secret pour vous. À moins que vous ne soyez formé(e) à l'art du shiatsu ou de la réflexologie, nous vous conseillons vivement de lire cette partie afin de disposer des notions élémentaires en la matière.

Chapitre 1

Les fondamentaux du shiatsu et de la réflexologie

Dans ce chapitre :

- Définir le shiatsu et la réflexologie
- Remonter aux origines des arts du traitement
- Avoir toutes les clés pour comprendre le ki
- Découvrir comment le travail corporel peut vous aider

Si vous êtes comme la plupart de vos congénères, vous connaissez peu de chose (voire absolument rien) au shiatsu et à la réflexologie. Vous pensez peut-être que le shiatsu est un art martial et que la réflexologie concerne vos réflexes.

Mais il se peut aussi que vous ayez certaines connaissances en matière d'arts du traitement. Par exemple, vous savez peut-être que ces approches répondent au principe selon lequel il est possible de remonter à l'origine de la douleur, souvent située à distance respectable de l'endroit où celle-ci se fait sentir. Mais il est possible que vous ne sachiez pas exactement de quoi il s'agit ni comment remonter à la source de la douleur.

Quel que soit votre niveau de connaissance ou la raison pour laquelle vous souhaitez en savoir plus, vous tirerez vraiment parti de la lecture de nos développements sur ces techniques. Le travail corporel apporte des bienfaits à tout le monde ou presque et il est souvent utile de savoir ce qui se cache derrière les techniques pratiquées.

Dans ce chapitre, vous allez explorer les origines de la réflexologie et du shiatsu. Vous découvrirez les concepts fondamentaux associés tels que le ki. Dernier élément et non des moindres, vous verrez comment ces approches peuvent vous aider. Quels que soient l'affection ou le problème de santé dont vous souffrez, vous serez probablement agréablement surpris par les bienfaits que produit le travail corporel, si minime soit-il.

Définition du shiatsu et de la réflexologie

Avant d'entrer au cœur des protocoles et pratiques de traitement, vous devez veiller à bien comprendre l'essence du shiatsu et de la réflexologie. Ces deux disciplines sont étroitement liées, au point que nous y faisons souvent référence en tant qu'arts du traitement complémentaires. Si elles ont des similitudes, elles présentent également certaines différences.

Le shiatsu

Shiatsu signifie « pression des doigts » et cette terminologie, du fait de son caractère générique, regroupe toutes les méthodes de travail par pression des doigts.

Le but généralement recherché est de permettre au corps de la personne de relâcher, d'évacuer des tensions corporelles, organiques, articulaires ou énergétiques. Ces tensions emmagasinées ayant été à la base du malaise ressenti, leur évacuation permet au patient de retrouver l'état d'équilibre, de bien-être et d'homéostasie que l'on peut qualifier d'« état de santé ».

Le shiatsu est donc un art du traitement ancestral basé sur l'utilisation des doigts, des mains, voire parfois des bras ou des genoux et des pieds. Il a pour but de stimuler des points clés du corps dans l'optique de soulager le sujet d'une douleur ou d'une gêne. L'idée fondamentale est que l'équilibre du corps et de l'esprit dépend de l'équilibre et de la bonne circulation de flux vitaux que l'on qualifie d'énergie ou de ki. Douleur et gêne sont donc considérées comme les signes d'un déséquilibre énergétique qui, s'il est laissé en l'état, peut déboucher sur une maladie.

L'argumentation et l'explication « rationnelles » des raisons du fonctionnement du shiatsu et de son incontestable efficacité se font autour de deux axes majeurs. Tout d'abord, l'idée est que la pression, exercée sur des points particuliers du corps, libère la tension locale et, par effet connexe, améliore l'état du patient sur un plan plus général. Ensuite, au-delà de cet effet physiologique pur indéniable, le shiatsu s'appuie, pour codifier sa dimension thérapeutique, sur les fondamentaux de la médecine traditionnelle chinoise, et notamment la théorie des méridiens énergétiques que nous connaissons en Occident grâce à l'acupuncture.

Concrètement, le shiatsu aborde les déséquilibres énergétiques de la même manière à travers l'identification des *points d'acupuncture*. Ces points d'acupuncture sont situés sur les *méridiens* (ou canaux) qui courent à travers le corps et relient toutes les parties du corps. Ils sont des endroits spécifiques qui permettent de soigner une douleur ou une gêne située ailleurs. En traitant les problèmes ou les déséquilibres par les points d'acupuncture, vous pouvez réguler le flux énergétique et, par là même, diminuer ou éliminer la douleur au niveau des zones touchées.

N'OUBLIEZ PAS !

On peut s'interroger alors sur ce qui fait la différence entre le shiatsu et l'acupuncture. Cette différence est de plusieurs ordres. La différence majeure, et immédiatement perceptible, est que dans la pratique du shiatsu on ne se sert pas d'aiguilles mais des doigts. Cette différence est fondamentale car les aiguilles rendent souvent les gens nerveux et c'est pour cette raison que l'acupuncture les rebute. Pour ces individus, le shiatsu peut se révéler une solution aussi efficace et qui ne met pas leurs nerfs à rude épreuve. La deuxième différence majeure qui existe entre le shiatsu et l'acupuncture réside dans le travail ostéo-articulaire exercé par le shiatsu sur le corps du patient. Alors qu'en acupuncture, en dehors de la pose des aiguilles, le praticien ne touche pas le corps, en shiatsu le contact corporel est essentiel et permanent pendant toute la séance. Il procure ainsi le relâchement des tensions musculaires ou articulaires emmagasinées par le patient mais déclenche également chez lui un certain nombre de réactions physiologiques, liées au travail effectué (comme la sécrétion d'ocytocine), qui participent à la sensation de mieux-être et au retour à l'homéostasie. La troisième différence réside dans le fait que, dans le travail en shiatsu, le patient est conduit à « respirer », à relâcher son souffle lors des différentes pressions exercées sur son corps et à suivre leur rythme. La séance de travail pur sur le corps pouvant durer 35 à 40 minutes, on voit combien cette remise en conscience de la respiration (utilisée dans toutes les techniques de relaxation existantes) et de son rythme peut avoir une action profondément rééquilibrante sur le patient.

Deux grands courants majeurs existent dans le shiatsu. Le premier est le courant purement ostéo-articulaire. Son représentant le plus prestigieux est Tokujiro Namikoshi. Dans ce courant n'est prise en compte que la dimension physique. La dimension énergétique est rejetée. Le travail consiste à exercer des pressions sur les points et zones musculaires porteurs de tensions ou de douleurs, selon une cartographie précise de points. Le deuxième courant est celui qui intègre la dimension énergétique et la théorie des méridiens issue de la médecine traditionnelle chinoise. Le représentant le plus connu de ce courant en France est Shizuto Masunaga, même si celui-ci a ensuite élaboré sa propre cartographie de méridiens. D'autres représentants de ce courant existent, comme Wataru Ohashi qui est aux États-Unis ou Masahilo Nakazono qui fut le premier maître de Michel Odoul.

Eunice Ingham : la sainte patronne de la réflexologie

La réflexologie a commencé à devenir populaire aux États-Unis au tout début du XXe siècle, en grande partie grâce à une femme du nom d'Eunice Ingham. Elle était masseuse et travaillait dans les années 1920 pour un certain Joe Shelby Riley. Le Dr Riley est connu pour avoir créé la théorie des zones, souvent considérée comme l'ancêtre de la réflexologie moderne. Inspirée par le Dr Riley, Eunice Ingham développa les idées de la thérapie des zones tout en se concentrant sur une seule zone, le pied. Elle publia en 1938 son premier ouvrage sur le sujet : *Stories the Feet Can Tell*. Très vite, elle devint un professeur et une conférencière à qui l'on demandait souvent de partager ses connaissances sur les thérapies curatives. Son neveu Dwight Byers finit par se joindre à elle. Il fonda plus tard l'Institut international de réflexologie.

La réflexologie

La réflexologie a pour objectif d'équilibrer les flux énergétiques en stimulant les zones des pieds et des mains liées à des organes, des glandes et des parties du corps. Le principe de base de la réflexologie est similaire à celui du shiatsu mais les deux disciplines présentent quelques différences. Elles corrigent toutes deux les déséquilibres énergétiques à partir de zones précises du corps. Si le shiatsu est axé sur les méridiens et les points d'acupuncture, la réflexologie s'appuie sur des chemins appelés *zones réflexes* qui comprennent des *points réflexes* situés sur les mains et les pieds.

La base théorique de la réflexologie plantaire réside dans l'idée que le corps est un univers global, organisé de façon holographique, dans lequel certaines de ses parties reflètent la totalité du corps. Il découle de ce principe l'existence de zones dites « réflexes » dans différents points du corps, à la base de différentes formes de réflexologies pouvant être plantaire, palmaire, faciale, auriculaire, vertébrale, crânienne, etc.

En France, la forme de réflexologie qui bénéficie de la plus grande notoriété dans le milieu scientifique et médical est l'auriculothérapie, élaborée par le médecin français Nogier. Celui-ci voyait dans la forme de l'oreille une analogie de forme avec l'embryon. À partir de cette analogie, il a recherché, expérimenté et vérifié l'exactitude de l'emplacement de chacun des organes reflétés sur l'oreille. Ses découvertes, très probantes et convaincantes, lui ont donné une crédibilité certaine dans les milieux scientifiques, au point que sa technique est de nos jours couramment utilisée par des médecins, que ce soit en cabinet privé ou en milieu hospitalier. Cette forme de réflexologie, qui utilise principalement des aiguilles, n'est pas notre propos. Nous allons plutôt parler des réflexologies dites « plantaires ». Au-delà du caractère générique de cette terminologie, il faut savoir qu'il existe trois types de réflexologie plantaire :

- la réflexologie sud-africaine, dite « douce » ou « métamorphique ».
- la réflexologie chinoise, dite « énergétique », basée sur les principes de la médecine traditionnelle chinoise.
- la réflexologie occidentale, dite « symptomatique » (méthode Ingham ou RZT, Reflex Zone Therapy).

Nous pouvons résumer comme suit leurs particularités.

La réflexologie sud-africaine dite « douce » ou « métamorphique »

Comme son nom l'indique, cette méthode présente une qualité de toucher des zones réflexes très agréable, tout en douceur. Elle a été élaborée par Chris Stormer que nous évoquons plus loin.

S'appuyant sur une lecture des pieds selon des zones réflexes liées aux organes et aux systèmes nerveux et endocriniens, cette forme de réflexologie est extrêmement détendante et libératrice des stress ou des tensions accumulées dans notre quotidien.

La méthode douce s'inspire de la logique de massage-compression que l'on retrouve dans toutes les réflexologies, mais s'en éloigne par la délicatesse de son toucher et sa vision globale, qui se refuse à intervenir uniquement sur un point ou une zone correspondant à un symptôme dans le corps. Pour toutes ces raisons, elle est particulièrement adaptée au « bien-être ». Cela n'enlève rien à sa capacité à traiter de façon efficace des déséquilibres ou des souffrances précis.

La réflexologie chinoise, dite « énergétique », basée sur les principes de la médecine traditionnelle chinoise

Connu depuis cinq mille ans en Chine, l'art du massage du pied fait partie de la médecine traditionnelle chinoise. Le principe de base de ce massage énergétique est que l'énergie parcourt le corps dans un réseau de fleuves énergétiques – les fameux méridiens connus en acupuncture – et que tout déséquilibre dans un méridien donné, ou dans un principe énergétique donné déséquilibre l'organisme. Le praticien en réflexologie chinoise pose un véritable diagnostic énergétique et vise à rétablir l'équilibre dans tout le corps en dégageant et en rééquilibrant les méridiens à partir d'un massage très profond des pieds.

Les zones correspondant aux différents systèmes (respiratoire, lymphatique, digestif, endocrinien, nerveux, urinaire) et organes du corps montrent des similarités avec les zones réflexes utilisées en réflexologie occidentale. Il existe cependant aussi des différences notables qui s'expliquent par la théorie énergétique.

La réflexologie dite « symptomatique » (méthode « Ingham » ou RZT, Reflex Zone Therapy ou thérapie zonale)

Cette technique est la méthode originale de la pratique occidentale des zones réflexes définie par le Dr Fitzgerald. La théorie de base est celle des « 10 zones longitudinales » traversant le corps de haut en bas (voir figure 3.6 page 86). Cette hypothèse considère que tous les organes situés dans une même zone sont en rapport les uns avec les autres. Par exemple, en appuyant sur le quatrième orteil du pied droit, on pourrait intervenir sur l'état de la vésicule biliaire qui se situe dans la même zone longitudinale.

Cette forme de réflexologie dite « symptomatique » a été développée dans le milieu médical et paramédical dans les années 1930. C'est Eunice Ingham, infirmière et kinésithérapeute-masseuse d'origine danoise, qui travaillait dans le cabinet du Dr Selby Riley, qui a développé cette forme de réflexologie « moderne ». Elle a fait un travail infatigable et minutieux pour localiser les zones réflexes sur les pieds en fonction des tensions douloureuses qu'elle y décelait à l'aide de ses doigts et même parfois à l'aide d'un bâtonnet en bois (ou un crayon). Elle mettait les pathologies (l'apparition de symptômes dans l'organisme) en rapport avec les zones douloureuses pour y découvrir une logique.

Cette forme de réflexologie est la plus interventionniste et la plus symptomatique. Son caractère intrusif la réserve à la pratique de professionnels avertis qui seuls savent doser de façon juste les pressions exercées.

Les éléments de réflexologie que nous transmettons dans ce livre sont une synthèse des réflexologies sud-africaine et chinoise. Ils s'appuient sur la conceptualisation énergétique tout en intégrant la dimension émotionnelle et des niveaux de pression « doux ».

Plongée dans les origines et la philosophie

De nombreux arts du traitement, dont le shiatsu et la réflexologie, sont basés sur les croyances de la médecine chinoise, née il y a plus de cinq mille ans. À cette époque, les Chinois pensaient que les déséquilibres spirituels causaient de nombreuses maladies et affections physiques. Selon eux, afin de traiter efficacement la douleur, il fallait résoudre les déséquilibres spirituels et rétablir l'énergie vitale. En d'autres termes, les Chinois estimaient que l'on ne pouvait soigner correctement les maux physiques sans résoudre les problèmes spirituels et restaurer l'équilibre dans la force énergétique. Dans cette section, nous détaillons et expliquons cette croyance et vous montrons en quoi le shiatsu et la réflexologie vont dans le sens de cette philosophie.

Les origines du shiatsu et de la réflexologie

Toutes les traditions du monde comportent des techniques corporelles qui utilisent la main et le massage pour soigner, soulager, reposer ou détendre. Il n'en est pas autrement du Japon, pays d'où est issu le shiatsu. Les traces les plus anciennes de thérapies manuelles y remontent au VIe siècle avec l'apport, sous le nom de *kampô*, des techniques fondamentales de la médecine traditionnelle chinoise dont le massage, physique et énergétique. Cette dimension du *kampô* prit le nom d'*anma* ou *amma*, terminologie que l'on voit apparaître dans des écrits vers les années 700 et qui fut utilisée ensuite tout au long de l'histoire du Japon. L'après-Seconde Guerre mondiale vit la reconnaissance officielle du shiatsu comme « thérapeutique » par le ministère de la Santé japonais, auquel il est rattaché et qui le définit en 1955 comme suit : « *Shiatsu est une forme de manipulation qui utilise les pouces et les paumes des mains, sans aucun instrument mécanique ou autre, qui applique une pression sur la peau humaine, pour corriger le mauvais fonctionnement interne, favoriser et maintenir la santé et traiter les maladies spécifiques.* »

Aujourd'hui, le shiatsu est pratiqué à travers tout le Japon et rencontre un écho toujours favorable. En dehors de l'aspect philosophique qui est en général le trait qui distingue les écoles et leur enseignement, la technique pure du shiatsu est assez commune aux différents courants.

Le shiatsu et la réflexologie ne sont donc pas de ces modes New Age éphémères. Ils existent en fait depuis des millénaires et ont pour origine l'Asie, dont les peuples se sont rendu compte des nombreux bienfaits du toucher sur des zones stratégiques pour soigner les maux.

Dans le cas de la réflexologie, il est prouvé que, dans l'Égypte antique, on utilisait cette thérapie curative. Un pictogramme, trouvé dans la tombe du médecin Ankmahor, daté d'environ 2 500 ans avant notre ère, illustre deux praticiens en train de masser les mains et les pieds de deux patients. Le pictogramme est accompagné d'un hiéroglyphe qui décrit le dialogue suivant entre l'un des patients et son praticien. Le patient : «Veuillez apaiser ma douleur », ce à quoi le praticien répond : « Je ferai comme il vous plaira. »

De nombreux systèmes de traitement indigènes se servaient des pieds et des mains pour soigner. Par exemple, on pense que les Indiens d'Amérique et les Aborigènes australiens soignaient en manipulant les pieds.

Huang Di Nei Jing

L'un des travaux liés à l'ancienne médecine chinoise les plus connus est le Huang Di Nei Jing, qui signifie « Classique interne de l'empereur jaune ». Ce livre, qui daterait de 200 av. J.-C., détaille la philosophie et les techniques d'acupuncture ainsi que d'autres formes de traitement médical. Il couvre aussi d'autres thèmes importants tels que l'astronomie, la météo et les opérations militaires.

Dans l'Antiquité, les peuples asiatiques ont découvert que l'application d'une pression sur certaines parties du corps permettait de diminuer ou d'éliminer la douleur, souvent située ailleurs que sur la zone où celle-ci se manifeste. Les médecins chinois ont commencé à utiliser les points de pression pour soigner la douleur, lutter contre les maladies et favoriser la guérison en cas de blessure. Ces séances, comme bien d'autres développées par les Chinois de l'époque, servaient souvent à soigner les soldats blessés à la guerre.

Selon les experts, les pierres retrouvées dans des tombes chinoises et supposées avoir plusieurs milliers d'années seraient les premiers outils utilisés par l'acupuncture. On les appelait *pierres Bian* et elles servaient d'outils pour appuyer sur les points d'acupuncture.

À l'origine, en Asie, nombre d'écoles de médecine chinoise se perpétuaient dans les familles. La plupart de ces écoles étaient similaires mais présentaient cependant de petites différences (concernant la fonction, le nom ou la localisation des points, la façon d'utiliser les combinaisons de points, l'existence de points et de canaux de ki supplémentaires). Après la révolution maoïste, le général Mao fusionna tous ces enseignements pour supprimer toutes les différences. La médecine traditionnelle chinoise (MTC) était née. Mais aujourd'hui, des méthodes se servent de techniques d'acupuncture et de shiatsu situées en dehors du champ de la MTC et qui n'utilisent pas nécessairement les méridiens ou points d'acupuncture standard. C'est par exemple le cas de l'acupuncture auriculaire, utilisée aujourd'hui par de nombreux praticiens pour soigner les dépendances, et de la manupuncture coréenne, similaire à la réflexologie. Où voulons-nous en venir ? Ces exemples montrent l'existence d'un large éventail de techniques de traitement à disposition des praticiens proposant des thérapies à base de shiatsu et de réflexologie.

Comment et pourquoi elles fonctionnent

À la base de la médecine chinoise figure la croyance selon laquelle il faut une force énergétique équilibrée et dynamique pour être en bonne santé et afficher un bien-être émotionnel. Si vous déplacez ou manipulez cette énergie pour créer une meilleure harmonie, vous pouvez être à même de soigner efficacement la maladie et la douleur.

Comme l'admettent aujourd'hui nombre de personnes, les guérisseurs chinois de l'époque étaient dans le vrai. De nos jours, les gens savent que le corps est un grand puzzle dont chaque partie est liée aux autres de multiples manières (parfois mystérieuses). Autrement dit, aucune partie du corps n'est isolée. Un problème dont l'origine se situe dans une partie du corps a inévitablement des répercussions sur d'autres endroits et sur l'esprit.

À vous de choisir

Dans ce livre, nous associons le shiatsu et la réflexologie car les effets de l'un renforcent ceux de l'autre (voir le chapitre 3 pour en savoir plus). Nous n'avons pas de formule magique qui vous permettrait de savoir si le shiatsu ou la réflexologie est plus efficace pour tel problème. C'est souvent une question de goût. Vous préférez peut-être que l'on intervienne sur l'ensemble de votre corps, comme dans le cas du shiatsu, ou vous êtes plutôt chatouilleux des pieds. Chaque individu est unique et certaines personnes réagissent mieux à un type de séance. Mais la plupart des gens aiment les deux disciplines et allier le shiatsu et la réflexologie dans une même séance est idéal car vous agissez sur plusieurs cheminements et favorisez plusieurs réponses physiologiques.

Vous avez peut-être remarqué que le shiatsu était plus « connu » par le grand-public que la réflexologie. Pourquoi ? La médecine occidentale s'est plus penchée sur le shiatsu. Bien que les Russes aient étudié la réflexologie, celle-ci a été très largement ignorée par les chercheurs en Occident. C'est surprenant car, selon le Pacific Institute of Reflexology, le fondateur de la réflexologie moderne, le Dr William Fitzgerald, exerçait en tant que spécialiste à l'hôpital de Boston, au Central London Ear, Nose and Throat Hospital (hôpital spécialisé dans l'oto-rhino-laryngologie), en Angleterre, et à l'hôpital St Francis d'Hartford. Malheureusement, tant que la recherche scientifique n'aura pas validé cette approche, la réflexologie ne sera pas autant « reconnue » que le shiatsu.

Les principes de base du shiatsu et de la réflexologie

Il est bien plus facile d'apprendre les notions élémentaires du shiatsu et de la réflexologie quand vous en comprenez les principes fondamentaux. Les thérapies qui utilisent la pression sur des points ne considèrent pas votre corps comme une machine mais comme un système global et énergétique. L'énergie en question est appelée *ki*. La santé et la guérison sont conditionnées par la présence d'un flux énergétique harmonieux et abondant dans tout le corps. Les événements de la vie peuvent mettre votre système énergétique à rude épreuve, perturbant ainsi le flux de ki et produisant un déséquilibre.

Les thérapies par les points de pression cherchent à restaurer l'équilibre. La pression est exercée sur des points précis pour réguler le flux de ki. Le fait que ce dernier soit mieux équilibré favorise la guérison. Dans cette section, nous vous montrons le fonctionnement du mécanisme et les forces qui entrent en scène.

Le corps comme système énergétique : une approche orientale du traitement

Vous savez probablement que les modèles de traitement occidentaux diffèrent beaucoup de ceux originaires d'Asie. En Occident, les professionnels de la santé considèrent le corps comme une machine. Quand celle-ci est en panne, la médecine traite les symptômes et considère que le patient est de nouveau en bonne santé. La progression est linéaire et ressemble un peu à ceci :

1. **Vous tombez malade.**
2. **Des symptômes se déclarent.**
3. **Vous éliminez les symptômes.**
4. **Vous vous sentez mieux.**

Le traitement est orienté vers un objectif, qui est d'éliminer les symptômes. Voici un exemple : vous allez chez le médecin pour des brûlures d'estomac. Comme il suit les préceptes de la médecine occidentale, il vous prescrit un antiacide ou un médicament destiné à bloquer la production d'acide. Quel que soit le traitement, vos symptômes disparaissent et le médecin a fait son boulot, bien qu'il ne se soit pas occupé de la cause du problème.

En Orient, les praticiens considèrent le corps comme un système global et énergétique. La progression ressemble à ceci :

1. **Le flux d'énergie est perturbé.**
2. **Vous développez des symptômes qui montrent où se situe le déséquilibre énergétique.**
3. **Le traitement consiste à traiter le flux perturbé pour faire disparaître la cause du déséquilibre.**
4. **Le symptôme disparaît de lui-même car il n'a plus de raison d'être.**

Le traitement s'attache à déterminer les mécanismes et les cycles de la maladie. La médecine orientale n'est pas axée sur un objectif mais essaie de comprendre la signification des symptômes. Voici un exemple : vous allez chez le médecin pour des brûlures d'estomac. Il évalue l'équilibre et le flux de votre ki et indique que les symptômes révèlent un excès de ki au niveau de l'estomac. Il utilise des techniques de pression sur des points précis afin de stimuler le rééquilibrage du ki et d'explorer le mécanisme à l'origine du déséquilibre. Vous travaillez trop ? Vous brûlez la chandelle par les deux bouts ? Cette façon de trop travailler répond-elle à une volonté de vous sentir plus utile ou à une quête de reconnaissance ? Une fois le mécanisme identifié, la stimulation des points par des pressions est mieux à même de rééquilibrer le ki. Pourquoi ? Parce que votre esprit et vos émotions ne jouent plus contre vous. Maintenant que le mécanisme est brisé et que votre ki est équilibré, les symptômes de brûlures d'estomac n'ont plus besoin de vous avertir d'un déséquilibre.

On peut illustrer tout cela de façon particulièrement parlante avec l'analogie suivante. Vous êtes dans une région où il y a beaucoup de moustiques. La réponse de type symptomatique va consister à répandre dans tous les alentours un insecticide qui va les supprimer. La réponse globale va consister, elle, à drainer les terrains environnants afin d'éliminer les zones humides où se développent les larves de moustiques. C'est dans cette vision du traitement que s'inscrivent le shiatsu et la réflexologie.

N'OUBLIEZ PAS !

Dans le modèle occidental, c'est le médecin qui agit. Votre corps guérit mais c'est le médecin qui initie le processus. Dans la philosophie orientale, vous disposez de toutes les armes pour vous guérir seul. Tous les processus corporels sont orientés vers l'autoguérison. Les thérapies qui utilisent la pression sur des points contribuent à modifier les mécanismes afin de lever les obstacles contrariant l'équilibre. Tout est une affaire de synchronisation. Vous ne pouvez pas imposer une modification de la force énergétique chez quelqu'un d'autre et vous ne connaissez pas le moment opportun pour le faire. En suivant vous-même ou en faisant suivre à quelqu'un une séance de traitement, vous facilitez ce changement. C'est ensuite au corps de décider de la réalisation ou non dudit changement. N'essayez jamais de forcer les résultats. Chaque chose en son temps.

Les médecins chinois payés au résultat

Dans la Chine antique, chaque village avait son médecin, dont la mission était d'empêcher les maladies et de faire en sorte que tous les habitants demeurent en bonne santé. Chaque mois, le médecin était rémunéré pour ses services, seulement si tout le monde était en bonne santé. Si quelqu'un était malade, on considérait cela comme un échec et le médecin n'était pas payé. C'était de la médecine préventive. De nos jours, c'est à vous de pratiquer la médecine préventive et de demeurer en bonne santé. Le médecin n'est payé que s'il a des malades. L'un des moyens les plus efficaces pour rester en bonne santé (en dehors d'une alimentation saine et de la pratique régulière d'une activité physique, bien entendu) est d'utiliser le shiatsu et/ou la réflexologie. Les outils et techniques présentés dans ce livre peuvent grandement contribuer à équilibrer votre ki, à vous offrir une bonne santé physique et mentale et à faire baisser le poste « dépenses de santé » de votre budget. Synthia et Michel ont recours à ces deux disciplines depuis des années. Allez, vous pouvez leur faire confiance sur ce point.

L'importance du ki

Nous ne pouvons malheureusement pas vous donner une définition exacte du ki. Essayer revient à tenter de définir la conscience ou l'infini. Ces notions ne sont pas facilement et intuitivement saisissables mais elles constituent les fondements de principes supérieurs. Le ki est avant tout la force de la vie ; néanmoins, les textes chinois ne le décrivent pas seulement comme une force ou une énergie, mais aussi comme une substance. Cette substance agit à travers la matière, liant les molécules, les organisant en une forme et veillant à la solidarité de cette forme. Dans le même temps, c'est une force qui anime et active la forme en question.

Le ki peut être décrit comme une force vitale qui maintient la vie. Vous avez sans doute déjà entendu l'expression « poids mort ». C'est un corps sans flux de ki. Imaginez deux corps dont toutes les structures fonctionnent correctement : l'un est vivant et l'autre est mort. La présence ou l'absence de force vitale de vie est la seule différence entre les deux.

ASTUCE

Chaque culture a un concept et un nom pour exprimer la force de vie : *chi* en Chine, *ki* au Japon, *prana* en Inde, *pneuma* chez les Grecs, *mana* en Polynésie, *rauch* en Israël et *baraka* dans les cultures islamiques. Les tribus indiennes d'Amérique et australiennes lui donnent également un nom. Aujourd'hui, on l'appelle « biomagnétisme », « plasma », « orgone » et « facteur X ».

La dualité de la lumière

La description du ki comme étant à la fois l'énergie et la matière s'apparente beaucoup à la dualité de la lumière. Isaac Newton décrivait la lumière comme une particule et a développé des expériences qui ont prouvé cette affirmation. Son contemporain Christian Huygens décrivait la lumière comme une onde et a mené des expériences qui l'ont également prouvée. Il a fallu presque deux siècles pour que l'on admette que la lumière est à la fois une particule (matière) et une onde (énergie), s'exprimant différemment selon les conditions. La compréhension de la dualité de la lumière a donné naissance à la physique quantique. Les Chinois de l'époque antique connaissaient-ils cette dualité plusieurs siècles avant qu'elle ne soit révélée en Occident ?

D'où vient le ki ?

Le ki est partout, présent dans, entre et autour de tout ce qui existe. Imaginez-le comme un océan dans lequel vous nagez (et n'oubliez pas que les êtres humains sont constitués à 65 % d'eau, ou plutôt de ki !). Vous entendrez peut-être des personnes l'appeler « force de vie universelle » ou « ki universel ». Le ki universel change de forme quand il incarne la matière et devient une force de vie individuelle. Vous ne le savez peut-être pas, mais vous êtes né avec votre propre ki, personnalisé et à vous pour la vie. En fait, vous consommez du ki chaque jour, à la moindre activité pratiquée (pensée comprise !). Pour vivre vieux et en bonne santé, il vous faut du ki en abondance. Il est donc important de compléter en permanence votre dose de ki de base.

Maintenir un réservoir de ki plein

Vous refaites le plein de ki de trois façons. La première est de tirer du ki du monde dans lequel vous évoluez, à travers l'air que vous respirez, les aliments que vous mangez et les éléments naturels tels que le soleil. La qualité du ki dont vous disposez pour votre vie dépend de la qualité de ce que vous mangez et de l'environnement dans lequel vous vivez. Prenez quelques instants pour observer la qualité du ki qui vous habite. Se reflète-t-il dans la qualité de votre santé, de vos pensées et émotions ?

Une autre manière de faire le plein de ki est de le générer vous-même. De nombreuses méthodes ont vu le jour pour permettre une production interne. Le yoga, le tai-chi et le qi gong sont trois méthodes en vogue permettant une production interne de ki. La respiration pranique et la méditation sont deux des approches les plus sédentaires. Votre faculté de générer le ki est conditionnée par vos pensées et vos émotions. Vos pensées vous donnent-elles plus d'énergie ou vous épuisent-elles ? Vous souhaiterez peut-être essayer l'une de ces disciplines afin de bâtir vos réserves énergétiques. Deux excellents livres vous aideront à démarrer sur de bonnes bases : *Le Tai Chi pour les Nuls*, de Therese Iknoian, et *Le Yoga pour les Nuls* de Georg Feuerstein et Larry Payne (tous deux publiés aux éditions First).

Une troisième façon de faire le plein de ki est de se connecter au ki universel. Toutes les méthodes qui vous apprennent à générer l'énergie vous aident en fait à vous connecter au ki universel. À mesure que vous entrez en phase avec le ki universel, vous pouvez commencer à vous approvisionner directement à la source sans entamer votre réserve personnelle.

Que fait le ki ?

Il est plus facile de décrire l'action du ki que de le définir. Toutes vos cellules ont besoin d'être alimentées par la force de vie. Sans force de vie, vos cellules seraient… sans vie ! La force de vie organise le développement de votre corps, vous anime et vous motive. Sans le ki, votre corps se décomposerait. Avec un ki déficient, votre vie peut manquer de sens et d'orientation, et votre corps ne pas afficher une santé florissante. Le ki offre à l'ensemble *corps-esprit* des informations, poussant les cellules et le psychisme à faire de chacun de nous un être unique. Dimension à ne pas négliger, le ki est aussi une force de connexion car il relie vos organes, os, dents et tissus entre eux, votre esprit à votre corps et votre âme à votre cheminement. S'il procède à une connexion interne, il effectue également une connexion externe, vous permettant de vous sentir en phase avec le monde dans lequel vous vivez.

N'OUBLIEZ PAS !

Il est souvent difficile d'admettre que le ki code et transmet des informations. Pourtant, celles-ci sont toujours transmises *via* des ondes porteuses d'énergie (par exemple, vous accédez à des informations encodées sur des ondes radio et des micro-ondes à chaque fois que vous allumez la radio ou que vous utilisez votre téléphone portable).

Résultat ? Le ki préserve votre santé. Quand la circulation du ki dans tout votre corps n'est pas entravée, vos organes cohabitent en harmonie et votre corps fonctionne de manière optimale. Avez-vous déjà eu le sentiment d'être le maître du monde, de vous sentir plein d'énergie, vivant et à votre place dans l'univers ? Oui ? Alors c'est le signe que votre ki était équilibré et circulait librement ! Le shiatsu et la réflexologie peuvent vous aider à trouver cet équilibre interne.

Méridiens, points d'acupuncture et points réflexes : conducteurs de ki

Dans le corps, le ki est organisé en canaux appelés *méridiens* qui diffusent le ki vers chaque organe, tissu et cellule de votre corps. Les grands canaux se divisent en canaux de plus en plus petits. Imaginez l'apport de sang à vos cellules, avec les artères qui deviennent des artérioles puis des capillaires. Pour prendre une autre analogie, pensez aux ruisseaux ou canaux d'irrigation. Ils apportent tous des nutriments vitaux pour la santé. Les méridiens présentent une conductivité supérieure à celle des tissus qui les entourent.

Les *points d'acupuncture* sont les points situés sur les méridiens les plus proches de la surface de la peau (même si certains sont logés plus profondément en fonction de la zone du corps). Ils conduisent mieux le flux d'énergie que le reste des méridiens. Il est possible de mesurer ce flux à partir de la peau à l'aide d'un voltmètre. Les points d'acupuncture sont donc comme les petits tourbillons d'un ruisseau. Le fait d'appuyer sur ces points contribue à réguler le flux de ki.

La réflexologie fonctionne également avec l'énergie de vie, mais ne s'appuie pas sur les méridiens comme véhicules du ki. Le fait d'appuyer sur les *points réflexes* des pieds et des mains influe sur le ki. Vous appuyez sur un point du pied qui est lié à un organe et, par projection, le flux de ki vers l'organe augmente ou diminue selon le besoin identifié. Nombre de ces méridiens commencent ou se terminent au niveau des pieds et expliquent l'une des actions de la réflexologie chinoise. Bien que les deux autres formes de réflexologie ne s'attachent pas aux méridiens ni aux points d'acupuncture, elles les touchent et les travaillent quand même. C'est peut-être l'une des raisons pour lesquelles, en dehors de leur action réflexe pure, elles sont toutes aussi efficaces.

Comment un ki déséquilibré a des répercussions sur la santé

Comment se fait-il que les points réflexes soient vides ou pleins ? Les déséquilibres peuvent se produire de différentes façons. Le flux d'énergie est altéré par les blessures, les abus, une mauvaise alimentation, un choc émotionnel, une douleur, un environnement malsain, le stress, la pollution, une surcharge toxique, pour ne citer que quelques causes. En cas de déséquilibre, l'énergie s'accumule dans certaines zones et en déserte d'autres. Une stagnation peut intervenir là où les accumulations se produisent, comme lorsque le sang s'agglutine dans les extrémités. Le ki stagnant perd sa qualité énergétique et sa faculté de favoriser la bonne santé. L'isolement frappe les zones où le ki a disparu, ces dernières n'étant plus visitées par le flux d'énergie ni reliées au reste du corps.

Un déséquilibre du flux de ki a des conséquences diverses sur la santé. Cela peut favoriser le développement de maladies, provoquer des tensions et douleurs musculaires ou déclencher une dépression ou de l'anxiété. Si vous souffrez d'un déséquilibre depuis longtemps, il se peut que votre corps fonctionne moins bien ou que votre système immunitaire soit affaibli. Si votre déséquilibre est plutôt léger et récent, vous ne vous sentez peut-être pas dans votre assiette. Qu'il s'agisse d'un déséquilibre majeur ou mineur, vous pouvez améliorer votre santé en régulant le flux de ki grâce au shiatsu et à la réflexologie.

Émotions, esprit et ki

L'objet de votre attention influe sur la circulation du ki. Vous pensez en permanence à la gêne ou à la fatigue que vous ressentez ? Devinez quoi ? Ce faisant, vous ordonnez à votre ki de ne rien changer ! C'est le meilleur moyen d'entraver la circulation d'énergie ou de priver certaines zones de ki. Essayez plutôt de générer vous-même le ki et de vous entraîner à l'envoyer vers les zones de votre corps qui en ont besoin. Comment procéder ? En portant votre attention sur des parties à traiter et en imaginant la force de vie en train d'y circuler. Si vous avez de la force de vie (vous devriez si vous lisez ce livre !), elle va suivre votre attention et aider votre corps à améliorer votre santé.

Le cœur est considéré comme le siège du *shen*, votre esprit. Quand vous êtes en bonne santé, votre esprit suit les instructions de votre âme, le cœur de votre identité. Vos émotions sont le mode utilisé par votre corps pour traduire les désirs de votre cœur. Chaque émotion est liée à un organe précis et présente une fonction bien particulière. Certaines émotions calment le ki, tandis que d'autres le perturbent. Toutes les émotions sont des réactions normales face aux événements de la vie et ont leur importance. Mais, si vous êtes prisonnier d'un état émotionnel donné, cela peut altérer le flux de ki.

Avez-vous le sentiment de toujours réagir de la même façon ? Vous êtes très irritable ou répondez systématiquement non aux questions ou dites oui à tout même quand vous ne le souhaitez pas ? Vous avez peur de tout et vous vous refusez donc à voyager et à faire des choses ? Ces situations sont des exemples de fonctionnement émotionnel perturbateur du flux de ki. Pour en savoir plus sur les émotions et effectuer des exercices de rééquilibrage de votre ki émotionnel, rendez-vous aux chapitres 7 et 8. Les pensées qui vous viennent à l'esprit et les émotions que vous éprouvez orientent votre flux énergétique. Pour en savoir encore plus sur les liens que vous pouvez faire entre vos émotions et leurs manifestations dans votre corps, vous pouvez vous reporter au livre de référence écrit par Michel (*Dis-moi où tu as mal, je te dirai pourquoi*, Albin Michel, 1994).

Yin et yang, les forces de la santé

Le symbole yin/yang est l'expression essentielle de la médecine et de la philosophie orientales. Vous l'avez probablement vu à de multiples reprises (si ce n'est pas le cas, jetez un coup d'œil à la figure 1.1). Il s'agit d'un cercle divisé en deux : une partie est noire (le yin) et l'autre est blanche (le yang). La partie noire renferme un point blanc et la partie blanche un point noir, soulignant ainsi que dans chaque partie figure la graine de l'autre. Mais que signifie ce symbole et quel est le rapport avec le shiatsu et la réflexologie ?

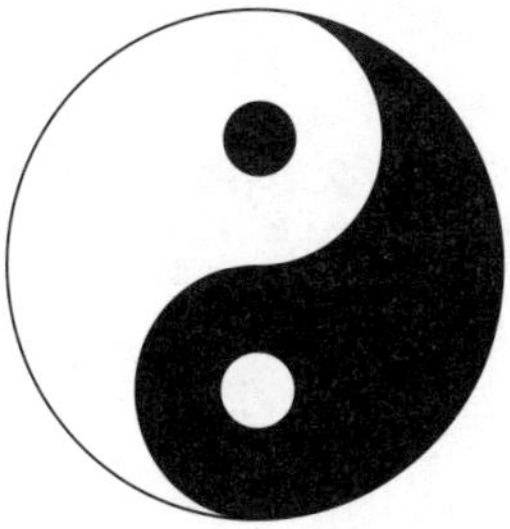

Figure 1.1 : Le yin et le yang, symboles de l'équilibre et de l'harmonie.

Le yin et le yang sont les deux forces opposées de l'univers. Bien qu'opposées, elles présentent un lien : ce sont chacune une moitié du même tout ou les différentes faces d'une même pièce. L'une ne va pas sans l'autre. Il n'y a pas de montagne sans vallée ni de jour sans nuit et donc pas de yin sans yang. Toutes les choses comprennent des éléments et contiennent donc à la fois du yin et du yang (la matière, le ki et même les émotions). Quand une chose renferme plus de yin que de yang, elle est décrite comme yin et vice versa. Mais n'oubliez pas que les deux aspects figurent dans toute chose.

Le yin est considéré comme féminin et le yang comme masculin (pour en savoir plus, voir l'encadré « Les qualités du yin et du yang » plus loin dans ce chapitre). Le yin et le yang n'existent qu'en fonction de leur opposé. Rien n'est exclusivement yin ou yang. Un élément ne peut être yin ou yang que par rapport à un autre élément. Par exemple, si le yang est le chaud et le yin est le froid, que sera le tiède, yin ou yang ? Si vous comparez le tiède au froid, le tiède est yang. Si vous comparez le tiède au chaud, le tiède est yin. En soi, le tiède n'est aucun des deux ou les deux à la fois.

La santé est l'équilibre dynamique entre les forces du yin et du yang au sein du corps. Une personne a parfois plus besoin d'énergie yang. Vous vous souvenez de la fois où vous avez dû rester éveillé toute la nuit pour terminer un dossier important pour le bureau ? Si vous n'aviez pas activé votre énergie yang, vous n'auriez pas été capable d'accomplir cette tâche. Il faut parfois plus d'énergie yin. Rappelez-vous du temps qu'il vous a fallu pour récupérer de cette nuit blanche. Si vous n'aviez pas alimenté votre énergie yin, vous ne vous en seriez jamais remis ! La faculté de répondre à ce qu'exige une situation est un signe de bonne santé.

Les techniques de pression sur les points vous permettent de déterminer le mécanisme du traitement, selon que les points sont yin ou yang (peu actifs ou trop actifs). Ce n'est qu'en le comparant à un autre point que vous pouvez savoir si un point est yin ou yang. Nous vous montrons comment procéder dans le chapitre 4.

Le tao du changement

Tao se traduit en gros par « la voie » ou « le chemin ». Cependant, cela ne signifie pas une voie ou un chemin mais la voie ou le chemin de l'individu. On traduit également ce terme par « l'origine de tout », « la voie de la nature » et « la réalité ultime ». Dans la symbolique yin/yang, le tao est représenté par le cercle. Il se divise en deux expressions inverses, le yin et le yang. La tension dynamique entre le yin et le yang crée le ki, l'énergie et la substance de tout ce qui existe au sein du Tao.

Observez bien la figure 1.1. Vous remarquerez peut-être que lorsqu'une partie grossit, l'autre rétrécit. En fait, quand le côté yin a atteint sa taille maximale, il bascule et devient yang, lequel est tout petit au début et grossit de plus en plus jusqu'à basculer et devenir yin. Le yin et le yang ne sont pas statiques, mais constamment en mouvement, prenant alternativement la place de l'autre. La nuit devient jour et l'hiver devient printemps. Le changement est une constante de l'univers. Rester le même est impossible. Mais le changement n'est pas aléatoire car il intervient au moment opportun. Le matin n'apparaît que lorsque la nuit est terminée. Cette notion est importante dans la pratique du shiatsu.

Les qualités du yin et du yang

Le yin et le yang sont chacun associés à des qualités spécifiques. Par exemple :

- **Les qualités du yin** : froid, sombre, nuit, terre, dense, bas, droite, gestation, lune, repos, contraction, doux, manque, vide, matière, nourrissant, calme, féminin.
- **Les qualités du yang** : chaud, lumière, jour, ciel, subtil, haut, gauche, création, soleil, activité, expansion, dur, excès, plein, énergie, défensif, passionné, masculin.

La santé, à l'instar du tao, change en permanence. C'est un équilibre dynamique entre les forces du yin et du yang. Si la santé était un état statique, vous ne seriez pas capable de répondre aux changements de situation et aux exigences de l'environnement.

Bon, tous ces principes sont intéressants mais est-il nécessaire de les connaître pour suivre des séances de shiatsu et/ou de réflexologie ? Eh bien, la réponse est… oui et non. Vous pouvez recevoir des séances de shiatsu sans rien connaître aux forces dynamiques qui sont utilisées ; elles resteront efficaces. Mais la compréhension de ces principes facilite le travail du praticien car une meilleure conscience de votre ki l'accompagne vers le rétablissement d'un bon équilibre énergétique. Si, en revanche, vous souhaitez pratiquer vous-même le shiatsu, la connaissance de ces principes vous aidera à mener des séances de qualité optimale.

Avantages et mesures de prudence personnalisés

Même si vous comprenez bien les principes de base du shiatsu et de la réflexologie (si ce n'est pas le cas, lisez les sections précédentes du présent chapitre), vous pensez peut-être toujours : « C'est bien joli tout ça, mais comment ces techniques peuvent-elles m'aider, moi ? »

La réponse dépend de votre situation personnelle et des problèmes de santé que vous avez. Mais, en règle générale, le travail corporel peut vous aider de nombreuses façons, en améliorant votre état général et votre bien-être et en soulageant la douleur, mais aussi en aidant à traiter d'éventuelles maladies ou blessures persistantes. Et cela aura sans nul doute des répercussions très positives sur votre santé émotionnelle et votre harmonie spirituelle.

Ce que peuvent vous apporter le shiatsu et la réflexologie

La liste suivante répertorie les manières dont le shiatsu et la réflexologie peuvent vous aider :

- **Bienfaits pour le système immunitaire :** les thérapies par le travail corporel peuvent avoir un impact positif considérable sur votre système immunitaire. Les Chinois de l'époque antique pensaient que trop (ou trop peu) d'énergie dans un méridien ou une zone pouvait provoquer un déséquilibre profond, lequel pouvait affaiblir le système immunitaire.

Bien que certains points d'acupuncture soient souvent considérés comme des cibles spécifiques pour dynamiser le système immunitaire, le fait de traiter n'importe quel déséquilibre énergétique influe toujours positivement sur ce dernier.

Pour que votre système immunitaire en tire un profit maximal, utilisez conjointement les arts du traitement avec des techniques associées telles que la méditation et la respiration profonde (dont l'efficacité a été démontrée par les neuro-sciences). Évitez en outre le plus possible tout stress.

De plus, le recours à des techniques corporelles pour soigner une maladie, disons un rhume ou une sinusite, va soulager votre système immunitaire.

- **Stimulation de la circulation d'énergie :** l'un des principaux objectifs des techniques de travail corporel est la stimulation d'une circulation d'énergie satisfaisante. Voici un petit secret : le flux sanguin suit l'énergie. Par conséquent, le fait d'ouvrir des voies pour l'énergie contribue à améliorer simultanément la circulation sanguine.

  Le shiatsu et la réflexologie sont d'excellents moyens de stimuler votre système circulatoire, essentiel pour être en bonne santé. Une mauvaise circulation peut générer toutes sortes de problèmes indésirables : crampes, gonflements (principalement au niveau des jambes et des pieds) et autres états plus graves tels que des caillots sanguins et des attaques.

  En outre, une mauvaise circulation rend plus difficile la guérison de zones touchées par une blessure.

- **Soulagement des maux, douleurs et tensions musculaires :** le travail corporel est peut-être le moyen le plus renommé (et le plus souvent employé) pour son efficacité dans le traitement des maux et douleurs. Bien que n'importe quel type de massage ou stimulation musculaire (correctement réalisé) puisse contribuer à soulager les maux et douleurs, les techniques utilisées dans le shiatsu et la réflexologie peuvent vous permettre d'identifier l'origine de la douleur et donc de la soigner plus rapidement et avec plus d'efficacité.

  Par ailleurs, l'utilisation de ces techniques dans les règles de l'art permet souvent de soigner simultanément la douleur en divers endroits du corps (ou successivement mais dans un délai très court), ce qui offre un gain de temps et d'investissement considérable.

- **Rééducation et assistance lors de la convalescence suite à une blessure :** le travail corporel est aussi couramment utilisé pour accélérer la guérison en cas de blessure. Le fait de favoriser un flux d'énergie optimal sur la zone touchée (et de stimuler les points d'acupuncture correspondants) accélère la guérison et le rétablissement. De plus, l'élimination ou la diminution de la douleur dans cette zone facilite grandement l'exécution des exercices thérapeutiques ou des procédures faisant partie intégrante du processus de rééducation.

- **Bien-être optimal et performances :** il est avéré que vous êtes plus performant si vous vous sentez bien. Il est difficile d'évoluer à son meilleur niveau (dans le sport, le travail ou d'autres domaines) avec des douleurs ou des blessures.

  L'amélioration de votre flux énergétique est non seulement bénéfique pour les zones touchées, mais elle accroît également votre bien-être et vous permet d'afficher un état d'esprit plus positif. Cette combinaison vous permet d'évoluer au sommet de votre forme tout en apportant le flux énergétique nécessaire pour être endurant.

- **Diminution du stress :** l'un des avantages les plus importants du shiatsu et de la réflexologie est la diminution du stress. Le rééquilibrage du système diminue les tensions musculaires et favorise la détente. Quand vous commencez à modifier les schémas de déséquilibre, le stress est automatiquement moins présent dans votre vie.

- **Croissance et transformation émotionnelle :** pendant une séance de shiatsu ou de réflexologie, vous pouvez ressentir une profonde détente qui vous permet de plonger très à l'intérieur de vous-même. Vous y trouverez peut-être les mécanismes qui vous empêchent d'être complètement heureux de votre sort. Vous vous sentirez peut-être capable de voir la vie d'un œil nouveau et découvrirez que les problèmes vous ayant toujours soucié ont sans doute disparu.

- **Prise de conscience que votre corps est un temple :** le ki universel est une substance très spéciale. Vous le stockez dans votre corps. Augmenter la quantité de ki interne fait de votre corps un temple et vous permet de percevoir ce dernier d'une nouvelle manière, de vous sentir vivre et de sentir que vous occupez une place à part sur notre planète. Pour en savoir plus sur cette connexion entre chaque individu et notre planète, vous pouvez vous reporter au livre écrit par Michel sur le sujet (*Un corps pour me soigner, une âme pour me guérir*, éd. Albin Michel).

Les blessures et affections à éviter

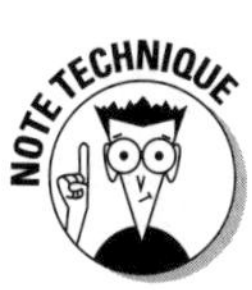

Les professionnels sont formés pour traiter diverses pathologies mais, dans la mesure où vous débutez, n'optez pas pour la pratique du shiatsu ou de la réflexologie si vous souffrez des affections ou maladies suivantes :

- cancer ;
- phlébite ;

- varices, surtout si elles sont profondes ou douloureuses ;
- inflammation, signe de blessure (rougeur, gonflement, chaleur et dysfonctionnement) ;
- gonflement grave (œdème) ;
- fracture, entorse ou convalescence après une opération chirurgicale ;
- maladie contagieuse ;
- infection ;
- contusions, bleus ou saignements ;
- hernie discale ;
- grave traumatisme cervical ;
- problèmes émotionnels profonds ou traumatismes.

Des compléments au shiatsu et à la réflexologie

Comme vous vous en rendez probablement compte, le shiatsu et la réflexologie peuvent être bénéfiques à votre santé et à votre bien-être de nombreuses manières. Même si vous utilisez uniquement ces techniques, vous constaterez sûrement une nette amélioration de votre état.

Cependant, les résultats seront bien meilleurs si vous intégrez ces techniques à un programme général de soins et à votre mode de vie. Pour que les bienfaits atteignent un niveau maximal, adjoignez au travail corporel d'autres stratégies positives telles que la méditation, le yoga, le tai-chi, le qi gong, le stretching, la respiration profonde, en effectuant des exercices adaptés. En outre, prendre des mesures pour diminuer ou éliminer le stress modifiera sensiblement votre santé physique et mentale. Naturellement, il faut également adopter des comportements sains. Autrement dit, évitez de fumer, mangez équilibré, faites régulièrement de l'exercice physique et dormez suffisamment.

Ces pratiques saines jouent un rôle essentiel sur la façon dont vous vous sentez et sur le fonctionnement de votre corps. Rassemblez toutes les pièces de ce puzzle géant et vous serez surpris des changements positifs apportés à votre vie.

Chapitre 2

Le traitement sur soi ou sur un proche

Dans ce chapitre :

- Remonter à la source de sa douleur
- Se préparer à une séance
- Savoir à quelles sensations s'attendre
- Effectuer un suivi après la séance

Il y a de fortes chances pour que vous soyez impatient d'entamer immédiatement une séance de traitement, surtout si vous souffrez actuellement ou si un proche vit une situation délicate. Votre enthousiasme est compréhensible mais vous devez faire preuve de patience. Avant d'entrer dans le vif du sujet et d'appliquer ces techniques de traitement, vous devez consacrer un peu de temps à l'apprentissage des éléments de base du processus.

Il faut avoir à l'esprit tous les aspects importants du processus de guérison : les raisons de l'apparition de la douleur, ce que vous pouvez (et ne pouvez pas) y faire en étant réaliste et les risques à prendre en compte. Préparez-vous aux différentes sensations que vous êtes susceptibles de rencontrer pendant une séance. Cette anticipation vous permettra d'éviter les (parfois mauvaises) surprises.

Le présent chapitre vous indique comment vous préparer à la séance afin d'obtenir des résultats et des bienfaits optimaux.

Les bases du talent de « praticien » pour soi ou les autres

Quiconque peut à tout moment tirer parti des techniques qu'englobe le travail corporel. Ces stratégies de traitement, appliquées à vous-même ou à autrui, peuvent détendre et redynamiser le corps. C'est quasiment la certitude de vous sentir mieux, même si vous ne souffrez d'aucun mal à l'origine. Mais ce sont les personnes ressentant des douleurs ou une gêne qui récoltent les meilleurs fruits du shiatsu et de la réflexologie. Vous souffrez de maux, de douleurs musculaires ou de n'importe quelle gêne physique ? Vous avez besoin d'une séance de traitement. Un sportif citadin a les stigmates du denier match ou de la dernière séance de gym ? C'est tout à fait ce qu'il lui faut. Une maman très occupée a mal au dos et aux jambes à force d'être toute la journée derrière ses gamins ? Elle devrait aussi s'offrir une séance… et illico ! Etc.

N'OUBLIEZ PAS !

Que vous envisagiez de vous faire du bien ou de vous occuper d'une autre personne, vous devez connaître les principes de base des arts du traitement. Le simple fait de balayer les notions essentielles du shiatsu et de la réflexologie peut vous permettre d'obtenir des résultats étonnants. Mais avant d'essayer d'exercer vos talents sur les autres, soyez vigilant aux éléments suivants :

- Faites quelques recherches (que vous avez déjà entreprises en lisant ce livre), vous connaîtrez ainsi le déroulement d'une séance de traitement ;
- Veillez à ce que le receveur soit prêt à suivre le programme envisagé et soit capable de vivre la séance en toute sécurité. En cas de maladie ou de blessure, cette étape peut impliquer la consultation d'un médecin avant le démarrage d'un programme.

Les sections suivantes détaillent ce que vous devez savoir avant de vous soigner ou de soigner autrui.

Avantages et inconvénients

Les atouts du shiatsu et de la réflexologie sont nombreux. Tout d'abord, vous vous sentirez probablement mieux (voire beaucoup mieux) dès la fin de la première séance. C'est d'ailleurs ce qui surprend agréablement nombre de gens.

Autre avantage, si vous vous faites une séance sur vous-même, vous êtes bien plus en phase avec votre corps et les effets que les séances peuvent avoir sur lui. Votre confiance dans l'action que vous pouvez avoir sur la douleur et dans votre capacité à vous traiter ou à traiter les autres s'en trouve accrue. Les découvertes que vous ferez sur le lien entre la douleur et sa source vous surprendront peut-être. Il se peut que vous commenciez à voir votre corps d'un nouvel œil complètement fascinant.

Les séances de traitement peuvent avoir quelques inconvénients. Bien entendu, il faut agir avec prudence et exercer les pressions sans produire de désagréments. **Veillez à ne pas utiliser ces techniques en lieu et place d'un traitement médical**. Les maladies et blessures graves doivent être traitées par un médecin. La thérapie curative doit s'accompagner d'un traitement médical et non se substituer à ce dernier.

Quand et où recevoir ou donner une séance

L'une des qualités du shiatsu et de la réflexologie est qu'ils peuvent se pratiquer presque n'importe où et n'importe quand. Pas besoin de préparatifs compliqués demandant du temps, ni de matériel encombrant et onéreux. Si vous avez l'intention de vous occuper de vous, il vous faut simplement un endroit calme et vos deux mains (quelques outils peuvent aider ; voir la section suivante). Si vous prenez en charge une autre personne, seuls un endroit calme et vos deux mains sont là aussi nécessaires. Bien entendu, l'idéal est de disposer d'un endroit propre, calme et confortable où vous ne serez pas dérangé. Mais vous pouvez très bien soulager un mal de tête même en étant assis dans un bus bondé. Alors, n'hésitez pas, utilisez le shiatsu et la réflexologie dès que vous en avez besoin !

Quand commencer ? Le plus tôt possible, surtout si vous avez des douleurs ou si vous ressentez une gêne. Pour de bons résultats, programmez vos séances à un moment où vous pourrez vous concentrer totalement, sans être distrait. Les conditions idéales dépendent de votre personnalité et de vos préférences. Chacun a son moment favori. Par exemple, certaines personnes sont plutôt du soir et aiment faire des choses importantes pendant les premières heures de la nuit. Nombreux sont ceux qui aiment programmer leurs séances juste avant de se coucher afin de profiter de l'état de détente généré (attention au traitement choisi car certains points peuvent empêcher de dormir. Mais n'ayez crainte, cela sera précisé pour ceux qui sont concernés). D'autres se sentent revigorés par les séances et préfèrent donc les fixer en début de matinée.

La fréquence des séances est aussi une affaire de goût. Il se peut que vous vous sentiez un peu endolori après une séance énergique. Dans ce cas, vous souhaiterez peut-être suivre la prochaine dans plusieurs jours. En revanche, certaines personnes s'octroient des miniséances sur elles-mêmes plusieurs fois par jour. Ce mode de fonctionnement n'est pas rare. L'important est de vous laisser guider par votre corps et de procéder comme bon vous semble.

Ce n'est que lorsque vous aurez recours aux séances d'un praticien professionnel, plus complètes et plus profondes, qu'il est conseillé d'espacer celles-ci d'une semaine environ (en particulier en shiatsu).

Atteindre des zones difficiles d'accès

Si vous pratiquez une séance sur vous-même, vous pouvez facilement atteindre tous les points de réflexologie et nombre de points de shiatsu. Mais certains points de shiatsu nécessitent de se contorsionner un peu et d'autres sont carrément hors de portée ! Vous souhaitez peut-être n'avoir à atteindre que les points faciles d'accès mais la plupart des gens visent surtout ceux du dos. C'est là que l'utilisation d'outils rend bien service. Voici une suggestion : l'outil le plus facile et peut-être le plus efficace est constitué de deux balles de tennis et d'une chaussette. Placez les balles au fond de la chaussette et faites un nœud à celle-ci afin que les balles soient solidaires. Voilà un bel outil de shiatsu ! Allongez-vous sur le sol et placez cet outil de haute technologie entre votre dos et le sol ou adossez-vous à un mur (cette position « murale » convient très bien si vous ne souhaitez pas exercer une pression de tout votre poids). Déplacez-vous, roulez et appuyez pour créer une pression sur les parties du dos à traiter.

Les pieds sont naturellement très faciles à atteindre. Un outil ne s'impose que si vous avez les pouces douloureux (cela s'applique à la fois au shiatsu et à la réflexologie). Dans ce cas, vous souhaiterez peut-être essayer n'importe quel outil de shiatsu doté d'un nœud en son extrémité. Vous pouvez ainsi exercer une pression tout en reposant vos pouces. La stimulation des pieds est également excellente et vous pouvez vous procurer des tas de rouleaux et tapis de massage pour exercer une pression sur les points situés au niveau des pieds.

Un outil très facile à trouver et à utiliser pour la réflexologie, si vous avez les pouces douloureux, c'est une gomme ronde ou un crayon gomme. Dans ce dernier cas, veillez à modérer légèrement la pression car le point d'appui est plus pénétrant.

ASTUCE

Vous pourrez en dernier recours trouver des outils pour le shiatsu sur Internet. Il suffit de taper dans un moteur de recherche la requête suivante : « appareils de massage » et « shiatsu ». Mais n'oubliez jamais que les meilleurs outils pour le shiatsu et la réflexologie, ce sont vos doigts.

La douleur fait partie du processus de guérison

Le corps réagit de façon intéressante à la blessure. Vous êtes-vous déjà fait une entorse à la cheville ? Dès le gonflement de la cheville, à cause de l'inflammation et l'apparition de la douleur, les muscles situés autour de la blessure se raidissent. Par cette sorte d'immobilisation musculaire, le corps essaie d'empêcher des dommages supplémentaires. Parfois, le corps oublie de détendre les muscles et de libérer la zone une fois la guérison amorcée. Malheureusement, cela tend à interrompre le processus de guérison, fragilisant ainsi les tissus, laissant des « points gâchettes » et créant des obstacles à la circulation de l'énergie au niveau des méridiens.

Les techniques de traitement permettent de redémarrer le processus en faisant disparaître ces blocages et en restaurant le flux d'énergie dans la zone touchée. Quand l'énergie abonde de nouveau, la circulation suit. Avant que vous ayez pu vous en apercevoir, les muscles se détendent et la vieille blessure se réveille ! Bien que cela puisse être douloureux, c'est le signe positif que le processus de guérison est en cours et que l'articulation va très bientôt pouvoir de nouveau fonctionner normalement sans générer aucune douleur.

N'OUBLIEZ PAS !

La douleur, quand la blessure liée ne s'aggrave pas et que le receveur est dans une position confortable, donne une excellente indication de la santé et du flux d'énergie (ou d'un manque de flux) dans une zone. Si tout va bien physiquement, la douleur peut être l'effet d'un accroissement du ki (voir le chapitre 1 pour en savoir plus sur le ki) dans la zone bloquée. La douleur ressentie lors d'une séance diminue généralement à mesure que la circulation de l'énergie revient à la normale. Vous pouvez continuer à travailler tant que la douleur n'est pas excessive.

Si la personne que vous traitez ressent un accroissement de la douleur, une libération d'émotions ou se sent mal à l'aise pendant la séance, exploitez ces informations pour orienter votre travail et gagner en efficacité. Demandez-lui si elle veut des pressions moins fortes ou si elle souhaite arrêter la séance, mais ne concluez pas vous-même qu'elle veut tout arrêter ou que quelque chose ne va pas. Restez calme, concentré et laissez l'énergie faire son œuvre. Vous permettrez ainsi au receveur de déceler les blocages entravant le flux énergétique, voire de les faire disparaître à jamais. (Voir la section « Avoir de la présence » plus loin dans ce chapitre, qui permet d'apprendre à rester calme et concentré.)

Se fixer des objectifs atteignables et exprimer des attentes raisonnables

Bien que les arts du traitement ancestraux tels que la réflexologie et le shiatsu soient parfois empreints de mystère, ils n'ont rien de magique et ne peuvent pas accomplir de miracles. Ayez des attentes réalistes, sous peine d'aller au-devant de déceptions et d'être tenté soit de baisser les bras avant les premiers signes de progrès, soit, plus grave encore, de forcer pour obtenir absolument un résultat. Si vous êtes susceptible de ressentir un peu d'apaisement presque immédiatement, le processus est souvent progressif et « vaincre » totalement la douleur peut prendre du temps. C'est plus particulièrement vrai pour les douleurs chroniques. Après tout, ces dernières ne sont pas apparues du jour au lendemain. Il n'est donc pas réaliste de vouloir qu'elles disparaissent très rapidement.

Des personnes se rétablissent certes incroyablement vite grâce aux séances, mais tabler sur une telle progression serait fixer la barre un peu trop haut. Comptez simplement sur une amélioration moyenne et vous serez agréablement surpris si les résultats sont au-delà de vos espérances.

Alors, qu'entendons-nous par « objectifs » et « attentes raisonnables » ? En deux mots, votre objectif majeur pour vous-même ou votre receveur devrait être de vous sentir de mieux en mieux (même si cela se fait petit à petit) au fil des séances.

La fixation d'objectifs plus précis dépend des douleurs ou des problèmes concernés et, bien entendu, de votre niveau de compétence. Par exemple, si vous avez du mal à dormir à cause de douleurs au niveau des jambes, l'un de vos objectifs prioritaires pourrait être de faire une nuit complète sans vous réveiller. Un objectif à court terme sera par exemple de vous réveiller moins souvent et de bénéficier d'un sommeil plus réparateur. ***Remarque :*** il vous arrivera peut-être de noter que vous dormez mieux grâce aux propriétés relaxantes du travail corporel.

N'OUBLIEZ PAS !

La « bonne » douleur est celle de la guérison. La « mauvaise » douleur est celle de la blessure. Il peut s'avérer difficile de les distinguer. Généralement, la bonne douleur s'accompagne d'un soulagement et, même si cela fait mal, c'est à bon escient. La bonne douleur aime généralement recevoir des pressions, être touchée, ne dure pas longtemps et diminue de jour en jour. Avec la mauvaise douleur, c'est comme s'il se produisait des dégâts. Elle est associée à la rougeur, à la chaleur, à la colère. Elle n'aime pas être touchée et peut empirer.

Se préparer à donner une séance de traitement

Avant de démarrer une séance de traitement sur vous-même ou sur une autre personne, consacrez un peu de temps aux préparatifs. Il s'agit de localiser la source de la douleur et de bâtir un programme curatif et un objectif. Développez votre présence en prenant quelques minutes pour vous centrer sur vous-même. Comme il s'agit d'une activité physique, faire quelques-uns des étirements présentés dans la section « Rester en forme » peut vous aider à aborder votre séance en étant au point physiquement. Enfin, la thérapie par les points de pression exige un contact physique entre vous-même et votre receveur. Veillez à avoir les ongles des mains courts et propres.

Se préparer à la séance signifie également préparer son espace et disposer de tout le matériel nécessaire à portée de main : oreillers ou supports, cartes et schémas, et programme du traitement.

Évitez l'utilisation de musique douce ou pseudo-zen ou détendante ou de bâtonnets d'encens. Pour profiter réellement d'une séance de shiatsu ou de réflexologie, le silence est votre meilleur allié. Il en va de même pour la parole. Pendant que vous utilisez les techniques de pression sur les points ou les zones du pied, évitez les commentaires, les questions diverses et autres expressions. Le bruit, en gardant les sens mobilisés, mobilise le mental et empêche à la fois la concentration et le laisser-aller nécessaires à la meilleure efficacité du traitement. Le silence et le « vide » intérieur qui en découle sont les meilleurs alliés du ki, qui trouve grâce à eux le chemin libre pour aller vivifier les zones qui en ont besoin. Ils sont la condition première de votre concentration, de votre présence à ce que vous faites (avez-vous déjà essayé de résoudre un problème de mathématiques ou de faire un sudoku avec de la musique ?).

Avoir de la présence

Avez-vous déjà employé des expressions telles que « elle s'éparpillait beaucoup » ou « il était complètement désorganisé » ? Ces expressions décrivent des personnes distraites et qui ne sont pas concentrées. Elles ont trop de choses en tête ou ont eu de mauvaises nouvelles. Bien que la plupart des gens soient dans cet état à un moment ou à un autre, pouvez-vous vous imaginer donner une séance dans cet état d'esprit ? Vous seriez inefficace et risqueriez de faire du mal au receveur.

Quand vous faites une séance à quelqu'un, vous devez être totalement présent, concentré sur la personne et prêter attention au déroulement de la séance. La qualité de votre attention est appelée *présence* et c'est votre outil le plus précieux. La présence est ce que vous projetez, l'impression que vous faites et à laquelle les autres répondent.

Pour développer votre présence, il faut être ancré et centré. Cette notion semble peut-être très ésotérique mais elle est vraiment très simple. Sachez que votre énergie se dirige toujours vers l'objet de votre attention. Si celle-ci va dans toutes les directions, votre énergie est éparpillée. Pour être ancré, prêtez attention à la terre et votre énergie suivra. Vous êtes alors facilement bien équilibré et détendu quoi que vous fassiez ou quoi qu'il se passe autour de vous.

Vous avez peut-être du mal à prendre une décision et votre esprit passe d'une idée à l'autre, vous donnant l'impression d'être distrait. La solution ? Focalisez votre attention sur le centre de votre corps, la zone située juste sous le nombril, appelée *hara* (en japonais) ou *dan tien* (en chinois). C'est le centre de gravité de votre corps. L'acupuncture et le shiatsu sont deux arts du traitement très proches car ils s'appuient sur les mêmes références. Mais l'acupuncture est née en Chine et le shiatsu au Japon. Les termes de l'acupuncture et du shiatsu ne sont donc pas toujours les mêmes ! Cette information n'a aucune importance pour la lecture et la bonne compréhension du présent ouvrage mais, si vous approfondissez l'étude du shiatsu, vous devez connaître l'existence de ces différences de langage que vous serez parfois amené à rencontrer.

Quand vous portez votre attention sur votre *hara*, votre énergie suit et vous êtes ancré et centré sur vous-même. Ça vous paraît simple ? Ça l'est ! Être centré sur soi permet de rester sur la bonne voie et donc de prendre de bonnes décisions et de faire une séance efficace. Cela vous empêche de vous surmener et de vous épuiser.

Vous pouvez faire des exercices simples qui vont vous aider à vous centrer et à vous ancrer pour avoir la meilleure présence au traitement. Ces exercices n'ont rien d'ésotérique, même si c'est l'impression qu'ils peuvent donner au premier abord. Tous les sportifs de haut niveau les connaissent et les pratiquent. Chaque fois que vous les voyez fermer les yeux et respirer profondément, ils font ce que nous allons vous proposer ci-après. Tous ceux qui parmi vous pratiquent des arts martiaux, du yoga, du tai-chi ou de la sophrologie les pratiquent également.

Effectuer un exercice pour s'ancrer

Le meilleur moyen de renforcer sa concentration est d'utiliser sa respiration et son esprit pour orienter son attention. Au moment de l'inspiration, imaginez que votre respiration apporte de l'énergie à votre corps par le sommet de votre crâne. Faites pénétrer cette énergie dans tout votre corps. Au moment de l'expiration, imaginez que vous faites sortir cette énergie par vos pieds pour l'ancrer dans le sol. En l'espace de quelques minutes, vous ressentirez les bienfaits d'être ancré. Vous serez ainsi plus concentré et équilibré.

Effectuer un exercice pour se centrer sur soi-même

Vous pouvez utiliser votre respiration et votre esprit pour être plus centré sur vous-même. Commencez par placer la main droite sur votre *hara* (le centre de gravité de votre corps, situé juste sous votre nombril) et la main gauche sur votre cœur. Au moment de l'inspiration, imaginez que votre peau recueille la lumière et la diffuse dans toutes les parties de votre corps. Visualisez-la en train de pénétrer le centre de votre corps et votre *hara*. À chaque inspiration, laissez l'énergie imprégner votre *hara* et remonter également vers votre cœur. Au moment de l'expiration, libérez les tensions. Vous ressentirez très vite l'effet apaisant que procure le fait d'être centré sur soi.

N'OUBLIEZ PAS !

Le *hara* est situé sous le nombril à la distance de la largeur d'une paume de main et, concernant la profondeur, à mi-distance entre le ventre et le dos. C'est le centre biomécanique de gravité de votre corps et l'endroit où vous stockez le surplus de ki. Vous trouverez dans le chapitre 3 d'autres exercices vous permettant d'accéder à votre *hara*.

Cette conscience du hara est essentielle car, dans la pratique du shiatsu et de la réflexologie, le placement du corps est déterminant pour la qualité du geste et celle du ki du praticien. « Un praticien qui se tient mal dans son corps est un praticien qui ne respire pas. C'est un piètre praticien qui "pratique" mais ne transmet rien » dit souvent Michel lors de ses formations en shiatsu.

Respirer par le ventre

Gonflez le ventre en inspirant profondément et lentement. Vous inondez d'air votre abdomen. Au moment de l'expiration, contractez les muscles de votre abdomen pour expulser l'air. Répétez cette séquence cinq ou six fois en inspirant profondément et en expirant à fond. Cette technique vous aidera à créer de l'énergie tout en vous ancrant au sol et en vous centrant sur vous-même.

Rester en forme

La forme physique est une part importante du bien-être général, à la fois pour le corps et pour l'âme. Si vous êtes en bonne condition physique, vous vous sentez mieux à tous égards et avez tendance à voir la vie de manière plus positive.

C'est également important pour la réalisation du travail corporel. Si vous n'êtes pas en forme, ces techniques peuvent rapidement devenir fatigantes et générer des douleurs musculaires, entre autres.

Prendre soin de son corps

Quand vous effectuez une séance, c'est le haut du corps (principalement les mains, les bras et les épaules) qui traduit, transmet, applique mais c'est tout le corps qui fait le travail. Vous devez donc veiller à ce que toutes les parties de celui-ci soient en bon état afin de pouvoir appliquer ces techniques du mieux possible.

Pour le shiatsu et la réflexologie, vos mains sont vos outils les plus importants. Utilisez-les correctement afin de vous réserver une longue carrière dans ces arts du traitement. Une mauvaise utilisation non seulement raccourcira votre carrière, mais aura également une influence sur les autres activités où vos mains sont sollicitées. Voici quelques conseils pour utiliser judicieusement vos mains :

- **N'utilisez jamais plus de pression que nécessaire pour libérer un point.** Au départ, il est difficile de savoir quelle pression appliquer. Avec un peu de pratique, vous aurez de meilleures sensations. Quand vous travaillez sur des points, posez-vous la question suivante : « Est-ce que je peux maintenir cette pression avec moins de force musculaire ? » Au début, pour effectuer un mouvement, les praticiens de shiatsu et de réflexologie sollicitent généralement plus de muscles qu'il n'en faut. Il s'agit de la *cocontraction*, celle-ci génère de la fatigue et peut même entraîner des blessures.

  Les muscles qui exécutent des actions opposées sont disposés de part et d'autre d'une articulation. Par exemple, les muscles extenseurs du genou s'insèrent à l'avant du genou tandis que les muscles fléchisseurs s'insèrent à l'arrière. Il en va de même pour le coude, le poignet, les doigts et toutes les articulations. Généralement, quand un groupe musculaire se contracte, le groupe antagoniste se relâche. Si les deux groupes se contractent (cocontraction), il faut fournir beaucoup d'efforts pour vaincre la résistance. Quand ils appliquent une pression, les praticiens débutants exécutent souvent une cocontraction, sollicitant ainsi trop de muscles !

- **Dans la mesure du possible, utilisez plusieurs doigts.** Si vous appuyez avec votre index, placez le majeur de la même main derrière l'index afin d'aider ce dernier.

- **Changez.** On vous apprend à appliquer une pression en utilisant de nombreuses parties de vos mains et de votre corps telles que les articulations des doigts, la main, les coudes, voire les genoux. Changez de zone si vous pratiquez souvent afin d'éviter de trop solliciter la même.

- **Étirez vos mains et poignets avant, pendant et après une séance.**
- **Si vous ressentez une douleur au poignet ou aux doigts après une séance, vous pouvez appliquer de l'eau froide ou de la glace afin de diminuer l'inflammation.** Considérez cependant cette douleur comme le signe que vous exercez une pression trop forte ou que vous utilisez mal vos pouces. Il est conseillé de pratiquer de légers étirements après l'application de glace afin de favoriser la circulation et le retour du ki au niveau des articulations. À noter cependant que la médecine traditionnelle chinoise déconseille le recours à la glace car cela peut faire stagner le ki. Veillez donc à ne pas entraver la circulation du ki en utilisant plutôt de l'eau froide.

  ASTUCE **Pour glacer vos mains ou n'importe quelle partie douloureuse, remplissez au tiers un sac en plastique de glaçons. Ajoutez de l'eau jusqu'au sommet des glaçons.** Videz l'air restant éventuellement dans le sac. Enveloppez le sac dans un linge tiède humidifié et assez fin, et appliquez-le sur la zone douloureuse. Le linge va refroidir et vous allez ressentir successivement quatre sensations : le froid, la brûlure, la douleur et, pour finir, l'engourdissement. Gardez la glace appliquée jusqu'à l'engourdissement, mais pas plus de 20 minutes. Cela réduira l'inflammation, fera diminuer la douleur et mettra fin aux spasmes musculaires. Ce traitement n'est à utiliser qu'en cas de véritable inflammation. L'idéal est de s'arrêter (ou de faire appel aux quelques outils que nous avons mentionnés en début de chapitre) avant qu'elle ne se produise.

- **Arrêtez quand vous êtes fatigué.** Considérez le shiatsu ou la réflexologie comme un sport et sachez qu'il faut du temps pour façonner ses muscles et les préparer à l'exécution d'une nouvelle tâche.

Étirer les mains et les bras

Pour que votre séance de shiatsu ou de réflexologie soit de qualité, vous devez prendre soin de vos mains et de vos bras. Cette section vous fournit quatre étirements à effectuer avant de commencer la séance.

Le premier exercice étire vos triceps et deltoïdes postérieurs, qui jouent tous deux un rôle important en termes de puissance :

1. **Levez un bras au-dessus de la tête.**
2. **Pliez le coude au-dessus de votre tête de façon à ce que votre main retombe au milieu des omoplates.**
3. **Avec l'autre main, attrapez votre coude et tirez doucement vers l'arrière jusqu'à ce que vous sentiez l'étirement, sans peiner.**

4. **Tenez cette position pendant 20 secondes.**
5. **Faites la même chose avec l'autre bras.**

L'exercice suivant étire les muscles du haut du dos, des épaules et de la partie postérieure des bras, afin de vous éviter d'être complètement noué pendant la séance :

1. **Croisez un bras sur la poitrine.**
2. **Avec l'autre bras, attrapez le coude et tirez-le doucement en travers de la poitrine.**
3. **Tenez cette position pendant 20 secondes.**
4. **Faites la même chose avec l'autre bras.**

L'exercice suivant est très important pour la souplesse du poignet car il permet au ki de circuler librement dans vos mains :

1. **Joignez les paumes de main devant votre poitrine, dans la position de la prière.**
2. **Levez doucement et sans forcer vos coudes vers le ciel tout en gardant les paumes jointes.**

   Arrêtez si vous ressentez une douleur aux poignets.
3. **Tenez cette position pendant 20 secondes.**

Le dernier exercice concernant vos mains et vos bras est l'inverse de l'exercice précédent. Il s'agit d'étirer les muscles antagonistes et de favoriser le flux de ki :

1. **Joignez le dos de vos mains. Vos doigts pointent vers le sol.**
2. **Abaissez lentement les coudes, aussi loin que vous le pouvez.**
3. **Tenez cette position pendant 20 secondes.**

Tirer parti des étirements de tout le corps

Les étirements contribuant à assouplir tout le corps sont également très bons. Voici des exemples d'étirements élémentaires.

Cet exercice étire les muscles du dos :

1. **Allongez-vous sur le dos.**
2. **Rapprochez les genoux de la poitrine.**

3. **Tenez vos mollets avec les mains.**
4. **Maintenez la position un moment, relâchez puis recommencez.**

Pour étirer les muscles des cuisses, essayez l'exercice suivant :

1. **Tenez-vous debout les pieds bien écartés.**
2. **Mettez le poids du corps d'un côté.**

   Le fait de mettre les mains sur les hanches peut aider à garder l'équilibre.
3. **Penchez-vous sur un côté, aussi loin que vous le pouvez tout en demeurant à l'aise.**
4. **Changez de côté pour étirer l'autre cuisse.**

Voici un autre exercice pour étirer les cuisses :

1. **Asseyez-vous sur le sol, les genoux écartés et les plantes de pied jointes, dans la position du « papillon ».**
2. **Penchez-vous progressivement vers l'avant. Vous devriez sentir un étirement au niveau du haut des cuisses.**
3. **Allez le plus loin possible sans peiner et maintenez la position pendant quelques secondes.**

Disposer du matériel nécessaire

L'un des gros avantages du shiatsu et de la réflexologie, c'est qu'il ne faut pas beaucoup de matériel ni d'accessoires, à moins que vous ne décidiez de devenir praticien professionnel. Vous avez besoin de votre receveur, de vous-même et de quelques accessoires pour travailler dans le confort. La liste suivante vous indique les choses à savoir concernant le matériel :

- **Vos mains et votre corps :** vos mains sont le premier outil de travail pour donner une séance de travail corporel, mais il peut vous arriver d'utiliser également vos genoux et vos pieds. Utilisez ce qui vous permet d'appliquer la pression souhaitée. Les outils dont vous vous servez pour des séances de traitement sur vous-même sont également excellents pour préserver vos mains quand vous faites une séance à une personne (pour en savoir plus sur ces outils, reportez-vous à la section « Atteindre des zones difficiles d'accès », plus haut dans ce chapitre).
- **Tapis, serviettes, couvertures et oreillers :** vous devez offrir à votre receveur un endroit où il pourra s'allonger confortablement. La meilleure chose est de l'installer à même le sol, sur un tapis mou et confortable. Pour le shiatsu, l'idéal est un futon ou un tatami (sinon une grosse

couverture pliée en trois ou plusieurs tapis de sol superposés feront l'affaire). Pour la réflexologie, les tables de massage conviennent parfaitement, mais vous pouvez adapter votre séance à presque tous les supports. Un lit, un canapé ou même une chaise conviennent également. Quel que soit l'endroit choisi, veillez à allonger votre receveur sur une housse ou un drap propre.

Une fois le receveur allongé ou assis, assurez-vous qu'il est bien soutenu et à l'aise. Placez une serviette roulée, un oreiller ou un traversin sous ses genoux, ses chevilles ou son abdomen. Faites en sorte d'en avoir un en réserve pour éventuellement le placer sous son cou.

- **Cartes et schémas :** il vous faut, si vous n'êtes pas un praticien averti, des cartes et des schémas pour une séance de traitement. Le chapitre 3 vous explique comment fonctionnent les schémas, ce qu'ils signifient et comment les utiliser. Une fois que vous êtes prêt, commencez votre séance en ayant vos cartes et schémas à portée de main. Vous pouvez même les mettre sur le corps de votre receveur pendant que vous œuvrez à son bien-être.
- **Bougies, senteurs et musique :** en dehors d'une bougie, ces éléments sont à éviter ainsi que nous l'avons déjà évoqué en début de chapitre. Une bougie peut apporter le calme nécessaire à la séance. Sa flamme produit en effet des ions négatifs tout à fait favorables à la détente douce du receveur. Évitez d'en mettre plusieurs au risque de donner à la pièce dans laquelle vous œuvrez un caractère mystique ou religieux non adapté.

Soyez tout beau, tout propre

Nous souhaiterions prendre quelques instants pour souligner l'importance de l'hygiène. Ne vous sentez pas offensé ! Nous ne voulons pas dire que vous êtes sale. Mais, quand vous êtes en contact rapproché avec une personne (ce qui est le cas dans une séance de shiatsu et de réflexologie), l'hygiène prend une importance encore plus grande que dans les situations sociales normales. Lavez-vous souvent les mains afin de diminuer les risques de transmission de rhumes ou d'autres maladies.

N'oubliez pas que le travail corporel implique l'utilisation de vos mains pour vous soigner ou soigner un tiers. Il va sans dire que, si vous avez les ongles longs et acérés, cela peut être délicat (et surtout douloureux). Si vous envisagez de vous lancer dans le travail corporel, vos ongles doivent être propres et courts.

ASTUCE

Pour que votre séance porte ses fruits au maximum, choisissez un endroit silencieux. Il est difficile de se détendre quand des gens parlent fort autour de vous ou en présence de bruits divers. Chaleur et aération sont également des facteurs importants, mais parvenir au juste équilibre entre les deux n'est pas évident. Vous souhaitez que votre receveur ait chaud (ce qui l'aide également à se sentir bien et détendu), mais la pièce doit être bien ventilée pour garantir un apport d'air frais. Vous souhaiterez peut-être disposer d'un petit chauffage à portée de main au cas où il ferait un peu frais à cause de courants d'air ou de la climatisation.

Se préparer à recevoir une séance

Vous découvrez peut-être avec surprise qu'il est nécessaire de se préparer avant de bénéficier d'une séance. Après tout, vous pensez peut-être que c'est le receveur qui a le beau rôle. Il n'y a rien de sorcier, il suffit de s'allonger et d'apprécier ! Il faut en fait un minimum de préparation. Voici quelques conseils :

- **Ne vous rendez pas à une séance l'estomac plein.** N'entamez pas une séance moins d'une heure après avoir mangé.
- **Essayez d'être détendu et réceptif dès le début.** Laissez vos petits soucis à l'entrée. Ne vous inquiétez pas, vous pourrez toujours les récupérer en sortant, si vous en voulez toujours, bien entendu.
- **Si vous portez des lentilles de contact, indiquez-le à la personne qui vous fait la séance.** Elle évitera toute pression sur les yeux.
- **Si vous êtes équipé d'un appareil auditif, coupez-le afin qu'il ne siffle pas pendant la séance.** Dites à votre praticien que vous n'entendez pas bien de façon à ce qu'il vous donne ses instructions en parlant suffisamment fort.
- **Le shiatsu impliquant la réalisation d'étirements de la part du receveur, portez des vêtements souples dans lesquels vous êtes à l'aise, sans ceinture.** En outre, ôtez vos bijoux, votre montre, vos lunettes et tout ce que vous portez et qui est en métal, qui peuvent gêner et même entraver la circulation du ki (nous vous conseillons d'ailleurs fortement de retirer tous ces objets métalliques pour dormir. Le ki profite toujours de la nuit pour se rééquilibrer et la présence permanente de chaînes et de bracelets, par exemple, le perturbe). Bien que la réflexologie ne demande pas autant de mouvements que le shiatsu, préférez les vêtements souples pour plus de confort pendant la séance.

- **Sachez cependant que, si vous consultez un praticien professionnel en shiatsu, celui-ci vous fera mettre en sous-vêtements.** Il a en effet besoin de pouvoir observer des zones de votre dos pour repérer certains déséquilibres du ki et est amené à utiliser des moxas (bâtonnets d'armoise) pour chauffer des points précis. Il peut enfin être conduit à utiliser des baumes comme le baume du tigre, par exemple, pour détendre certaines zones ou articulations du corps.

L'art d'être touché

Vous adorez ou vous détestez que l'on vous touche ? Vous êtes insatiable ou jugez les contacts comme une intrusion insupportable ? Vous n'aimez pas votre corps ou vous souffrez beaucoup et ne souhaitez pas que l'on vous touche ? En fait, le destin des êtres humains est d'être touché. Si vous ne touchez pas un nouveau-né, il meurt. Le toucher améliore le bien-être et la satisfaction, apaise le système nerveux, équilibre les divers flux et vous met en phase avec le monde dans lequel vous vivez. Mais se laisser toucher peut s'avérer un peu intimidant, surtout avec quelqu'un que vous ne connaissez pas bien ou quelqu'un que vous connaissez très bien mais pas dans ce contexte. Le côté génial du shiatsu et de la réflexologie, c'est que le toucher est pratiqué en toute sécurité, avec douceur, dans l'optique d'améliorer la santé et selon des protocoles stricts.

Voici quelques conseils pour être prêt à se laisser toucher pendant une séance :

- **Faites en sorte d'être à l'aise.** Si vous avez froid, si la position est inconfortable, s'il y a trop de lumière, si la pièce est mal aérée ou qu'il y a des senteurs qui vous gênent, n'ayez pas peur de le dire au praticien. C'est votre séance et vous serez mieux à même de recevoir si vous vous sentez bien.
- **Prenez le temps de faire connaissance avec votre praticien.** Même si vous êtes des ami(e)s intimes, un programme de traitement est une nouvelle forme de relation qui mérite que l'on exprime les choses. Parlez de tous vos soucis, dites-lui si vous vous sentez ridicule et faites-lui part de ce que vous attendez de cette expérience. Posez ensuite les questions qui vous paraissent importantes à votre praticien. Ne laissez aucune question, demeurée sans réponse, vous empêcher de vivre la séance détendu.
- **Indiquez à votre praticien (si ce n'est pas un professionnel) les parties du corps sur lesquelles vous souhaitez qu'il se concentre plus particulièrement et celles dont vous ne voulez pas qu'il s'occupe** (ou les zones ne devant pas être touchées à cause d'une blessure). C'est vous qui décidez du sort qui sera réservé à votre corps pendant la séance.

- **S'il s'agit d'un praticien professionnel**, la relation sera bien entendu différente. Après que vous lui avez expliqué quelles sont les zones du corps qui vous semblent en souffrance, il établira un repérage des déséquilibres de votre ki et c'est lui qui décidera où agir. Vous devrez alors faire confiance à sa compétence.

- **Détendez-vous et appréciez la séance.** Vous méritez que l'on s'occupe de vous, alors laissez-vous faire !

Se laisser manipuler par le praticien

Pendant une séance, le praticien bouge vos bras et vos jambes afin d'étirer divers muscles ou de disposer d'un meilleur angle pour traiter certains points. N'essayez pas de l'aider ! Vous n'avez qu'une chose à faire, vous détendre. En voulant l'aider, vous ne ferez que lui compliquer la tâche. Il est parfois difficile de se détendre et de laisser quelqu'un bouger ses membres, mais avec un peu d'entraînement vous y arriverez. L'aide que vous apportez instinctivement n'est pas surprenante. La dernière fois que l'on vous a manipulé, vous deviez être bébé. Depuis, vous avez travaillé dur pour parvenir à contrôler vos mouvements et abandonner ce contrôle n'est pas chose facile. Mais plus vous contrôlez, moins vous parvenez à vous détendre, alors que la relaxation a de nombreux avantages. Apprendre à ne plus tout contrôler pendant une séance peut également vous aider à éliminer le contrôle excessif dans d'autres aspects de votre vie. De toute façon, qu'avez-vous à perdre ? Simplement un peu de contrôle.

Recevoir des pressions

Certains points dont s'occupe le praticien pendant une séance sont sensibles. Parfois, la pression a beau être exercée avec douceur et soin, elle peut vous rendre craintif. Si la pression génère une douleur, dites-le systématiquement. La plupart du temps, la pression est agréable mais il peut arriver que vous vous raidissiez et que vous résistiez. Il s'agit là de l'instinct de protection. Votre corps a peur que la pression ne devienne soudain excessive et se raidit donc afin de se protéger contre la blessure. Dès que vous sentez cela, expirez sur la douleur et vous constaterez très vite que vous vous détendez et que la douleur diminue. Le meilleur moyen de recevoir une pression est de se détendre et de laisser faire. Le praticien aura ainsi moins besoin d'appuyer, pour de meilleurs résultats. Voici des conseils extrêmement simples et pourtant efficaces pour laisser la pression s'appliquer :

- parlez à vos muscles, dites-leur de se détendre ;

- votre esprit a du pouvoir : imaginez vos muscles en train de s'allonger et de s'assouplir ;

- visualisez la tension qui quitte votre corps lorsque la pression est exercée ;
- respirez ! Pour se détendre, le meilleur outil est la respiration. Quand le praticien exerce une pression sur une zone sensible, la réaction naturelle consiste à essayer de la repousser. À la place, essayez l'exercice suivant :
  - **quand la pression augmente sur une partie sensible,** utilisez votre respiration et votre esprit afin de libérer cette pression et la douleur ;
  - **à l'inspiration,** imaginez que l'air se dirige vers la zone sensible. Visualisez-vous en train d'inspirer une lumière apaisante et « bienfaitrice » (de préférence de couleur claire). Cette lumière peut avoir une couleur que vous trouvez apaisante. Au moment d'inspirer, transportez cette couleur vers l'endroit où le praticien exerce une pression ;
  - **à l'expiration,** libérez la tension et la douleur hors de votre corps. Si vous visualisez que votre tension ou votre douleur est colorée (elles sont perçues souvent d'une couleur sombre), imaginez que votre expiration porte cette couleur et lui permet de quitter votre corps.

Ressentir le flux de ki

Le shiatsu et la réflexologie déplacent et équilibrent tous deux le ki (revenez au chapitre 1 pour une présentation du ki). Vous pouvez sentir le mouvement du ki dans votre corps. Mais la plupart des gens ne prêtent pas attention aux changements subtils traduisant le déplacement de l'énergie. Dans la mesure où le ki n'est pas encore scientifiquement mesurable, certains ont du mal à croire qu'il existe. Quand vous aurez bénéficié d'une séance de travail corporel, vous éprouverez très probablement les sensations associées au déplacement du ki et vous en ressentirez certainement les bienfaits.

Sentir le ki ne vous est pas forcément familier et vous vous demandez peut-être si cette sensation est bien réelle. Mais non, vous n'êtes pas fou ! Ce truc que vous ressentez existe bel et bien ! Le fait de connaître ce que d'autres éprouvent peut vous rassurer sur le caractère normal de votre expérience.

N'OUBLIEZ PAS !

Le shiatsu et la réflexologie sont des techniques de traitement naturelles qui existent depuis des siècles. Pratiquées dans les règles et avec soin, elles sont absolument sans danger. Bien évidemment, si le receveur souffre ou présente une blessure, il est essentiel d'être prudent. Commencez en douceur et avec précaution puis augmentez progressivement l'intensité de la pression exercée tout en veillant à ce que le receveur n'éprouve aucune gêne. S'il ressent une douleur supplémentaire ou s'il ne se sent pas bien, arrêtez immédiatement la séance, conseillez-lui de consulter un médecin, lequel pourra donner son feu vert pour la reprise des séances.

Ce que vous pouvez ressentir lorsque vous suivez une séance

Bénéficier d'une séance de shiatsu et de réflexologie peut être source de détente et d'amusement, qu'il s'agisse d'une séance que vous menez sur vous-même ou d'une séance donnée par quelqu'un d'autre. Ces séances de traitement peuvent soulager les douleurs musculaires, mais (soyez-en conscient) les points de pression peuvent également être douloureux !

Les sections suivantes passent en revue des sensations souvent éprouvées par les receveurs, mais n'ayez aucune certitude en la matière. Il se peut que vous ressentiez toutes ces sensations, seulement certaines, voire aucune. Ce n'est pas un problème, le travail corporel est bon pour vous, quelles que soient les sensations et même s'il y a absence de sensations.

Les sensations courantes du déplacement du ki

Chacun vit à sa manière le déplacement du ki. Voici quelques sensations courantes :

- La sensibilité est l'une des premières sensations que vous pouvez éprouver quand vous bénéficiez d'une séance de shiatsu ou de réflexologie. Cette sensibilité disparaît généralement lorsque le point est libéré car le flux de ki s'intensifie et favorise un meilleur équilibre.
- Vous pouvez avoir une sensation de chaleur (ou de froideur) dans tout le corps (ou dans une zone particulière).
- Vous pouvez ressentir comme un courant électrique.
- La plupart des gens ressentent un changement de leur état de conscience, se sentant à la fois profondément détendu et très éveillé. C'est la caractéristique type des ondes cérébrales alpha et thêta, considérée comme le bienfait le plus important du travail corporel. (Pour en savoir plus sur les ondes cérébrales, voir plus loin l'encadré « C'est électrique ! ».).
- L'une des sensations physiques les plus couramment éprouvées pendant une séance est un « sursaut ». Personne ne peut vraiment expliquer l'apparition de cette sensation bien qu'il existe diverses théories (voir l'encadré ci-dessous). Le sursaut peut se produire à tout moment de la séance et ressemble généralement à ceci : le receveur se sent profondément détendu, enveloppé dans une chaleur apaisante. Il est soudain pris d'un sursaut qui peut se traduire par un mouvement de bras ou de jambe ou une secousse de tout le corps. Le sursaut est généralement le signe que l'énergie passe dans une zone bloquée. Bien qu'étant surprenante au premier abord, vous constaterez peut-être que cette manifestation est étonnamment relaxante.

Le sursaut

Pour qu'il bouge, un muscle doit recevoir un signal électrique/chimique de la part du système nerveux. Il faut que l'amplitude ou la force du signal atteigne un niveau bien précis pour faire démarrer le circuit. On appelle cela le « potentiel d'action ». Les synapses des nerfs accumulent des signaux jusqu'à atteindre une amplitude suffisante pour devenir un potentiel d'action et démarrer le mouvement. Les muscles peuvent renfermer dans leurs synapses des signaux dont l'amplitude demeure tout juste inférieure à celle nécessaire pour générer un potentiel d'action. On appelle cela des infraliminaires. Certaines personnes pensent que le fait de libérer des points d'acupuncture fournit des supplémentaires à l'amplitude suffisamment importants pour créer un potentiel d'action, ce qui est à l'origine du sursaut que fait le corps. Une fois la synapse libérée, il revient à la normale, contribuant ainsi à rééquilibrer le système nerveux.

- En dehors des sensations physiques, vous pouvez ressentir de grandes émotions, parfois prisonnières de votre corps depuis longtemps et devenues partie intégrante du déséquilibre énergétique. Se sentir très ému est normal. C'est le signe que la séance favorise de grandes impulsions permettant de rééquilibrer le niveau énergétique.

N'OUBLIEZ PAS !

- Pendant une séance, les émotions remontent sous la forme suivante : pleurs, tremblements, soupirs, bâillements et sudation. Tous ces signes sont parfaitement normaux. Ils sont la signature d'un certain nombre de reparamétrages par le système neurovégétatif et, après l'expression de ces émotions, le receveur se sent émotionnellement plus équilibré, libéré et léger.

La détente

L'effet le plus universel du shiatsu et de la réflexologie est la détente, aux avantages nombreux tels que :

- favoriser le métabolisme du corps et rééquilibrer le niveau des hormones à l'origine du stress ;
- faire baisser la tension artérielle ;
- diminuer les tensions musculaires ;
- favoriser le bien-être mental et émotionnel ;
- libérer la créativité de l'être humain, permettant à ce dernier de voir ses problèmes sous un jour nouveau.

Malheureusement, nombre de personnes ne savent pas comment se détendre, voire n'ont aucune idée des sensations associées à la relaxation. Si vous faites partie de ces gens, le shiatsu va faire des merveilles sur vous !

C'est électrique !

Quand les nerfs entrent en action, ils libèrent de l'électricité. Dans le cerveau, les ondes cérébrales liées à cette activité se mesurent à l'aide d'un électroencéphalogramme (EEG). L'EEG mesure les émissions des quatre principales ondes cérébrales (bêta, alpha, thêta et delta) et trois autres sous-types d'ondes. Chacune correspond à une fréquence et à un type de fonction cérébrale précis. Les ondes bêta sont associées à l'activité quotidienne normale. L'individu est alors éveillé. La plupart des activités et des processus de pensée se déroulent pendant que les ondes beta sont émises. Les ondes alpha sont associées à une profonde détente et à un fonctionnement mental alerte. C'est le cas lors des processus de créativité et de gestion du stress. Les ondes thêta sont associées à une conscience profonde, au rêve et aux états de méditation profonde. Les ondes delta sont surtout émises pendant le sommeil.

Une pression ici, une sensation là

Si vous êtes comme la plupart des gens, vous vous attendez à ressentir la pression là où le praticien appuie. Eh bien, surprise ! Quand vous pressez un point d'acupuncture, vous envoyez de l'énergie sur tout le méridien. Jetez un coup d'œil aux cartes de réflexologie et des méridiens du chapitre 3. Vous voyez toutes les connexions ? Ne soyez pas surpris d'avoir une sensation dans les pieds alors que vous avez appuyé sur un point de l'épaule. C'est surtout vrai en réflexologie où chaque point fait référence à un organe. Vous pensez peut-être que vous frottez, appuyez ou pétrissez simplement vos pieds mais les effets de ces manipulations se font sentir dans chaque organe de votre corps.

Les sensations quand vous donnez une séance

Quand vous donnez une séance de shiatsu ou de réflexologie à une personne, les attentes vous concernant sont peut-être énormes. Vous espérez être immédiatement capable de ressentir l'énergie. Avec le temps, la plupart des gens ressentent que le ki se déplace dans les méridiens du receveur ou parvient au niveau des points d'acupuncture du receveur. Mais il faut de la pratique et de la patience pour y parvenir. Courage ! Donner une séance vous permet de prendre conscience de l'énergie qui circule dans votre corps, ce qui est une source de sensations intéressantes !

Un courant électrique et d'autres sensations courantes

Quand vous êtes en contact avec deux points d'acupuncture, vous sentez parfois comme un courant qui vous traverse les mains, comme si vous fermiez un circuit. Si cette analogie est utile, elle n'en est pas moins fausse car ce n'est pas ce qui se produit. Votre énergie ne passe pas dans le corps du receveur et la sienne n'envahit pas votre être. Vous ressentez en fait un processus appelé *induction*.

Le meilleur moyen d'expliquer ce processus est de prendre l'exemple de la lampe fluorescente. Faites l'expérience suivante : allumez un tube fluorescent et approchez du premier tube un autre tube que vous tenez à la main. Vous remarquerez que le second tube commence à émettre de la lumière bien qu'il ne soit pas branché ! L'électricité n'a pas sauté d'un tube à l'autre. Mais le tube alimenté a commencé à faire vibrer ses ions fluorescents. En plaçant le second tube dans le champ de vibration, les ions de ce tube se mettent également à vibrer. La vibration qui se produit dans le premier tube génère une vibration dans le second par induction lorsque les deux champs entrent en contact.

Il se produit la même chose avec le shiatsu. Quand vous ressentez le courant électrique généré par le déplacement de l'énergie, ce n'est pas l'énergie de l'autre personne qui vous pénètre, c'est votre énergie qui se déplace en réponse à l'excitation de votre champ énergétique. Ce phénomène se produit dans les deux sens et votre receveur peut dire par exemple : « Wouah ! quand vous me touchez, je sens une décharge électrique. » Retenez alors qu'il ressent sa propre décharge déclenchée par les vibrations de votre champ énergétique !

Voici d'autres sensations que vous pouvez ressentir lorsque vous donnez une séance de shiatsu ou de réflexologie :

- vous avez chaud ou froid ;
- vous ressentez des picotements ou de la chaleur dans les mains ;
- vous ressentez le même genre de « sursaut » que le receveur.

Pour résumer, toutes les sensations sont normales. Le corps ne fait qu'interpréter le déplacement de l'énergie.

Une connexion avec le receveur

Quand vous donnez une séance, votre corps change également ! Il se peut que vous vous détendiez en même temps que votre receveur, que vos ondes cérébrales se modifient de concert avec les siennes. On appelle ce phénomène l'*entraînement*, lequel se produit quand deux champs énergétiques interagissent.

L'entraînement est un terme que les physiciens utilisent pour décrire l'effet que des fréquences similaires mais dotées de rythmes différents produisent l'une sur l'autre. Par exemple, quand vous mettez deux horloges comtoises dans la même pièce, elles ont une fréquence similaire (un battement par seconde) mais un balancier qui a son propre rythme. Au bout d'un moment, les deux balanciers finissent par se synchroniser. Chacun a été entraîné par l'autre. Il arrive la même chose aux corps en matière de rythme, et les ondes cérébrales et corporelles n'y échappent pas. Vous ne le savez peut-être pas mais, si vous faites vivre en communauté pendant un certain temps une population de femmes, surtout si elles partagent une même pensée (par exemple une communauté religieuse), leurs cycles menstruels s'harmonisent. Elles se mettent alors à avoir leurs règles aux mêmes périodes. Sentez-vous ici à nouveau l'importance d'être clair et centré pour le praticien ?

Généralement, lors d'une séance, quand le flux énergétique du receveur se calme et devient plus égal, le vôtre en fait autant. Ce processus se produit dans les deux sens. Si vous trouvez que votre receveur est tendu et a du mal à se relaxer, détendez-vous et travaillez sur votre propre énergie afin d'entraîner le receveur et de favoriser chez lui une détente plus grande.

ASTUCE

Pratiquez la respiration profonde et d'autres techniques de relaxation afin d'apporter de la présence et de faire preuve d'efficacité quand vous donnez une séance. (Pour en savoir plus, reportez-vous à la section « Avoir de la présence », plus haut dans le présent chapitre.)

Existe-t-il une mauvaise énergie et comment faire pour la capturer ?

L'énergie négative est l'une des plus grandes idées fausses pouvant exister en médecine des énergies. Existe-t-il par exemple une « mauvaise » électricité ? Le ki n'est qu'une forme d'énergie parmi d'autres. Elle est neutre et fournit la force de vie à tous les tissus, cellules et organes du corps. Dans la mesure où le ki est supposé se déplacer, faire obstacle à ses mouvements a des effets négatifs tels qu'un manque de vitalité, des douleurs, un bouleversement émotionnel ou n'importe quel autre effet décrit dans le chapitre 1. Faire sauter les blocages permet de libérer le ki et d'éliminer les symptômes. Par conséquent, détendez-vous, vous ne pouvez pas attraper ce qui n'existe pas !

Activer son propre déséquilibre

Vous ne pouvez pas attraper le déséquilibre de quelqu'un d'autre, mais si vous souffrez vous-même d'un déséquilibre, vous pouvez l'activer en donnant une séance. Dans ce cas, les principes de l'induction et de l'entraînement fonctionnent contre notre gré.

Si, après une séance, vous êtes malade, fatigué ou atteint des symptômes de votre dernier receveur, cela signifie que vous avez activé votre propre déséquilibre ou que vous vous êtes trop investi. Comment éviter cela ?

- **Travaillez sur vous-même.** Plus vous avez conscience de vos problèmes, plus vous êtes en mesure de donner une séance de qualité et moins vous êtes susceptible d'activer vos propres déséquilibres. Mais, si vous vous sentez sur une pente descendante pendant une séance, faites une pause. Respirez profondément et faites des exercices d'ancrage et de centrage sur soi, que vous trouverez dans la section « Avoir de la présence », plus haut dans le présent chapitre.
- **Souvenez-vous des préceptes de la guérison chinoise.** Qui procède à la guérison ? C'est le receveur et non le praticien ! Si vous affichez les symptômes de votre receveur ou si vous vous sentez épuisé après les séances, cela signifie que vous vous investissez trop dans le résultat. Concrètement, vous essayez de traiter la personne en faisant disparaître ses symptômes ou en lui donnant votre énergie. Le meilleur moyen d'aider quelqu'un à guérir est de rester neutre et de laisser le corps du receveur faire le nécessaire. Sa mission est de mener à bien le processus de guérison, la vôtre est d'apporter votre soutien.

Après la séance de traitement

Dans l'idéal, la stratégie de traitement ne s'interrompt pas à la minute où vous cessez d'appliquer les techniques. Pour des résultats optimaux, effectuez un suivi après la séance.

L'une des parties importantes de la période de suivi est d'évaluer le niveau de confort du receveur, surtout par rapport à son état avant le début du programme de traitement. L'idéal est qu'il se sente mieux à l'issue de la séance. Dans ce cas, et s'il n'a mal nulle part, il souhaitera peut-être bénéficier rapidement d'une autre séance.

Il peut arriver que le receveur ressente une douleur plus importante après la séance qu'avant. Cet accroissement de l'intensité de la douleur peut avoir diverses causes. Vos pressions étaient trop fortes ou vous êtes resté trop longtemps sur une zone. Demandez-lui s'il a le sentiment que vous êtes allé trop profondément. Si c'est le cas, vous le saurez pour la prochaine fois. Il est plus probable que la séance ait réveillé une vieille blessure qui n'avait jamais été complètement guérie. Vous ne pouvez pas guérir les maux en sommeil. Cette expérience douloureuse permet en fait au processus de guérison de commencer.

Chapitre 3

Os, muscles, méridiens et zones réflexes : le théâtre des événements

Dans ce chapitre :

- Passer en revue les notions élémentaires d'anatomie
- Naviguer sur les rivières de la vie
- Le cheminement d'une séance

Bien que la faculté de guérir s'exprime naturellement, vous tirerez le meilleur parti de l'expérience en faisant le tour de quelques notions élémentaires. Ce chapitre vous donne des conseils pour préparer les séances de traitement. Nous passons en revue les concepts anatomiques de base et vous donnons quelques précieuses indications sur les choses à savoir avant de mettre en œuvre vos programmes de traitement. Après avoir lu ce chapitre, vous serez mieux en mesure de tirer parfaitement profit de vos séances.

Les fondamentaux de la médecine traditionnelle chinoise, qui sous-tendent toutes les techniques dites « énergétiques », dont le shiatsu et la réflexologie, estiment que « l'intention guide l'énergie », le ki. C'est pour cela, ainsi que nous l'avons déjà évoqué, que le praticien doit être centré et présent à ce qu'il fait. En cela, il respecte le receveur qui se confie à lui et il est plus efficace dans la gestion de son ki. Mais cette idée va au-delà de cette notion de *présence = concentration*. Dans la logique énergétique, *présence* signifie et implique également *connaissance*. La connaissance enrichit la conscience et fait que l'intention que celle-ci émet n'est pas simplement un état psychique ou émotionnel. L'intention devient porteuse d'une destination d'autant plus claire que le praticien « sait » où et pourquoi il veut agir. Le praticien doit donc posséder, selon son niveau, de bonnes connaissances anatomiques.

Connaître les notions élémentaires de l'anatomie humaine

Si vous avez lu le chapitre 1 ou connaissez déjà une chose ou deux sur le shiatsu et/ou la réflexologie, vous savez que les thérapies par les points de pression visent les points d'acupuncture et les points réflexes situés sur les méridiens et les zones réflexes. Ces points sont strictement anatomiques mais il est plus facile de les trouver si l'on a des repères et quelques connaissances terminologiques en matière d'anatomie. Pas de panique, nous n'allons pas vous faire d'interrogation écrite !

La première chose à retenir est la fonction des différentes parties du corps. Les *os* constituent la structure du corps. Nous sommes capables de faire des mouvements grâce aux *articulations* situées entre les os. Le mouvement des articulations est souple et bien huilé grâce au *cartilage* situé à l'extrémité des articulations. Les *tendons* relient les muscles aux os et les *ligaments* maintiennent les articulations, établissant la connexion entre divers os. La plupart des points d'acupuncture et des points réflexes utilisés sont situés sur des muscles et des tendons, certains sont sur des os et seulement quelques-uns prennent place sur des ligaments. La localisation des points s'effectue par référence aux os ou aux repères osseux à proximité, bien que les points soient le plus souvent situés sur les muscles ou les tendons. C'est pour cette raison que nous commençons par les os dans cette section.

En quelques endroits du corps, il ne faut pas exercer de pressions profondes, à moins d'avoir bénéficié d'une solide formation professionnelle, car des nerfs, vaisseaux sanguins ou organes sont proches de la surface et susceptibles d'être endommagés. Voici une liste des zones où les pressions profondes sont proscrites :

- **L'avant du cou :** une pression à cet endroit peut indiquer au corps d'augmenter ou de diminuer la pression artérielle. Vous pouvez également toucher le larynx ainsi que différentes glandes.

- **Les aisselles :** si des points d'acupuncture sont situés au niveau des aisselles, vous y trouverez également des nerfs essentiels, susceptibles d'être endommagés par une pression excessive. Allez-y donc doucement à cet endroit.

- **L'aine :** des nerfs, des nœuds lymphatiques et des vaisseaux sanguins sont proches de la surface. À cet endroit, il vaut mieux faire pression avec la paume de la main qu'avec les doigts.

- **L'arrière du genou :** c'est le creux poplité. C'est par là que passent des nerfs et les vaisseaux sanguins qui alimentent la partie inférieure de la jambe. Cette zone n'est protégée par aucun muscle. Pression très légère de rigueur !
- **Le pli du coude :** c'est la fosse cubitale. C'est par là que passent des nerfs et les vaisseaux sanguins qui alimentent l'avant-bras. Cette zone n'est protégée par aucun muscle. Il existe plusieurs points à cet endroit. Veillez donc à y exercer des pressions légères.
- **Les chevilles :** vous devez *absolument* éviter d'utiliser nombre des points d'acupuncture de la cheville si vous donnez une séance de shiatsu à une femme enceinte (ou à vous-même si vous êtes enceinte). Pour de plus amples informations sur cette zone, rendez-vous au chapitre 17.

Les os : des points de repère

Pour localiser les repères osseux, il faut observer le squelette complet, vu de face et de dos. La figure 3.1 vous montre des os de l'ensemble du corps. Pour situer la plupart des points, on cite des os et des articulations, simplement parce que ces zones sont facilement identifiables au toucher et constituent des repères naturels.

Prenez le temps de regarder le squelette de la figure 3.1 et lisez les descriptions correspondantes des os et des articulations présentés dans les sections suivantes. Essayez ensuite de trouver ces repères sur votre corps, puis sur un maximum d'ami(e)s. Vous pourriez bien être surpris de constater comme les sensations diffèrent en fonction du type de corps.

Connaître le nom scientifique des différents éléments d'anatomie peut susciter l'admiration, mais vous pouvez vous contenter d'utiliser les noms communs si vous n'êtes pas un anatomiste en herbe. Néanmoins, il est très probable que vous vous enthousiasmiez face aux résultats obtenus au point de faire de l'anatomie une véritable passion. Vous pourriez même finir par suivre une formation professionnelle et par aimer apprendre les noms scientifiques. Dans les schémas, nous indiquons les noms communs. Sinon, tout au long de cette section, les noms communs sont parfois suivis des noms scientifiques entre parenthèses.

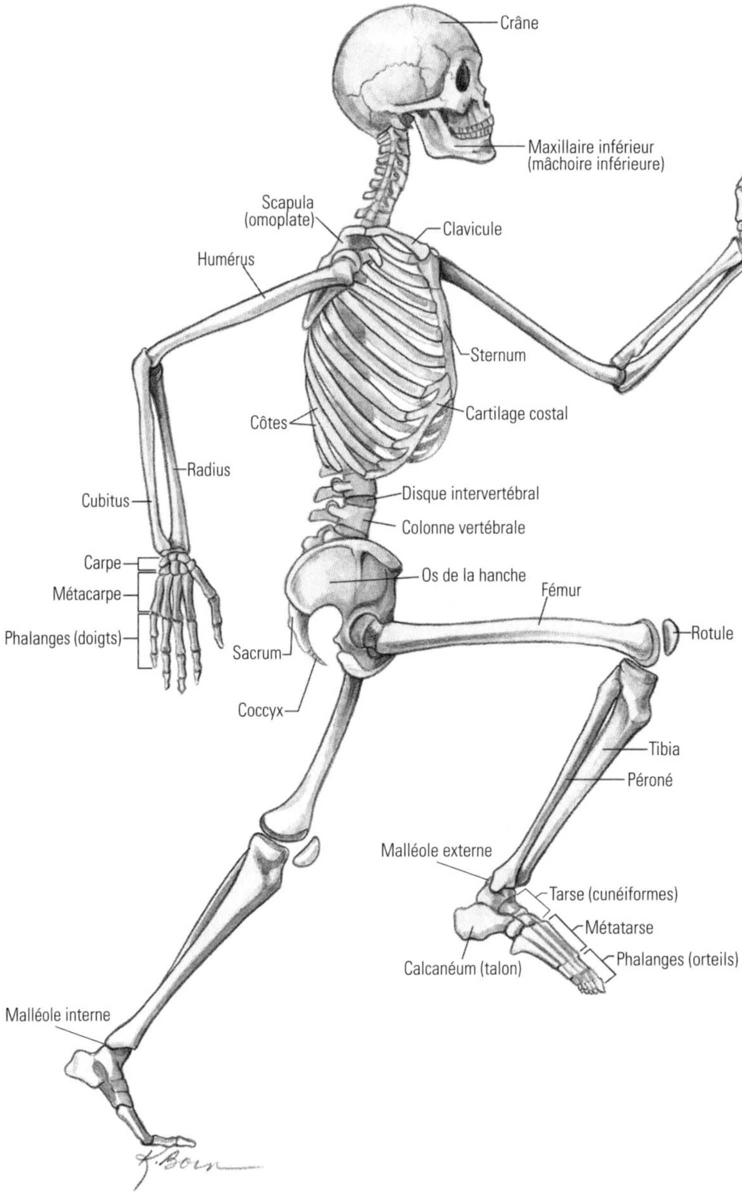

Figure 3.1 : Les repères osseux sont un élément essentiel du shiatsu.

Les malléoles

En shiatsu, vous utilisez de nombreux points de la région de la cheville. En réflexologie, il existe également des zones autour de la cheville. Il est donc important de trouver les repères. Concernant la cheville, les principaux repères sont les suivants :

- **La malléole externe :** ce point est facile à trouver. Faites glisser votre main le long de la partie externe de votre jambe jusqu'à ce que vous atteigniez la cheville. Vous sentez un os saillant sur le côté de votre cheville ? C'est votre malléole externe.

- **Le péroné (fibula) :** cet os part de la malléole externe et va jusqu'au genou. Vous avez passé votre main le long quand vous avez cherché à localiser la malléole externe. Sur cet os figurent des points d'acupuncture. Appuyez devant et derrière cet os, de son sommet à sa base, et notez combien de zones douloureuses vous dénombrez. Chacune d'elles correspond probablement à un point d'acupuncture. Les points d'acupuncture ont tendance à être douloureux quand ils sont pleins de ki en stagnation. (Nous traitons la notion de flux de ki dans le chapitre 4.)

- **La malléole interne :** voici un autre os facile à trouver. Il se trouve sur la face interne de la cheville. Une fois que vous l'avez trouvé, palpez-le et comparez-le à la malléole externe en touchant celle-ci avec l'autre main. Vous remarquerez que la malléole interne est située un peu plus haut que la malléole externe.

- **Le tibia :** cet os, qui va du genou à la cheville, est situé sur l'avant de la jambe. Il est relié à la malléole interne.

- **Le talon (calcanéum) :** le talon est l'arrière de votre pied. Vous pouvez le tenir avec la paume de votre main. Des points de pression sont situés sur le talon.

- **L'os naviculaire et les cunéiformes :** nous sommes désolés mais ces os n'ont pas de noms communs. Ils constituent néanmoins des repères importants. Ils sont situés au niveau de la voûte plantaire. Faites glisser votre main sur celle-ci en partant de l'arrière du pied jusqu'à ce que vous atteigniez le point le plus élevé. Vous sentez une zone très noueuse ? C'est à cet endroit que se rejoignent l'os naviculaire et les cunéiformes, plutôt sur le côté de la voûte plantaire. Quand vous exercez une pression sur cette zone, c'est parfois douloureux (comme peut être douloureuse la zone située à proximité/dessous).

- **Les métatarses :** là encore, pas de nom commun. Il s'agit des cinq os du pied qui s'étendent jusqu'aux os des orteils. Attrapez votre pied et vous sentirez des os longs situés entre vos orteils et les malléoles. De nombreux points figurent entre ces os. Vous pouvez d'ailleurs sentir des creux entre ces os. Attrapez deux os voisins et déplacez-les, l'un vers le bas et l'autre vers le haut. Vous relâchez ainsi les tendons et le fascia. Explorez tous ces os et découvrez comment ils bougent.

Les os et articulations du genou

Le genou est une autre mine de points de pression, parfois difficiles à localiser. Il vaut la peine de prendre le temps de trouver ces repères, cela vous facilitera la vie pour vos séances. Les genoux sont une source courante de douleur et de gêne. Vous tiendrez peut-être à vous y intéresser sérieusement. Voici les points de repère importants les concernant :

- **La rotule :** elle se situe juste au sommet de l'articulation du genou. À vrai dire, elle ne fait pas partie de l'articulation proprement dite mais la coiffe, insérée dans le tendon du quadriceps fémoral. Étendez la jambe, relâchez vos muscles et mettez votre main sur la rotule. Vous constatez qu'elle flotte car vous pouvez la déplacer.
- **La tubérosité tibiale :** elle est située sur le tibia, juste sous la rotule. C'est l'endroit où s'insère le tendon du quadriceps fémoral, reliant ce muscle à l'os.
- **La tête du péroné :** sentez les os sur la face externe du genou. Passez la main sur la face externe de l'articulation jusqu'à ce que vous sentiez la protubérance située à peu près à la même hauteur que la tubérosité tibiale. Cette protubérance est la tête du péroné. Appuyez dessus sur toute la longueur.
- **La tête du tibia :** sentez les os sur la face interne du genou. Explorez tous les coins et recoins et les bosses à l'endroit où tibia et fémur se rencontrent. Des endroits douloureux ? Vous devez maintenant avoir conscience que les points d'acupuncture sont souvent douloureux !
- **L'arrière du genou (creux poplité) :** en fait, ce n'est pas un repère osseux mais une zone que vous devez connaître. L'arrière du genou comprend deux tendons, auxquels sont rattachés les muscles ischio-jambiers, de chaque côté de l'articulation. Au milieu de ces deux tendons figure une zone molle où passent des vaisseaux sanguins et des nerfs. Si d'excellents points sont logés dans cette zone, n'y exercez jamais de pression profonde, car vous pourriez faire mal à votre receveur.

Les os de la hanche, du bassin et des fesses

La localisation des points est quelque peu délicate à cet endroit car ils se situent dans une zone disons… intime. Mais, rassurez-vous, nous évitons d'utiliser les points *très* intimes. Veillez à montrer à votre receveur où se situent ces points avant de démarrer la séance. Ainsi, le moment venu, il ne sera pas surpris et ne se demandera pas ce que diable vous êtes en train de manigancer. Les points de repère concernant cette zone sont les suivants :

- **L'os de la hanche (os iliaque) :** c'est un os pointu. Mettez les mains sur les hanches, vos doigts reposent exactement sur l'os de la hanche.
- **Le sommet de l'os de la hanche (crête iliaque) :** là encore, mettez les mains sur les hanches. L'os sur lequel repose chacune de vos mains est la crête iliaque.
- **L'articulation de la hanche (grand trochanter) :** mettez la paume de votre main sur votre hanche, les doigts tournés vers le bas. Montez et abaissez le genou. Vous sentez cette boule qui bouge sous vos doigts au niveau du haut de votre cuisse ? C'est l'articulation de la hanche. Explorez-la en appuyant autour tout en bougeant votre jambe.
- **Le pubis :** il s'agit de la plaque osseuse située en bas de l'abdomen entre les os iliaques. Pour le localiser facilement de façon non invasive, mettez la main à plat sur le nombril du receveur, le pouce tourné vers sa tête. Appuyez sur son estomac et commencez à déplacer votre main vers le pubis jusqu'à toucher le plateau osseux avec le petit doigt.

  Le pubis est un endroit intime que votre receveur préférera peut-être laisser tranquille. Il renferme cependant deux points importants. Veillez donc à avertir à l'avance votre receveur que vous allez utiliser ces points, si cela s'avère nécessaire. Vous serez ainsi à l'aise tous les deux. C'est la façon dont vous abordez un point qui peut rendre la situation délicate. Soyez clair et ferme. Ce sont la plupart du temps les hésitations qui font que votre receveur se pose des questions sur votre intention.
- **Le sacrum :** c'est le triangle qui pointe vers le bas et est situé à la base de votre colonne vertébrale. Mettez les mains sur les hanches, les doigts tournés vers l'arrière et les pouces en bas. Vos doigts vont atteindre les bords du sacrum. Si vous appuyez sur cette zone, vous trouverez une bosse de chaque côté. Il s'agit de l'articulation sacro-iliaque. (Retenez la différence entre le sacrum et le coccyx : ce dernier prend place au bout de votre sacrum.)

Les omoplates et les vertèbres

Les vertèbres sont les os de la colonne vertébrale. Il existe de nombreux points d'acupuncture dans le dos mais vous aurez probablement beaucoup de mal à sentir les vôtres. Faites appel à un(e) ami(e) et « empruntez » son dos afin d'explorer les points de repère suivants :

- **Les vertèbres :** il y a 7 vertèbres dans le cou, 12 dans le milieu du dos (auxquelles sont reliées les côtes) et 5 dans le bas du dos (celles-ci n'ont pas de côtes fixées après elles). Les points d'acupuncture se situent à côté de chaque vertèbre. Sur le dos de votre ami(e), sentez ces points et essayez de distinguer les vertèbres avec côte et les vertèbres sans côte. C'est simple : avec ou sans côte ?

- **L'omoplate (scapula) :** vous avez deux omoplates, une de chaque côté de la colonne vertébrale, qui constituent la partie arrière de la zone où vos bras sont rattachés à votre corps. À l'instar du sacrum, il s'agit d'un triangle qui pointe vers le bas. Vous pouvez étendre la main sur toute l'omoplate de votre ami(e) (ou sur la vôtre si vous êtes vraiment très souple). Vous y trouverez les zones suivantes :
  - **le bord interne :** il s'agit du bord le plus proche de la colonne vertébrale. De nombreux muscles sont rattachés au bord interne. Vous y trouverez donc de bons points de pression.
  - **le bord externe :** il s'agit du bord situé vers le bras. En son sommet, l'omoplate fait partie de l'articulation du bras. Palpez toute la bordure et explorez la zone où elle se fixe à l'os du bras.
  - **l'angle supérieur :** c'est la zone pointue du sommet du bord interne, très douloureuse quand vous appuyez dessus. Vous pouvez la toucher vous-même en croisant le bras sur votre poitrine pour atteindre l'épaule opposée. Trouvez le point douloureux, au sommet de l'épaule.
  - **l'angle inférieur :** c'est la base du triangle, la zone la plus basse de l'omoplate. Vous pouvez essayer de le trouver sur vous-même, mais il est plus facile d'y parvenir sur quelqu'un. L'angle inférieur sert souvent de référence pour localiser les points d'acupuncture du dos. Faites donc en sorte de bien le situer, vous trouverez ainsi facilement les points du dos.

La face et le crâne

La face et la tête comportent de nombreux points de repère. La plupart étant connus (par exemple, la bouche, les sourcils ou la mâchoire), il n'est pas utile de les étudier. Concernant les points de la tête, n'imprimez pas une pression excessive car le « rembourrage » est très mince à cet endroit. Vous pouvez trouver tous les points de repère suivants sur vous-même :

- **La pommette et l'arcade (os maxillaire, malaire et arcade zygomatique) :** ce complexe va de l'oreille au nez. Placez les doigts devant votre oreille et sentez l'os. Il s'agit de l'arcade zygomatique, qui fait partie de l'os temporal. Parcourez le chemin jusqu'au nez. Vous partez d'abord vers le bas, puis vous rencontrez le malaire (ou zygomatique), et vous redessinez ensuite une courbe vers le haut et atteignez l'os maxillaire vers le nez. Le point le plus bas du malaire est une protubérance lisse que l'on appelle communément « pommette ». Des points d'acupuncture sont situés tout au long de ce complexe.
- **L'orbite :** placez les doigts sur vos sourcils. L'os qui surplombe les yeux est l'orbite. Faites glisser vos doigts dessus, il entoure chacun de vos yeux. Vous trouverez dessus de nombreux points sensibles, alors allez-y doucement !

- **La protubérance occipitale :** désolé, mais elle n'a pas d'autre nom. Vous trouverez cette arête en passant votre main à l'arrière de votre tête. Vous pouvez sentir un creux dans l'os à l'endroit où la colonne vertébrale pénètre dans le crâne. De chaque côté de ce creux figure cette protubérance osseuse. Continuez de toucher l'occipital jusqu'à l'oreille.

  Prudence quand vous appliquez une pression sur la protubérance occipitale car elle est parfois sensible !

Les os essentiels de la poitrine, des bras et des mains

Dans cette section, nous nous en tenons aux os importants pour la localisation des points. Comme vous pouvez le voir dans la figure 3.1, vous avez pas mal d'os dans ces parties du corps et les connaître tous n'est pas forcément chose facile.

- **Le sternum :** c'est un os imposant composé de trois grandes parties : la partie supérieure est reliée aux clavicules, la partie intermédiaire se situe entre les seins et la partie inférieure forme un nœud pointu appelé *processus* ou *appendice xiphoïde*. Voyez si vous parvenez à sentir ces différentes parties au toucher.

- **Les clavicules :** horizontales, elles vont du sternum à la pointe de l'épaule. Dotées d'une forme en S inversé, elles séparent le cou du corps. Suivez-les d'un bout à l'autre avec le doigt.

- **La pointe de l'épaule (acromion) :** vos clavicules rejoignent vos omoplates à un endroit au sommet de l'épaule. La pointe de l'épaule surplombe l'articulation de l'épaule.

- **La tubérosité deltoïdienne :** cette bosse se situe sur le côté externe de l'os de votre bras (humérus). Tombant juste sous le muscle deltoïde, elle est sensible au toucher.

- **L'os du coude (olécrane) :** bon, tout le monde sait où se trouve le coude, n'est-ce pas ? Vous avez également besoin de localiser le pli du coude et l'intérieur de son articulation. Pliez le coude de façon à ce que votre bras passe sur votre estomac. Vous voyez le pli qui va de l'os à la partie interne molle ? C'est le pli du coude. La partie interne de l'articulation du coude est l'une des zones du corps à explorer avec prudence.

- **L'os du poignet (styloïde ulnaire) :** cet os est la saillie située à l'arrière du poignet, dans le prolongement de votre petit doigt. Il est constitué de l'ulna (ou cubitus) où il est rattaché aux os du poignet. Ressentez tous ces os et prenez le temps d'explorer les nombreux coins et recoins. Pendant la palpation, bougez le poignet afin de bien sentir le déplacement des différents os.

- **Les métacarpes :** ce sont les cinq os qui partent des os du poignet et vont vers les doigts, à l'instar des métatarses qui partent des malléoles et vont vers les orteils. Touchez ces zones entre les os où sont logés les tendons, elles sont importantes pour la localisation des points de pression.

Identifier les tissus mous au toucher

Les *tissus mous* sont les tissus conjonctifs et les muscles. Les *tissus conjonctifs* supportent et relient toutes les parties du corps.

En règle générale, lorsque nous évoquons les tissus conjonctifs en référence aux tissus mous, il s'agit des cartilages, des tendons, des ligaments et du fascia, ce dernier étant la fine couche de tissu qui relie toutes les parties du corps, maintient et soutient même les vaisseaux sanguins et les nerfs (nous en parlons en détail dans la section suivante). Les muscles sont également des tissus mous, leur fonction étant (comme vous le savez) le mouvement. Bien que les muscles et les tendons soient des types de tissus différents, ils ne sont pas complètement séparés. Les muscles se transforment en tendons à proximité des os. Les tendons relient les muscles aux os qu'ils font bouger.

N'OUBLIEZ PAS !

À vrai dire, vous n'avez pas besoin de connaître toutes les sortes de tissu ou les noms de tous les muscles. Contentez-vous de la disposition générale des muscles, tendons et ligaments et faites en sorte de sentir la différence entre eux. Vous devez savoir qu'un muscle fléchit sous la pression et l'accepte, contrairement aux ligaments. Après tout, votre intention n'est pas de faire du mal !

Palper les muscles et les tendons

La majorité des tissus de votre corps sont des muscles. Vous devez être en mesure de faire la distinction entre les muscles, les tendons et les autres tissus, sans pour autant savoir localiser tous les muscles ni décrire leurs insertions ou leurs fonctions. Il est utile de savoir situer les principaux muscles et de connaître leur nom, uniquement parce que nous y faisons souvent référence. Les figures 3.2 et 3.3 vous montrent les principaux muscles des faces avant et arrière du corps et vous indiquent leur nom. Essayez de retenir l'emplacement de ces principaux muscles ou marquez les deux pages de ces figures afin de les retrouver facilement si besoin est.

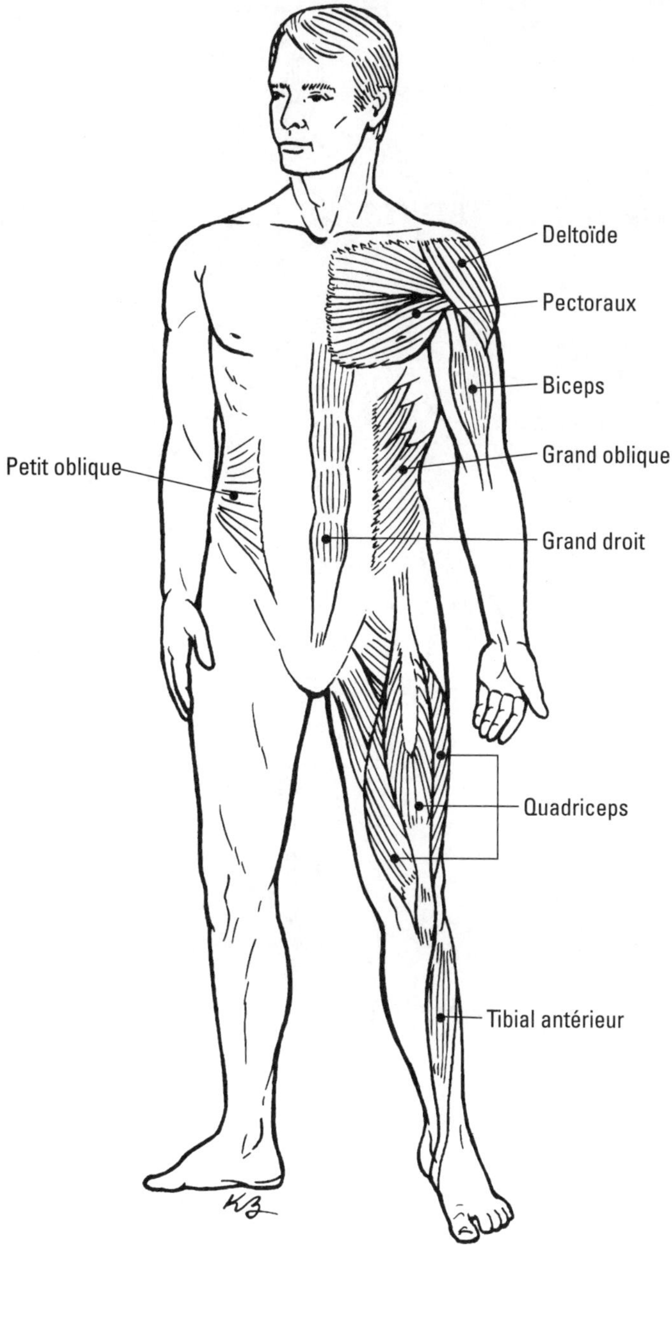

Figure 3.2 : Les principaux muscles du corps humain (de face).

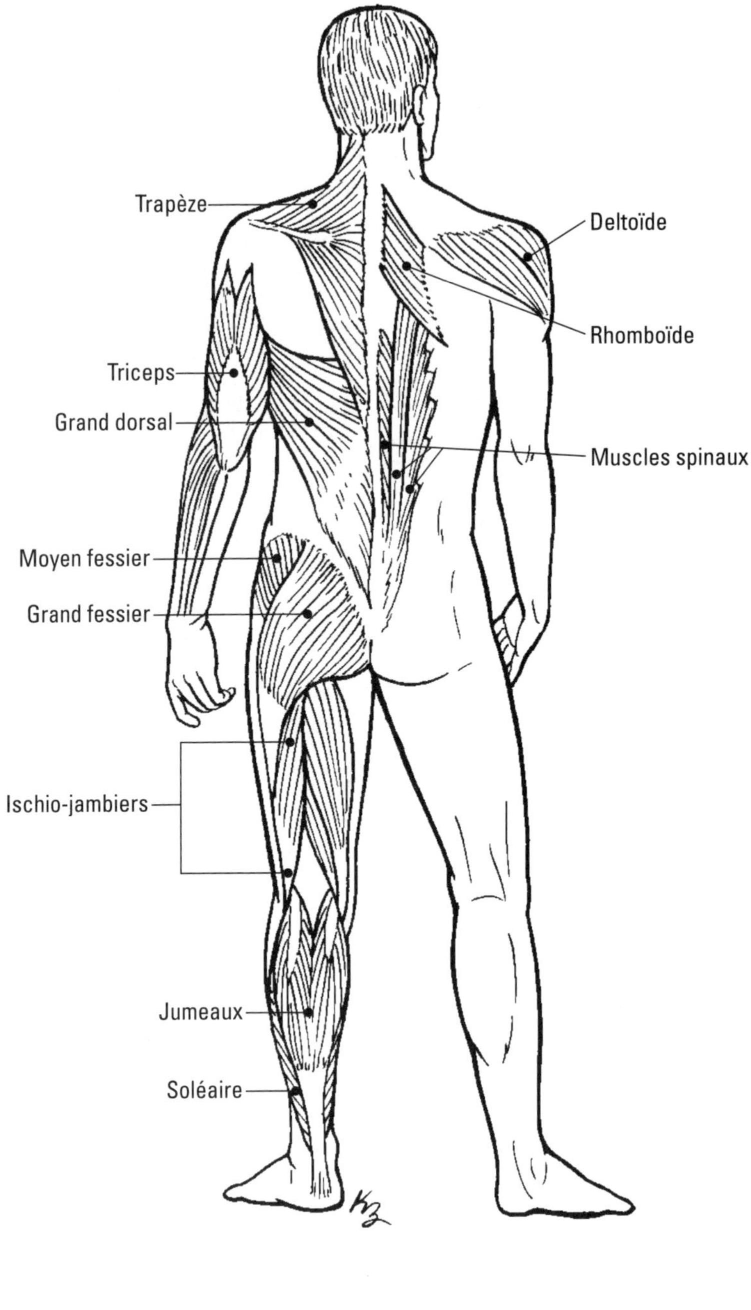

Figure 3.3 : Les principaux muscles du corps humain (de dos).

L'important est de pouvoir sentir les muscles. Chaque muscle comprend trois parties :

- **Le corps :** c'est la partie qui se contracte le plus. Elle apparaît très bien chez les culturistes qui bandent leurs muscles.
- **La jonction musculo-tendineuse :** c'est là que les fibres du muscle commencent à s'entremêler avec les fibres collagènes des tendons. Cette partie n'est pas aussi solide que le tendon, ni aussi élastique que le muscle, ce qui en fait le point faible du muscle d'un point de vue biomécanique.
- **Le tendon :** c'est le pont entre le muscle et l'os. Les tendons et d'autres tissus conjonctifs sont constitués de collagène et d'élastine. Les tendons ont beaucoup de force mais pas autant d'élasticité que les muscles. Résultat, ils ne sont pas capables de supporter la même pression que les muscles. Retenez donc ce détail quand vous faites une séance à quelqu'un, de façon à ne pas appuyer trop fort sur un tendon !

Pour sentir les différentes parties des muscles et des tendons, essayez l'exercice suivant :

1. **Pliez le coude et serrez le poing pour faire admirer votre incroyable biceps.**

   Non, vous ne concourez pas pour le titre de M. ou Mme Univers, il s'agit simplement d'étudier la texture de votre muscle.

2. **Attrapez le biceps par le milieu. C'est le corps du muscle.**

3. **Dépliez légèrement le bras afin de mieux tenir et déplacer votre biceps.**

   Le corps est la partie la plus épaisse du muscle. Il se contracte et devient dur quand vous sollicitez le biceps, et s'allonge et devient mou quand vous le relâchez.

4. **Pliez et dépliez votre coude plusieurs fois pour ressentir la différence entre la contraction et le relâchement du muscle.**

   Lorsque vous prodiguez une thérapie par les points de pression, vous devez savoir si le muscle sur lequel vous appuyez est relâché ou contracté. Retenez ceci :

   - Si le muscle est dur et rigide (vous ne pouvez enfoncer le doigt dedans), il est contracté. Vous devez donc prendre soin de ne pas essayer de le relâcher par la contrainte.

- Si le muscle est dur mais élastique (vous pouvez enfoncer le doigt dedans), il est tonique mais en cours de relâchement. Il peut recevoir sans problème une pression considérable.
- Si le muscle est mou et très élastique, il est complètement relâché. Vous devez veiller alors à ne pas exercer une trop grande pression dessus.

5. **Voyez à quel point vous pouvez désolidariser le corps du muscle de l'os auquel il est rattaché.**

   Entourez au maximum le muscle avec vos doigts. Prêtez attention à la texture du tissu musculaire. Cette étape vous aidera à savoir à quel point vous pouvez étirer et déplacer un muscle pendant une séance.

6. **Faites courir vos doigts vers l'articulation du coude.**

   Le muscle devient plus fin lorsque vous quittez son corps et il se transforme peu à peu en tendon. Vous êtes arrivé à la jonction musculo-tendineuse. Elle est moins fibreuse, moins élastique et votre doigt glisse plus dessus que sur le tissu musculaire. Quand vous atteignez le coude, il n'y a plus de muscle mais seulement le tendon, très résistant, qui ressemble à un câble en acier.

7. **Pliez et dépliez votre coude plusieurs fois pour sentir le tendon qui ressort.**

Quand vous savez ce que vous cherchez, vous faites facilement la distinction au toucher entre les différents types de tissus mous. Cependant, on est un peu différents les uns des autres (bon, d'accord, parfois très différents). Vous souhaiterez donc peut-être palper beaucoup de monde afin de ressentir les variations. Mais, attention, demandez toujours la permission !

Toucher délicatement les ligaments, éléments de support immobiles

Certains points d'acupuncture sont situés sur les ligaments, lesquels, contrairement aux muscles et aux tendons, ne sont pas conçus pour bouger. Leur mission est de soutenir l'articulation et d'empêcher que celle-ci se disloque. Comme vous vous en doutez, ils sont donc très solides mais pas du tout souples. Ils ressemblent à des cordes lisses. Ils ne sont pas aussi durs que les tendons mais faire la différence entre ligament et tendon au toucher peut s'avérer difficile.

La règle d'or est de toujours exercer une pression légère sur les points d'acupuncture situés à proximité d'une articulation. Les ligaments, et même les tendons, ne sont pas très élastiques. Le fait d'accentuer la pression peut soudain devenir très douloureux et, dans ce cas, ce n'est pas une bonne douleur, mais plutôt celle du genre « retire ta main tout de suite ! ».

Faire glisser la main le long du fascia

Avez-vous déjà ôté la peau d'un morceau de poulet en préparant une recette ? Vous vous souvenez de cette fine membrane transparente juste sous la peau qui entoure le muscle ? C'est le fascia. On dirait du film alimentaire. Il recouvre toutes les cellules de votre corps, qu'il s'agisse des muscles, des os ou des organes. Il recouvre tout votre corps, sous votre peau, sous la forme d'une seule et unique feuille ! De nombreuses personnes défendent la théorie selon laquelle les méridiens traversent le fascia. Cela expliquerait pourquoi les effets de la thérapie administrée *via* les méridiens se font sentir si vite et à des niveaux et zones si divers. D'autres affirment que le fascia est la zone de mémorisations des traumatismes physiques et psychiques. Cela permet de comprendre pourquoi les techniques corporelles qui utilisent la pression sur les points produisent parfois de façon surprenante l'émergence et la libération de mémoires émotionnelles.

Dans un corps, le fascia présente une résistance à une traction de 900 kilos. Vous imaginez la force qu'il faut imprimer pour qu'il se déchire. Impressionnant, n'est-ce pas ? Le fascia présente l'avantage d'être plus conducteur que les tissus nerveux. Il est donc capable de transmettre un signal électrique plus vite qu'un nerf !

Il est facile de sentir, au toucher, les couches superficielles du fascia. Placez la main sur votre jambe ou sur votre bras sans exercer aucune pression. Servez-vous seulement du poids de votre main. Laissez celle-ci entrer en contact avec votre peau en sentant votre muscle ou couche de graisse. Faites délicatement bouger la peau de votre jambe ou de votre bras à l'aide de vos doigts de façon à ce qu'elle glisse sur le muscle ou le tissu situé dessous. Et qu'est-ce qui permet à la peau de glisser ? Le fascia !

Si vous avez un courage à toute épreuve, la prochaine fois que vous cuisinez un poulet, essayez de faire glisser sa peau. Ce que vous allez découvrir pourrait bien vous surprendre.

Dans les programmes de traitement de ce livre, vous étirez une zone avant d'y appliquer une pression. Pourquoi ? Afin d'ouvrir le fascia et de faciliter le déplacement du flux de ki dans le méridien. Quand vous êtes en mesure de sentir le fascia, il vous est plus facile de savoir à quel point vous devez étirer la zone visée.

Les méridiens : canaliser les rivières de la vie

Les méridiens sont des canaux qui acheminent le ki dans toutes les parties du corps. Le ki est une énergie vitale. Si c'est du chinois pour vous, filez au chapitre 1.

Comprendre les méridiens et leur mode de fonctionnement

Le shiatsu reposant entièrement sur le flux de ki dans les méridiens, vous devez bien comprendre les fondements de leurs fonctions pour apprécier ce que vous faites lors d'une séance. Pour tirer le meilleur parti de votre pratique du shiatsu, retenez les informations suivantes :

- **Le corps humain possède 12 méridiens énergétiques, situés de chaque côté, qui portent le nom des organes qu'ils régissent.** Chaque méridien gère l'équilibre de l'organe qu'il alimente ainsi que les zones du corps liées ou non à l'endroit où siège ledit organe. Il possède également d'importants attributs psychologiques et émotionnels que nous détaillons dans la section suivante. Vous pouvez vous servir des associations de l'organe et de ces attributs pour choisir l'une des séances de shiatsu proposées dans cet ouvrage. Ce thème est traité dans le chapitre 4. Les figures 3.4 et 3.5 montrent l'emplacement des méridiens sur le corps avec des vues de face et de dos.

N'OUBLIEZ PAS !

- **Outre ces 12 méridiens, deux autres courent sur la ligne médiane du corps. Ils portent parfois le nom de *méridiens curieux* ou également parfois de *merveilleux vaisseaux*.** Il ne faut pas être sorti de la cuisse de Jupiter pour savoir que le nombre total de méridiens est donc de 14. Ces deux méridiens curieux ne régissent pas un organe bien précis mais une zone du corps et ils ont des associations psychologiques et émotionnelles. Le méridien situé sur la partie antérieure du corps est appelé *vaisseau conception* et celui de la partie postérieure *vaisseau gouverneur*.

- **Bien que les méridiens reliés à un organe soient considérés comme 12 canaux d'énergie distincts (la vraie définition du méridien au sens shiatsu du terme), ils ne sont en fait pas séparés. Ils sont tous interreliés et constituent plutôt une partie d'un seul et unique très long canal.** La chaîne de méridiens forme une boucle, l'extrémité finale du dernier méridien rejoignant le début du premier méridien. Résultat, votre ki circule toujours dans un grand circuit qui parcourt tout votre corps.

- **En revanche, les deux méridiens curieux de la ligne médiane ne font pas partie de cette boucle.** Ils forment à eux deux une petite boucle qui part du nombril, parcourt le torse, remonte dans le dos, puis la tête et redescend sur la partie antérieure du corps pour revenir vers le nombril.
- **Les 12 méridiens principaux parcourent tout votre corps. Six descendent sur la partie postérieure du corps et les six autres remontent sur la partie antérieure (à l'exception du méridien de l'estomac, dont nous vous parlons plus loin dans ce chapitre).**

  N'OUBLIEZ PAS !

  Imaginez une rivière dont le courant descend dans la partie postérieure de votre corps, passe sous vos pieds et remonte sur la partie antérieure, effectuant plusieurs fois cette boucle. Chaque fois que la rivière change de direction, elle prend un nouveau nom mais cela reste la même rivière. C'est un élément important à retenir car cela vous aide à comprendre comment un obstacle à la circulation du ki dans un méridien peut causer un blocage dans plusieurs autres. Le fait de connaître le sens de circulation du ki vous permettra de savoir la zone où le ki est en excès et celle frappée par un manque. À l'instar du nœud qui se forme sur un tuyau d'arrosage, le ki s'accumule juste avant le nœud et manque juste après le nœud. Ça coule de source, non ? Trouver la source du blocage relève parfois du défi mais ne bougez pas, nous vous aidons à y parvenir au chapitre 4.
- **Six des méridiens principaux se terminent ou commencent dans les mains et six autres se terminent ou commencent dans les pieds.** Pour être précis, la main est l'endroit où se terminent trois méridiens yin et où commencent trois méridiens yang tandis que le pied est la zone où débutent trois méridiens yin et celle où s'achèvent trois méridiens yang. Vous ne savez pas vraiment ce que sont les méridiens yin et yang ? La prochaine section va vous éclairer.

Localisez les méridiens sur les figures 3.4 et 3.5 et, si vous mourez d'envie de savoir à quoi correspondent les abréviations, précipitez-vous sur le tableau 3.1 dans la section suivante.

N'OUBLIEZ PAS !

La direction du flux de ki est importante mais également sa *qualité*, élément vital de la santé générale d'une personne. La qualité est liée à la circulation du ki : sa vitalité, sa force, sa vitesse et sa précision. Est-il rapide et agité, remonte-t-il à la surface plein d'énergie ? Est-il lent et stagnant, circule-t-il en profondeur et est-il difficile à atteindre ? Bien que des blocages dans la circulation matérialisent l'emplacement des traumatismes émotionnels ou physiques, la qualité du ki reflète souvent les états émotionnels et mentaux de la personne.

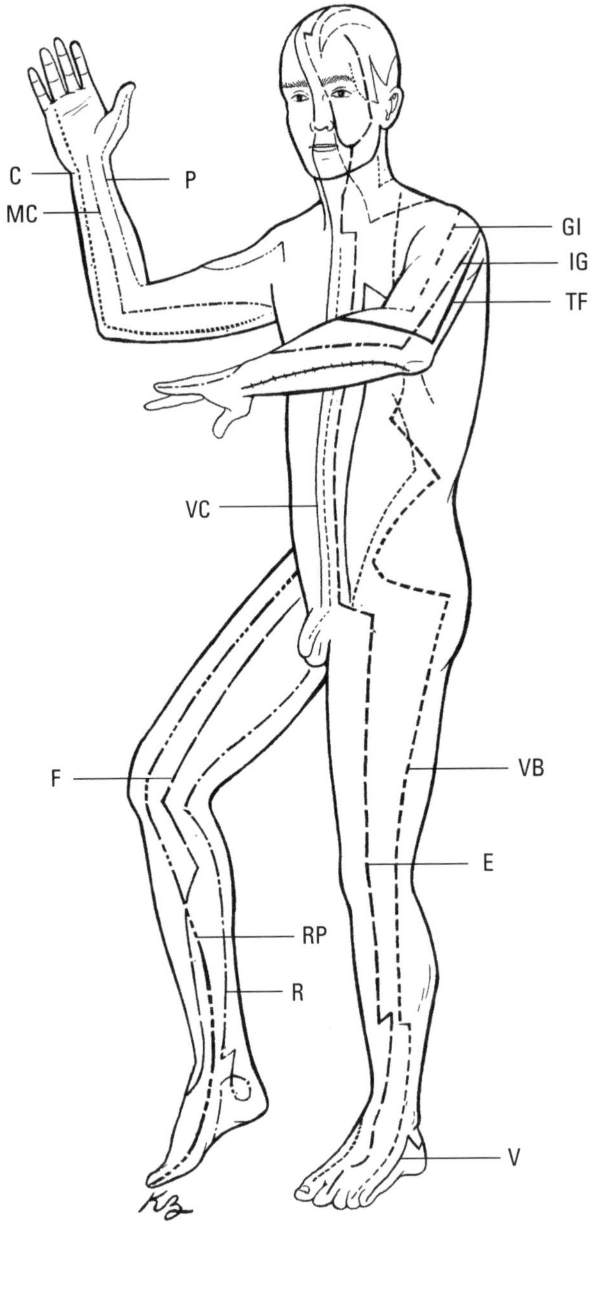

Figure 3.4 : Les méridiens situés sur la partie antérieure et les côtés du corps.

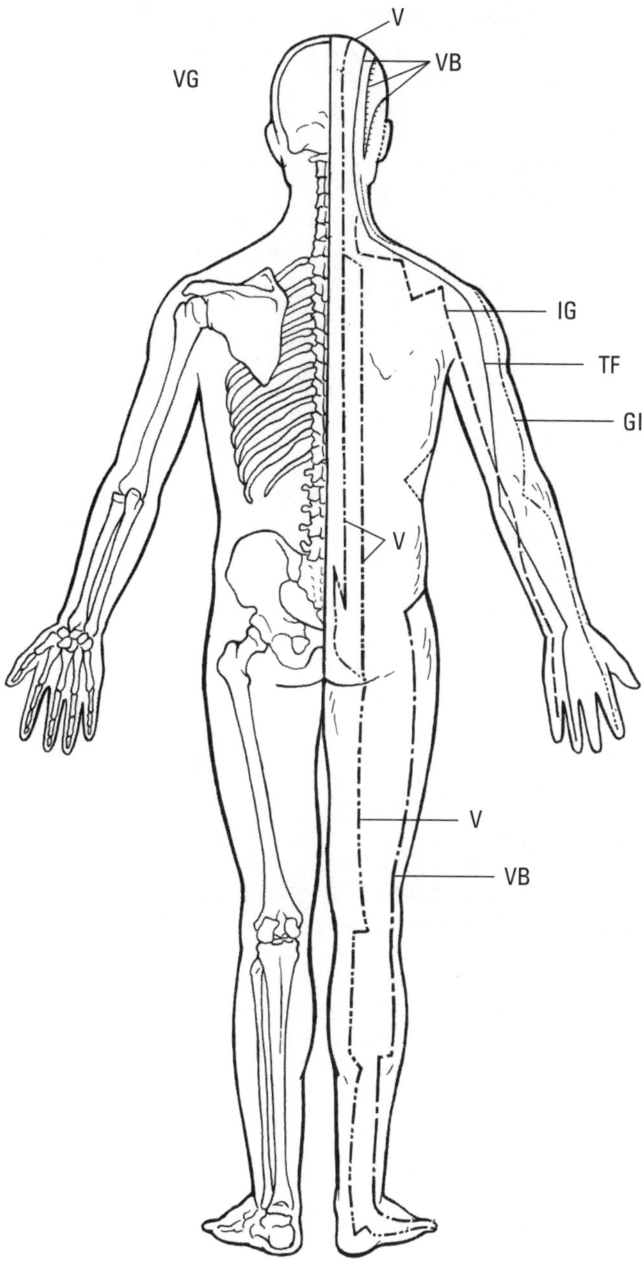

Figure 3.5 : Les méridiens situés sur la partie postérieure du corps.

Les versants yin et yang des méridiens : le parfait équilibre

Vous semble-t-il surprenant que la moitié des méridiens soit yin et l'autre yang ? Probablement pas. Êtes-vous étonné que chaque méridien yang ait un partenaire yin ? Non ? Cela a tout l'air de refléter l'équilibre parfait, n'est-ce pas ? (Si vous ne connaissez du yin et du yang que le symbole noir et blanc, vous souhaiterez peut-être revenir au chapitre 1 pour lire une brève présentation de ce symbole essentiel de la médecine asiatique.)

La répartition des méridiens yin et yang est simple :

- Les **méridiens yin** sont les six méridiens qui remontent sur la partie avant du corps, de la terre (yin) au ciel (yang). Ils sont liés aux notions de croissance et reproduction, de nourriture, de génération et d'introspection. Le bas-ventre d'un animal correspond au côté yin, là où les organes internes sont facilement accessibles pour un prédateur. L'alimentation s'effectue grâce à ces organes internes et la reproduction grâce à cette zone vulnérable.

- Les **méridiens yang** sont les six méridiens qui descendent dans le dos (en fait, l'un d'eux descend sur la partie avant du corps : voir le méridien de l'estomac dans le tableau 3.1). Ils viennent du ciel et vont vers la terre. Ils sont associés à l'énergie défensive, à la protection, à la force et à l'action. D'un point de vue animal, c'est très logique. Imaginez un animal qui se protège : il prend les coups sur le dos tout en protégeant son bas-ventre.

ASTUCE

Dans la position anatomique chinoise, vous avez les mains en l'air, les doigts pointés vers le ciel constituant l'extrémité finale des trois méridiens yin voyageant vers les mains et le point de départ de trois méridiens yang commençant au niveau des mains.

Le tableau 3.1 présente les six paires de méridiens reliés à des organes et les deux vaisseaux. Il vous indique quels sont leurs partenaires, où ils mènent et quelles sont leurs corrélations psychologiques et émotionnelles. La bonne nouvelle ? Vous n'avez pas besoin de connaître la majeure partie de ces informations afin de mettre en place les programmes de traitement conseillés dans cet ouvrage car elles nous ont simplement servi à concevoir les chapitres et les séances de traitement. Les seules choses que vous avez besoin de savoir sont les noms et les abréviations des méridiens, afin de pouvoir suivre les instructions des protocoles de traitement.

Tableau 3.1 : Les couples de méridiens yin et yang

Méridien yin (abréviation)	*Méridien yang (abréviation)*	*Fonctions psychologiques*	*Émotions*
Poumon (P) : démarre dans la poitrine et passe sur la face interne du bras jusqu'à l'extrémité du pouce.	**Gros Intestin (GI) :** démarre dans l'index, se poursuit sur la face externe du bras jusque dans le cou, pour se terminer à la base du nez, sur le côté.	Le poumon et le gros intestin régissent ce que vous assimilez et éliminez. Ils participent à l'établissement et au maintien de bonnes limites personnelles. Ils régissent la capacité à se protéger des agressions du monde extérieur et à les éliminer.	Chagrin, tristesse, perte, faible estime de soi
Cœur (C) : démarre au niveau de l'aisselle et passe dans l'intérieur du bras jusqu'au petit doigt, côté externe (du côté de l'annulaire).	**Intestin grêle (IG) :** démarre sur la face interne (du côté où il n'y a pas de doigt) du petit doigt puis se poursuit sur l'arrière du bras jusqu'au devant de l'oreille.	Le méridien du cœur abrite le *shen* ou esprit. Il est lié au bonheur personnel et au parcours spirituel ainsi qu'à la gestion des émotions et à l'intelligence du cœur. L'intestin grêle ingère, assimile et transforme les informations. Si vous avez du mal à comprendre les concepts présentés dans ce livre, essayez de solliciter les points du cœur et de l'intestin grêle !	Joie, passion
Maître cœur (MC) : démarre sur le côté de la cage thoracique vers l'aisselle et se poursuit sur l'intérieur du bras, jusqu'au majeur. Le maître cœur a différents noms, dont celui de « méridien du péricarde » ou encore de « méridien constricteur du cœur ». Dans tout le livre, nous l'appelons « maître cœur ».	**Triple foyer (TF) :** démarre sur la face interne de l'annulaire (du côté du petit doigt), se poursuit à l'arrière du bras et se termine sur le côté extérieur du sourcil. Le triple foyer porte également le nom de « triple réchauffeur ». Dans tout le livre, nous l'appelons « triple foyer ».	Le méridien du maître cœur assiste et protège le cœur sur le plan énergétique car ce dernier possède une importance spéciale au centre du *shen*. C'est lui qui gère le rapport au plaisir, dans tous les sens du terme, et a de ce fait la charge de la sexualité. Le triple foyer n'est pas relié à un organe précis mais régit les trois principaux centres énergétiques contenant tous les organes vitaux. C'est lui qui gère la façon dont l'individu se « nourrit de la vie ». Il donne pour cela la capacité à faire la part des choses. Ces zones représentent également les différents plexus du torse : le plexus brachial, le plexus solaire et le plexus sacré. Il régit l'équilibre énergétique général.	Favorise la joie et protège de l'excès de joie.

Tableau 3.1 : Les couples de méridiens yin et yang

Méridien yin (abréviation)	*Méridien yang (abréviation)*	*Fonctions psychologiques*	*Émotions*
Foie (F) : démarre sur le dessus du gros orteil (du côté deuxième orteil), remonte la face interne de la jambe et se termine sur la cage thoracique, une largeur de main à la verticale du mamelon.	**Vésicule biliaire (VB) :** démarre sur le côté extérieur du sourcil, se poursuit sur le flanc du corps et se termine à l'extrémité du quatrième orteil. En chemin, il a un trajet complexe sur la tête, que connaissent parfaitement, sans savoir que c'est lui, toutes les personnes qui souffrent de « migraines en casque » (voir illustration 12-3).	Le foie gère tout ce qui concerne les sentiments et les affects. C'est lui qui donne la capacité à démarrer les choses. Il est le siège du moi et de sa conscience. La vésicule biliaire régit l'application des plans conçus par le foie. Elle a la charge de la frustration et des sens de la justice, de l'injustice et de la place qui est la nôtre. Comment vous sentez-vous quand vos plans sont chamboulés ou rencontrent des obstacles ? En colère et déprimé ! Le méridien de la vésicule biliaire est très impliqué dans les maux de tête.	Dépression et colère
Rate-Pancréas (RP) : démarre sur la face interne du gros orteil, parcourt l'intérieur de la jambe et se termine sur le côté de la poitrine.	**Estomac (E) :** démarre sous le centre de l'œil et au niveau de la pommette puis remonte sur le côté du crâne. Il redescend au point de jonction se situant au niveau de la mâchoire, puis sur le torse pour se terminer sur le deuxième orteil. C'est le seul méridien yang situé sur l'avant du corps.	La rate et le pancréas, ainsi que l'estomac œuvrent ensemble à nourrir et à prendre soin de l'entité corps-esprit. Ils régissent tout ce qui touche à l'appropriation matérielle et rationnelle. Ils sont responsables de l'apport physique et mental, et prennent soin de vous. Ils régissent également l'activité de réflexion et sont impliqués dans le raisonnement lucide ou la suractivité intellectuelle.	Inquiétude, soucis, réminiscence, nostalgie, ressassement

Tableau 3.1 : Les couples de méridiens yin et yang

Méridien yin (abréviation)	*Méridien yang (abréviation)*	*Fonctions psychologiques*	*Émotions*
Rein (R) : démarre sur la voûte plantaire, se poursuit à l'intérieur de la jambe et se termine au niveau de la clavicule.	**Vessie (V)** : démarre au niveau du coin intérieur de l'œil, descend dans le dos de chaque côté de la colonne vertébrale et se termine sur le côté externe du petit orteil.	Le rein stocke l'énergie et le méridien de la vessie la diffuse. Ils sont responsables de la quantité d'énergie circulant à travers les méridiens. Ils ont la charge de toutes les structures profondes de l'individu, de l'épuration du corps et de la résistance à la fatigue et au stress. Ils gèrent également le ki ancestral ou transportent les instructions de notre ADN.	Peur et croyances
Vaisseau conception (VC) : va du périnée au menton.	**Vaisseau gouverneur (VG)** : va du nez au coccyx.	Les vaisseaux conception et gouverneur traitent de votre personnalité. Ils jouent un rôle essentiel dans le maintien de l'équilibre spirituel des méridiens. C'est la raison pour laquelle on touche rarement à ces méridiens puisqu'ils sont porteurs de l'intégrité de l'être.	Être centré sur soi et ancré dans la réalité.

Localiser les points d'acupuncture sur les méridiens

Pour bien maîtriser les techniques du shiatsu, vous devez comprendre les points d'acupuncture et savoir en quoi leur utilisation permet de jouer sur l'état de santé général d'une personne. Dans le chapitre 1, nous expliquons que les points d'acupuncture sont des points accessibles sur le méridien afin d'influer sur le flux de ki, les perturbations de ce flux étant à l'origine des déséquilibres débouchant ensuite sur des maladies. Voici ce que vous devez savoir sur les points d'acupuncture :

- **Les points d'acupuncture dont nous parlons sont à fleur de peau et donc plus facilement identifiables au toucher que les méridiens.** Si les méridiens ne sont pas des structures anatomiques que l'on peut disséquer, il ne s'agit pas pour autant de lignes imaginaires. Avec un peu d'entraînement, vous parviendrez à les sentir. Comme nous le disons dans le chapitre 1, il est possible de mesurer la conductivité des points d'acupuncture.

- **Chaque méridien possède une série de points d'acupuncture.** Le plus long méridien, à savoir le méridien de la vessie, possède 67 points, tandis que le plus court, le méridien du cœur, n'en a que 9. En tout, on compte 357 points sur le corps (en fait, avec les « points supplémentaires », le total est un peu plus élevé).
- **Chaque point d'acupuncture a un nombre et un nom.** Un point est numéroté en fonction du méridien sur lequel il se trouve et de son positionnement sur ce dernier. Par exemple, le premier point du méridien de la vessie est « vessie 1 ». Son nom est lié à sa qualité. Vous avez par exemple la « porte de l'esprit » et la « mer de l'énergie ». Ne vous inquiétez pas, vous n'avez pas à les retenir ! Nous vous montrons simplement les points clés concernant les zones et les déséquilibres que vous traitez. C'est tout ce que vous devez savoir.

Les points d'acupuncture équilibrent le méridien sur lequel ils se trouvent mais présentent également des fonctions individuelles. Certains stimulent le relâchement des muscles et des tendons tandis que d'autres favorisent la résistance et le bien-être. Le présent ouvrage répertorie les points propres au plan de traitement que vous suivez. Nous vous indiquons le nombre, le nom et la fonction des points en question. Nous vous fournissons également une image et des indices pour les localiser. Si vous avez déjà joué à relier les points, vous ne devriez avoir aucun mal à suivre nos instructions et nos figures.

Partir à la chasse aux points

Le début du présent chapitre vous montre quelques repères osseux, comment ressentir les tissus au toucher et où se trouvent les méridiens. La localisation des points est la chose suivante à savoir. Nous disposons heureusement de schémas pour vous aider. Malheureusement, ceux-ci sont bien trop complexes pour faciliter la navigation. Dans les sections consacrées aux protocoles de traitement, nous vous présentons des versions simplifiées de ces schémas et utilisons des abréviations afin de rendre leur lecture plus claire. Pour l'heure, jetez un coup d'œil aux figures 3.4 et 3.5, qui vous présentent les méridiens situés sur les parties avant, arrière et sur les côtés du corps.

Distinguer les trois types de points

Vous n'avez peut être jamais entendu le terme « points gâchettes » et vous vous demandez peut-être s'il est synonyme de points d'acupuncture ou de points réflexes. La réponse est non. Les points d'acupuncture sont liés à la circulation de l'énergie dans un méridien et aux organes. Les points de réflexologie sont associés à des zones réflexes qui influent sur des organes ou des parties du corps. En revanche, le point gâchette est un point situé sur un muscle, qui déclenche une douleur quand vous appuyez dessus. Il s'agit d'un endroit où le tissu musculaire est contracté. Quand vous appuyez dessus, vous induisez une douleur référée, à savoir une douleur que vous ressentez dans une autre partie du corps, d'où le nom de « points gâchettes ». Les points gâchettes peuvent apparaître sur n'importe quel muscle victime d'un traumatisme, mais souvent sur le point faible de ce dernier sur le plan biomécanique. La cartographie des points gâchettes montre les zones des muscles les plus fréquemment victimes de points gâchettes ainsi que les endroits associés à une douleur référée.

Les modèles de référence des points gâchettes suivent parfois les cheminements des méridiens et les nerfs. Les douleurs référées sont très probablement liées au fascia. Le fascia est une membrane qui relie d'un seul bloc toutes les parties du corps (pour en savoir plus, voir la section « Faire glisser la main le long du fascia », plus haut dans ce chapitre). Une contrainte infligée au fascia sur une partie du corps peut déclencher un point gâchette au niveau de n'importe quelle autre zone. Voici une corrélation intéressante entre les points gâchettes et les points d'acupuncture : bien que tous les points d'acupuncture ne soient pas liés à des points gâchettes, 85 % des points gâchettes se déclenchent sur des points d'acupuncture. Cela traduit l'importance de la circulation de l'énergie pour le fonctionnement des muscles et la pertinence d'avoir recours à des thérapies par les points de pression.

Dans la mesure où les points d'acupuncture sont localisés sur les méridiens, il est utile de connaître le cheminement du méridien sur lequel vous vous penchez. Le nom de chaque point renferme celui du méridien associé. Il est donc facile de savoir où vous vous trouvez. À chaque nom de méridien correspond une abréviation (voir le tableau 3.1).

Le plus difficile avec les schémas que nous utilisons pour une séance de shiatsu est d'appliquer l'image en 2D sur un corps tridimensionnel. C'est là que les repères osseux entrent en scène (voir la section « Les os : des points de repère », plus haut dans ce chapitre). Nous vous fournissons des indications à l'aide de ces repères pour que vous disposiez d'une image mentale en trois dimensions. À partir de ces repères, nous vous donnons des mesures afin de vous aider à localiser les points d'acupuncture.

Les points du corps se mesurent différemment des points dans l'espace. Sur le corps, il est difficile d'évaluer en centimètres les distances séparant un repère d'un point d'acupuncture. Nous utilisons à la place une unité de mesure appelée *chon*, qui signifie « largeur de pouce ». En acupuncture chinoise, le terme est *cun*. Si un point est situé à un *chon* sous la rotule, vous placez votre pouce en travers sous la partie inférieure de la rotule et le point est donc de l'autre côté de votre pouce, soit à une largeur de pouce ! Si un point est à deux *chon* de la rotule, vous mesurez deux largeurs de pouce. C'est simple, non ?

Il arrive qu'un point soit trop éloigné d'un repère pour être mesuré en largeurs de pouce. Deux conversions très simples vous facilitent la vie. En général :

- **Deux largeurs de pouce sont égales à trois largeurs de doigt.** Cette conversion permet de mesurer les points difficiles à atteindre avec le pouce.
- **Une largeur de paume équivaut approximativement à quatre largeurs de pouce.** Allez-y, prenez les mesures. Placez votre pouce sur la paume de votre main, en le tournant vers les doigts. Combien de largeurs de pouce vous faut-il pour traverser votre paume ? Généralement un peu plus de quatre !
- **Lorsque vous repérez les points sur quelqu'un d'autre,** n'oubliez pas que la largeur de pouce, de doigt ou de paume doit être celle du receveur. Eh oui, tout le monde n'a pas les mêmes proportions de corps ! Heureusement, non ?

Vous avez peut-être déjà découvert l'inconvénient de ce système de mesure. En palpant différentes personnes, avez-vous constaté les différences de gabarit ? Par conséquent, quelle taille de pouce est la bonne ? Le *chon* est propre à chaque personne. Mon *chon* est différent du vôtre. Avant de commencer une séance sur un(e) ami(e), mesurez votre pouce par rapport au sien. Est-il plus ou moins imposant ? Il vous incombe d'ajuster les mesures mais ce n'est pas aussi difficile que vous le pensez pour une simple et bonne raison : quand vous palpez les points comme indiqué plus haut dans ce chapitre, vous remarquez tout de suite que certains sont sensibles. Souvenez-vous que la plupart des points d'acupuncture sont un peu sensibles et *très* sensibles en cas de blocage. Par conséquent, quand vous prenez les mesures avec votre *chon*, touchez la zone environnante du point jusqu'à ce que vous trouviez un point sensible. Il y a alors de fortes chances pour que vous fassiez mouche !

Pour vous entraîner, nous vous donnons un point et sa localisation, puis vous essayez de le trouver. Il vous suffit de chercher le chemin sur lequel se trouve ce point, de suivre le parcours jusqu'à ce dernier, puis d'appuyer dessus.

Essayez de trouver le point d'acupuncture 5TF. Si vous vous référez au tableau 3.1, vous découvrirez que TF signifie triple foyer. Jetez un coup d'œil aux cartes des figures 3.4 et 3.5 et vous remarquerez que le triple foyer descend dans la partie postérieure du bras. Le TF5 est situé à deux *chon* au-dessus du pli du poignet (tirez votre poignet vers l'arrière), entre les tendons. Pour parvenir à ce point, procédez comme suit :

1. **Serrez le poing et tirez le poignet vers l'arrière (extension).**
2. **Placez l'annulaire de l'autre main le long du pli.**

   L'index se situe alors deux *chon* au-dessus du pli. C'est l'illustration de la technique à trois doigts pour mesurer deux *chon*.
3. **Appuyez avec votre pouce entre les deux tendons (super de toucher des tendons, non ?)**

   Appuyez doucement sur le point. Bingo !

Entraînez-vous maintenant à trouver le point 36E. Il est à trois *chon* sous la rotule et à un *chon* du côté externe de l'arête tibiale. E est le méridien de l'estomac. Le point 36 est sur le bord externe du tibia. Pour le localiser, procédez comme suit :

1. **Démarrez sur le genou. À l'aide de la technique de la paume de la main, placez votre index sur le bord inférieur de la rotule.**

   Le bout de votre petit doigt est trois *chon* sous le genou.
2. **À l'aide de l'un de vos pouces, mesurez un *chon* à partir du bord externe du tibia.**

   Vous êtes sur le muscle tibial.
3. **Appuyez jusqu'à ce que vous trouviez le point sensible.**

   Si vous ne le trouvez pas, le point est peut-être équilibré ou engourdi. Allez à l'endroit où vous estimez qu'il se trouve et appuyez dessus. Bravo, excellent travail !

Faire des pieds et des mains : la réflexologie

Le shiatsu et la réflexologie ont de nombreux points communs, plus particulièrement la croyance selon laquelle l'énergie, essentielle pour le maintien en bonne santé, circule dans le corps par des chemins invisibles. Cependant, la réflexologie ne s'appuie pas sur les méridiens du shiatsu mais sur des zones que nous expliquons dans cette section.

Distinguer la réflexologie du shiatsu

Si la réflexologie chinoise est beaucoup plus ancienne et s'appuie sur la théorie des méridiens, on doit la réflexologie occidentale moderne à Eunice Ingham. Elle s'est inspirée dans les années 1930 de la thérapie des zones, ou thérapie zonale développée par le Dr William H. Fitzgerald en 1917. Ce dernier a découvert que, en appliquant une pression sur les points réflexes des mains et des pieds, non seulement il soulageait les symptômes, mais il remédiait également à la cause de ces symptômes.

La méthode Ingham utilise une pression forte et constante sur les points réflexes des pieds et des mains. Il existe aujourd'hui de nombreuses autres méthodes de réflexologie, dont la plupart s'inspirent de celle d'Ingham. La méthode universelle, très prisée, en est une. Créée en Afrique du Sud dans les années 1980 par Chris Stormer, elle utilise les mêmes zones que celle développée par le Dr Fitzgerald mais fait moins appel à la force. Vous pouvez vous reporter au chapitre 1 si vous ne vous souvenez plus des différents types de réflexologie. La réflexologie présentée dans ce livre se réfère principalement aux réflexologies chinoise et sud-africaine. Nous vous apprenons à doser l'intensité de la pression que peut supporter le corps sans aller jusqu'à la douleur lorsque vous stimulez les points réflexes des mains et des pieds. Cette pression stimule ensuite l'acheminement de l'énergie vers les organes auxquels est lié le point réflexe.

N'OUBLIEZ PAS !

Si le shiatsu et la réflexologie jouent tous deux sur le flux de ki, le mécanisme associé est très différent. Avec le shiatsu, vous travaillez directement sur le flux de ki au sein du méridien. En réflexologie, c'est le système nerveux qui stimule le flux de ki. Prenez l'analogie du système circulatoire. Il est possible d'augmenter mécaniquement le flux sanguin par l'intermédiaire de l'exercice, d'un massage ou d'un autre genre de stimulation. Mais vous pouvez également l'accroître *via* le système nerveux en donnant au corps les instructions pour augmenter le rythme cardiaque et dilater les vaisseaux, ce qui se produit lorsque vous êtes ému(e), par exemple.

Le choix d'une discipline plutôt que de l'autre est souvent une affaire de goût. Chacun réagit différemment et, pour une raison inconnue, obtient de meilleurs résultats avec l'une des deux. Il se peut tout simplement aussi que vous préfériez donner un type de séance en particulier. Nombreuses sont les personnes à penser que l'utilisation conjointe des deux techniques permet d'obtenir les meilleurs résultats car cela favorise le traitement à partir de plusieurs perspectives.

Comprendre les zones réflexes

En réflexologie, les voies de l'énergie forment dix lignes longitudinales du sommet de votre tête à la plante de vos pieds (voir la figure 3.6). Cinq de ces lignes sont sur le côté droit du corps et les cinq autres sur le côté gauche, créant ainsi une symétrie. À l'instar des méridiens du shiatsu parcourant la jambe, en réflexologie, chaque voie se termine dans l'un des orteils. Il existe également des voies dans les mains, qui se terminent dans les doigts. Ces voies divisent le corps en zones. Tous vos organes et structures corporelles figurent dans l'une de ces zones, lesquelles se terminent dans vos pieds et vos mains, là où sont représentés, *via* les points réflexes, tous les éléments de votre corps. Mais, contrairement aux points d'acupuncture, les points réflexes ne sont pas associés à des repères osseux.

Les pieds et les mains sont comme de petits hologrammes de l'ensemble du corps, chaque partie, organe, système et fonction étant représenté par une zone du pied et de la main. Le fait d'appuyer sur les points réflexes peut stimuler n'importe quelle partie du corps à traiter. (Les figures 3.7 et 3.8 présentent les deux cartes de réflexologie.)

Personne ne sait vraiment pourquoi la réflexologie est efficace mais on estime que le système nerveux joue un rôle essentiel. Bien que ces points réflexes ne soient pas directement liés aux terminaisons nerveuses, plus de 7 000 nerfs se terminent dans les pieds. Avant que ces nerfs n'aboutissent dans les pieds, ils passent par de nombreux tissus, organes et structures. La stimulation des terminaisons nerveuses renvoie des signaux tout au long du cheminement des nerfs, ce qui peut favoriser le fonctionnement des organes. Ces signaux peuvent également influer sur le fonctionnement des organes par la stimulation de la circulation dans ces derniers, l'amélioration de l'alimentation et l'élimination des déchets. Les raisons pour lesquelles le fait de presser, de faire rouler la peau et de frotter les pieds et les mains peut apporter de nombreux bienfaits à la santé de la personne ne manquent donc pas.

ASTUCE

Dans ce livre, nous donnons des orientations pour vos séances de réflexologie plantaire. Mais n'importe quel plan peut être mis en place sur la main ou le pied. Vous souhaiterez peut-être utiliser les mains si votre receveur est chatouilleux des pieds ou n'aime pas qu'on les touche. L'utilisation des mains est également commode pour aider quelqu'un en public et si vous ne disposez d'aucun endroit à l'abri des regards, où la personne pourrait retirer ses chaussures et ses chaussettes.

ASTUCE

Vous n'avez pas besoin d'apprendre les cartes par cœur pour solliciter les points de réflexologie. Vous pouvez toujours les consulter, même en plein milieu d'une séance. Mais le fait de connaître ces cartes et de savoir localiser les principaux organes vous aidera.

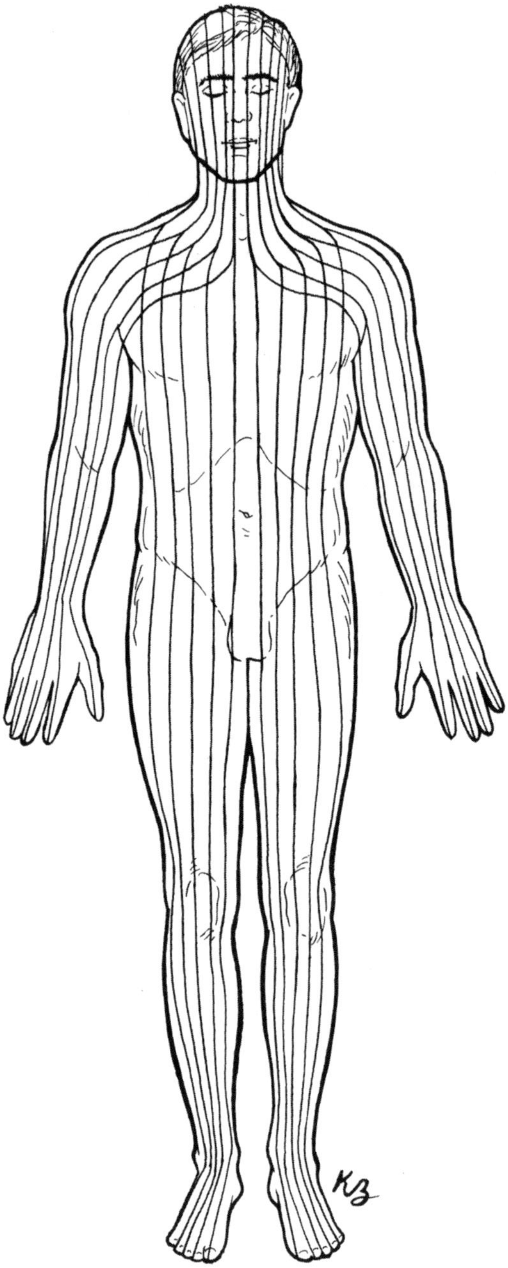

Figure 3.6 : Les zones de réflexologie.

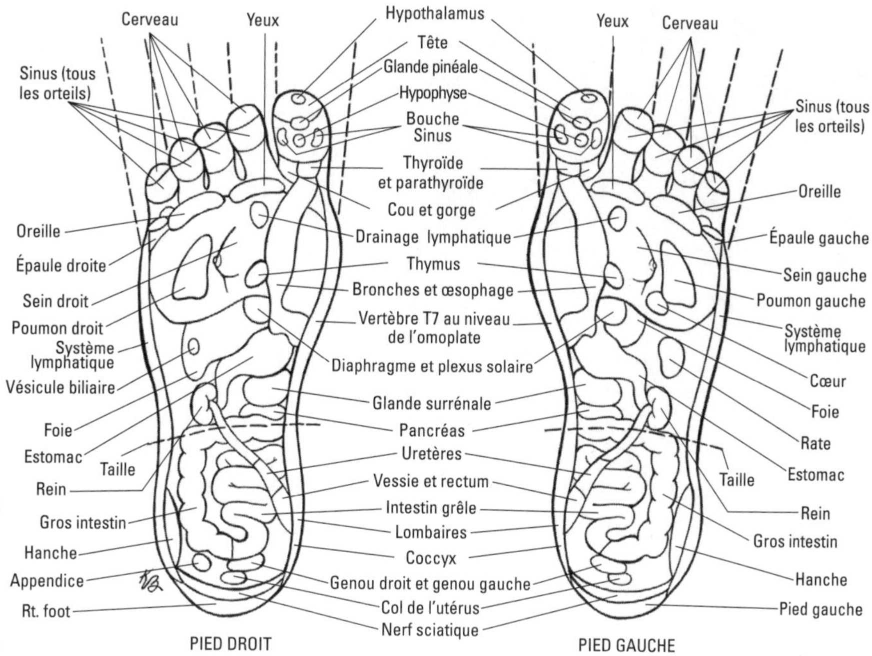

Figure 3.7 : La carte de réflexologie des pieds.

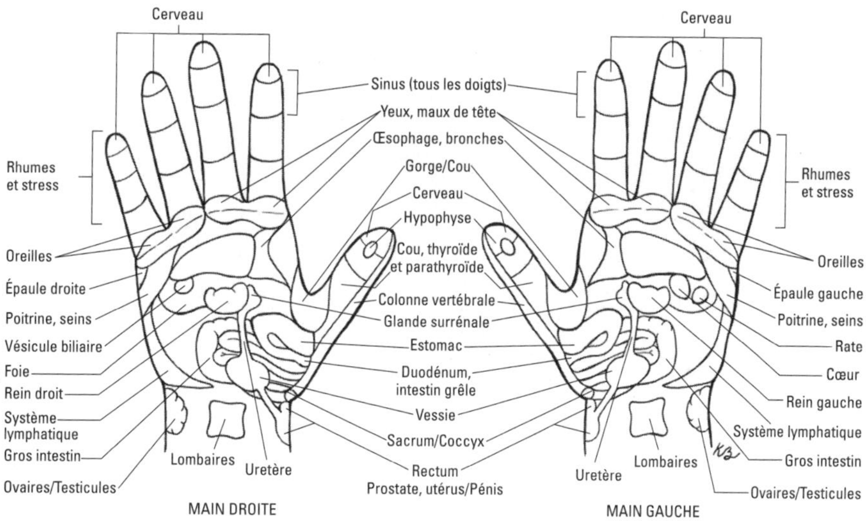

Figure 3.8 : La carte de réflexologie des mains.

Chapitre 4

Technique : le toucher bienfaiteur

Dans ce chapitre :

- Découvrir les points d'acupuncture et les points réflexes
- Étudier les étapes d'un plan de traitement
- Examiner le début et la fin d'une séance
- Perfectionner son toucher

Quand vous aurez compris les fondements de la philosophie, l'anatomie et les concepts de base du shiatsu et de la réflexologie, vous serez prêt à passer à la pratique. À l'heure d'entamer votre périple dans les terres du bien-être, gardez à l'esprit que s'ils sont faciles et efficaces, le shiatsu et la réflexologie demandent sensibilité et savoir-faire. Ce chapitre vous apprend à trouver les points d'acupuncture et les points réflexes. Nous vous indiquons ensuite comment soigner les affections en vous montrant le mode d'évaluation du problème, comment préparer les tissus à la séance et utiliser la pression et les diverses techniques pour améliorer le flux de ki ainsi que votre état de santé.

Travailler son toucher

Avant de commencer à traiter quelqu'un d'autre ou vous-même, vous devez affiner votre toucher et connaître la signification des différentes textures en termes de circulation d'énergie. En règle générale, les *points d'acupuncture* sont de petites zones rondes qui peuvent paraître « chargées », comme si vous touchiez un circuit électrique. Elles s'apparentent à de petites stations-relais favorisant la circulation du ki dans les méridiens. En matière de flux de ki, ces points appartiennent à l'une des trois catégories suivantes :

- **Ils peuvent fonctionner normalement.** Les points d'acupuncture qui fonctionnent normalement contribuent à maintenir un flux de ki régulier. (Mais ne demandez pas par quel miracle, personne ne sait !)

- **Ils peuvent être pleins.** S'il y a trop de ki dans un point d'acupuncture, ce dernier est *plein*. Comme vous le savez, les méridiens peuvent être bloqués ou déséquilibrés à cause d'une blessure, du surmenage, d'une opération chirurgicale, d'un traumatisme, etc. Quand un méridien est bloqué, le ki s'accumule derrière le blocage, les points d'acupuncture se retrouvant pleins et en suractivité.
- **Ils peuvent être vides.** Si un point d'acupuncture n'a pas assez d'énergie (car d'autres points sont pleins), il se retrouve *vide*.

L'exercice d'une pression sur les points permet de les rééquilibrer. Le fait d'appuyer sur des points pleins libère l'énergie qu'ils contiennent, déplace l'énergie en aval et contribue à équilibrer tout le méridien. En appuyant sur des points vides, vous les remplissez de ki et favorisez le retour d'un fonctionnement normal. Il existe différents types de pression pour libérer les points pleins et remplir les points vides. Nous traitons de ces techniques plus loin dans ce chapitre.

Savoir identifier au toucher des points normaux, vides et pleins

Dans toute cette section, nous vous apprenons à interpréter le toucher de points d'acupuncture. Commencez par le point d'acupuncture suivant, situé sur le méridien du gros intestin :

1. **Pliez le coude de votre bras gauche de façon à ce que votre pouce soit dans la position « super, tout va bien ! » et croisez le bras sur votre estomac. Tenez votre coude gauche avec votre main droite.**
2. **Remarquez le pli de flexion de votre coude gauche et placez votre pouce droit juste au bout de ce pli. Détendez ensuite le bras gauche.**

   Vous êtes certainement sur le point et sentez peut-être certains tendons et muscles.
3. **Explorez la région en faisant une rotation légère sur la zone. Vous trouverez probablement un point très sensible. Il s'agit du point d'acupuncture.**

Une fois un point d'acupuncture identifié, vous pouvez découvrir ce qu'il y a sous la surface de la peau.

Reconnaître le point qui se trouve sous son doigt

Quand vous touchez les différents points d'acupuncture, prêtez bien attention à ce que vous sentez sous votre pouce et utilisez les conseils suivants pour déterminer s'il s'agit d'un point normal, vide ou plein :

- **Les points normaux :** généralement, quand vous appuyez sur un point normal, votre doigt s'enfonce et vous ressentez une boule ou une zone élastique en son centre.

- **Les points pleins (points *jitsu*) :** c'est comme si les points pleins formaient une légère protubérance au-dessus de la ligne de la peau. Ils peuvent sembler gonflés, chauds et pleins. Si un point est *jitsu* depuis longtemps, il peut paraître dur. Ces points peuvent être chauds ou froids et la boule en leur centre avoir l'apparence d'un nodule. Quand vous appuyez dessus, le point offre généralement une résistance. C'est comme s'il repoussait votre pouce. Comme ces points sont généralement trop actifs, il se peut que vous ayez du mal à garder la boule sous votre doigt quand vous appuyez dessus.

  ASTUCE

  La plupart du temps, les points d'acupuncture du receveur sont sensibles quand vous les touchez, voire quand la personne sollicite le muscle sur lequel ils se trouvent, mais ce n'est pas toujours le cas. Le degré de sensibilité est lié à la qualité de la circulation du ki, laquelle reflète l'équilibre énergétique général du méridien. Même chez les individus en excellente santé, les points d'acupuncture œuvrent à l'équilibre du ki. Les points pleins sont donc sensibles chez tout le monde. Alors, allez-y doucement quand vous appuyez dessus !

- **Les points vides (*kyo*) :** quand les points d'acupuncture sont vides ou en sous-activité, on les appelle *kyo*. Les points *kyo* sont généralement situés en aval d'un point bloqué (*jitsu*). Le flux de ki est en principe moins actif comme lorsqu'un barrage se forme dans un ruisseau. Les points en aval sont moins remplis que la normale. (Souvenez-vous : sur les bras, les méridiens yin vont du tronc vers les doigts, où ils se terminent, et les méridiens yang commencent au niveau des doigts et remontent vers le tronc. Sur les jambes, c'est l'inverse et les méridiens yin vont des pieds vers le haut alors que les méridiens yang finissent dans les orteils.)

  En règle générale, au toucher, les points *kyo* ne sont pas saillants. Quand vous appuyez sur un point *kyo*, votre doigt peut s'enfoncer immédiatement. La boule vous semblera dégonflée ou carrément absente. Dans les cas extrêmes, un point *kyo* peut être tellement vide que votre doigt semble tomber dans un trou ou appuyer sur une plaque en acier, dont le fond est dur et impénétrable. En termes de sensation, c'est comme si vous atteigniez le lit d'une rivière, vous ne pouvez pas aller plus loin. Quand vous appuyez sur le point, le receveur peut ne ressentir aucune douleur, la zone pouvant même lui sembler légèrement engourdie. Mais cela peut bien entendu être également très sensible ! Cette explication peut s'avérer déroutante pour les pratiquants débutants mais souvenez-vous qu'un point *kyo* est toujours moins actif qu'un point *jitsu* !

Ne vous découragez pas. C'est une simple question de sensibilité, d'un peu de pratique.

Remarquer la modification du flux énergétique

Quand vous êtes sur les points, vous pouvez les sentir se modifier à mesure que le flux énergétique évolue :

- **Quand vous êtes sur un point *jitsu*,** il peut frémir ou sauter et soudain sembler se dégonfler. Vous pouvez sentir qu'il devient plus mou ou simplement moins actif. Sa température peut changer et il peut devenir moins sensible pour le receveur.
- **Quand vous êtes sur un point *kyo*,** vous pouvez le sentir se remplir et devenir plus élastique. Mais il peut également offrir plus de résistance à votre doigt ou soudain paraître plus chargé.
- **Quand vous êtes sur un point normal, arrêtez.** Le point normal est vivant au toucher quand vous appuyez doucement dessus avec votre doigt. Il ne change pas parce qu'il n'en a pas besoin. Vous n'aurez donc pas de réelle sensation de changement.

N'OUBLIEZ PAS !

Quand un point a changé, passez à un autre point. Vous n'avez pas besoin de vous attarder dessus, car vous avez mené votre mission à bien : produire un changement afin de rééquilibrer l'ensemble.

Si vous ne sentez rien, ne vous inquiétez pas, cela demande parfois des années de pratique. En attendant, si vous suivez les instructions et procédez par pressions légères, vous ferez preuve d'efficacité. Vous disposez de suffisamment d'informations grâce à l'évaluation initiale faite avec votre receveur pour savoir quel plan de traitement utiliser (nous vous en disons plus sur l'évaluation plus loin dans le présent chapitre). Si vous écoutez votre receveur, il vous dira si ce que vous faites porte ses fruits.

S'attacher aux extrémités : les points réflexes

À l'instar des points d'acupuncture, les points de réflexologie des pieds et des mains peuvent être pleins ou vides. Généralement, quand un point réflexe est plein, on dit que l'organe auquel il est lié est stagnant ou qu'il retient l'énergie. Quand un point réflexe est vide, l'organe est épuisé et a besoin d'énergie. Lorsque vous appuyez sur des points réflexes, vous retrouvez nombre des propriétés des points d'acupuncture. Vous pouvez être repoussé par un point plein ou aspiré par un point vide, tomber sur des bosses, des creux, des zones molles, des zones dures, etc. Pas de panique, toutes ces caractéristiques sont normales.

Il est également possible que vous sentiez comme de petits cristaux qui s'effritent quand vous appuyez dessus. Prenez un pied dans une main et massez-le fermement mais doucement. Vous sentez que des zones crissent sous vos doigts ? Certaines sont-elles plus douloureuses que d'autres ? On estime que ces choses qui crissent sont des dépôts de minéraux cristallisés dus à une mauvaise circulation, à une accumulation de déchets ou à un blocage de la circulation du ki. Elles ont tendance à apparaître plus au niveau du pied que de la main à cause des effets de la gravité, plus importants dans les pieds, ce qui ralentit la circulation. Si l'on retrouve parfois ces « cristaux » sur les points d'acupuncture, ils demeurent toutefois rares. Si vous en trouvez un ou deux sur un pied ou si vous avez quelques points vraiment douloureux, consultez la carte présentée dans le chapitre 3 afin de voir quel organe ou partie du corps est concerné.

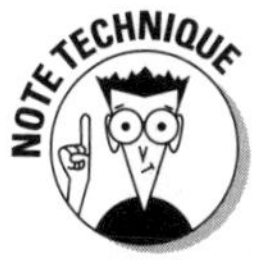

N'appuyez pas trop fort sur ces zones, vous pourriez créer une inflammation. Pour connaître la limite à ne pas dépasser, lisez la section sur la pression plus loin dans ce chapitre.

Détecter le déséquilibre (et l'équilibre) énergétique

Un déséquilibre se détecte facilement ! Comparez simplement un point à un autre et voyez s'ils sont similaires ou différents. S'ils sont différents, lequel est vide et lequel est plein ? Si vous ne le savez pas, demandez à votre receveur. C'est la personne la mieux placée car c'est elle qui vit dans son corps. Vous pouvez avoir une sensation de l'extérieur et la comparer à ce que vous connaissez pour en faire une déduction mais seul le receveur le sait vraiment. Appliquez sur le point en question la même pression et demandez-lui si l'un est plus sensible que l'autre ou s'il y a une différence de sensation et, le cas échéant, demandez-lui de la décrire. Servez-vous de la description du receveur pour savoir si un point est vide ou plein. Plus loin dans cette section, vous allez apprendre à rééquilibrer les points vides et pleins. Tous les protocoles de ce livre vous indiquent comment rétablir l'équilibre.

Les trois étapes d'un plan de traitement

Si vous commencez à penser que vous ne serez jamais capable de mener à bien toute une séance de shiatsu ou de réflexologie, ne vous découragez pas, il est normal de se sentir submergé. La maîtrise des techniques demande du temps et le seul moyen d'acquérir de la pratique est de se lancer, que vous soyez prêt ou non. Suivez simplement les instructions, écoutez votre receveur et ne vous faites pas de souci. Quoi que vous fassiez, vous êtes susceptible d'aider votre receveur car le toucher est la voie de la guérison !

Une séance de shiatsu et de réflexologie comprend quatre phases principales :

1. **Évaluer le problème que souhaite résoudre le receveur et décider de l'adoption d'un plan de traitement.**
2. **Étirer la zone et chauffer les tissus.**
3. **Appliquer la technique en réalisant les points de pression.**
4. **Laisser le receveur se détendre dans le calme pendant que le ki circule au niveau de la zone traitée.**

   Cette période d'assimilation est une phase cruciale de la séance qui génère une sensation de chaleur, de picotement ou de circulation de l'énergie. Elle favorise un meilleur rééquilibrage du ki une fois la séance terminée.

N'OUBLIEZ PAS !

Il faut parfois sauter des étapes. Par exemple, le receveur n'a pas toujours le temps de se détendre ou bien vous intervenez sur une personne dans un bus afin de faire passer des maux de tête et elle ne pourra pas faire d'étirements. La thérapie aura malgré tout un impact positif mais l'efficacité ne sera pas maximale.

N'OUBLIEZ PAS !

Il arrive qu'après une séance le receveur souffre plus ou voie ses symptômes s'aggraver. C'est ce qui se produit généralement soit lorsque la personne est très sensible et que le corps a du mal à guérir une blessure en train de devenir chronique, soit lorsque le praticien a voulu aller un peu trop vite en besogne. On qualifie ce phénomène d'*aggravation* ou de *crise de guérison* car la guérison débute quand le corps est « perturbé ». Cela passe presque toujours au bout de 24 à 36 heures. Si les symptômes persistent, une consultation médicale peut s'imposer.

L'évaluation

Avant de vous embarquer dans un plan de traitement, vous devez d'abord évaluer vos besoins et vos problèmes, et déterminer quelle(s) zone(s) il faut traiter. Cette section vous fournit des conseils pour procéder à cette évaluation.

Quelle zone du corps souhaitez-vous traiter ? En shiatsu, vous vous concentrez généralement sur la zone douloureuse ou qui présente un symptôme. C'est votre receveur qui vous fournit l'information. Vous pouvez agir là où il a mal mais vous vous êtes probablement déjà rendu compte que l'origine du problème ne se situe pas toujours à l'endroit où la douleur s'exprime. Vous pourriez donc avoir besoin de jouer au détective afin de trouver la source du problème. Voici comment procéder :

1. **Observez comment se déplace la personne.**

   a. **Recherchez les raideurs et les zones où les mouvements sont entravés.** Si la personne vous dit avoir mal au cou, observez sa façon de se déplacer. A-t-elle une épaule plus haute que l'autre ? Tourne-t-elle plus facilement la tête d'un côté que de l'autre ?

   b. **Recherchez les zones pleines et vides.** A-t-elle la poitrine comprimée et le dos trop étiré ? La personne ressent peut-être des douleurs au niveau de la zone étirée (dans cet exemple, le dos), mais le problème peut venir de la tension musculaire dans la poitrine qui pousse le dos vers l'avant.

   c. **Observez les relations corporelles avant/arrière, haut/bas et gauche/droite.** Certaines personnes se tiennent poitrine en avant et toute l'attention est portée sur le devant de leur corps, tandis que d'autres rentrent leur poitrine, la protégeant avec le dos. L'individu que vous regardez est-il taillé comme une poire (large du bas avec des épaules étroites) ou comme une pomme (avec une cage thoracique très développée et des hanches étroites) ? Présente-t-il un déséquilibre sur un côté ? Un côté est-il plus haut que l'autre ? Est-il plus musclé d'un côté ? Toutes ces informations vous aident à savoir si le receveur présente une mauvaise circulation énergétique et quelles zones vous allez devoir privilégier.

2. **Touchez la région où vous avez remarqué un déséquilibre afin de localiser la tension.**

   En général, si vous trouvez une zone vide et une zone pleine correspondante, vous appliquez des points de pression sur les deux.

N'OUBLIEZ PAS !

Une douleur qui se manifeste à un endroit particulier peut avoir plusieurs origines. Il vous faudra peut-être donc travailler sur plusieurs points d'acupuncture afin de résoudre efficacement le problème. Pour commencer, le meilleur moyen est d'observer le corps, de repérer l'asymétrie et de choisir un des plans de traitement présentés dans ce livre sur la base des symptômes de la personne.

En réflexologie, l'évaluation est plus simple. Le receveur doit vous indiquer quels sont ses problèmes. Quand vous étirez ses pieds ou ses mains afin de les préparer pour la séance, touchez les endroits liés aux différents organes. Recherchez les symptômes évoqués dans la section « S'attacher aux extrémités : les points réflexes » plus haut dans ce chapitre. Travaillez les zones réflexes mentionnées par votre receveur mais tenez compte aussi de ce que vous ressentez en touchant son pied ou sa main. Vous pouvez également choisir le pied, la main ou les deux. Les mains sont parfois plus accessibles, mais le choix est fonction de votre préférence. Certaines personnes n'aiment pas qu'on leur touche les pieds.

Étirements et échauffement

Afin que votre corps soit dans une condition optimale pour être traité, il est judicieux de commencer par pratiquer des étirements, lesquels contribuent à stimuler la circulation énergétique et à améliorer la souplesse. Le ki est souvent emprisonné dans les muscles et/ou entravé par le fascia (pour en savoir plus, reportez-vous au chapitre 3). Le fait d'étirer ou de chauffer les tissus avant une séance ouvre les méridiens et les zones réflexes et vous avance donc le travail. Vous étirez généralement les zones qui seront sollicitées pendant la séance. Si vous travaillez sur plusieurs zones, vous souhaiterez peut-être étirer la première, faire les manipulations de shiatsu ou de réflexologie puis étirer la deuxième, etc.

Dans cette section, nous abordons sept étirements et techniques d'échauffement, trois de shiatsu et quatre de réflexologie. Vous pouvez en utiliser une ou deux au début de chaque séance. Pour chaque séance, le plan vous indique comment procéder.

- **L'étirement des muscles :** cette technique couramment utilisée requiert de déplier l'articulation et d'allonger les muscles pendant qu'ils sont détendus. Le ki circule dans les tissus et, lorsque les muscles sont noués, cette circulation énergétique se trouve entravée. Quand vous vous faites une séance, vous pouvez exécuter de simples mouvements pour étirer vos muscles et ouvrir vos méridiens. Nous vous en indiquons au début de chacune des séances proposées. Si vous donnez une séance à quelqu'un, vous pouvez l'orienter vers les étirements que nous préconisons ou utiliser l'étirement décrit ci-dessous.

- **L'étirement du fascia en croisant les mains :** cette technique implique de croiser les mains sur la zone à étirer, chacune à une extrémité de celle-ci. Exercez une légère pression vers le bas avec les mains (voir les explications sur le fascia dans le chapitre 3). Puis écartez les mains. Vous étirez ainsi le fascia (la figure 4.1 illustre la position à adopter). L'ouverture du fascia dénoue les muscles et permet au ki de circuler plus facilement dans les méridiens. Cette technique n'est généralement pas utilisée lors des séances où la personne se fait elle-même la séance car il est difficile de l'appliquer sur soi.

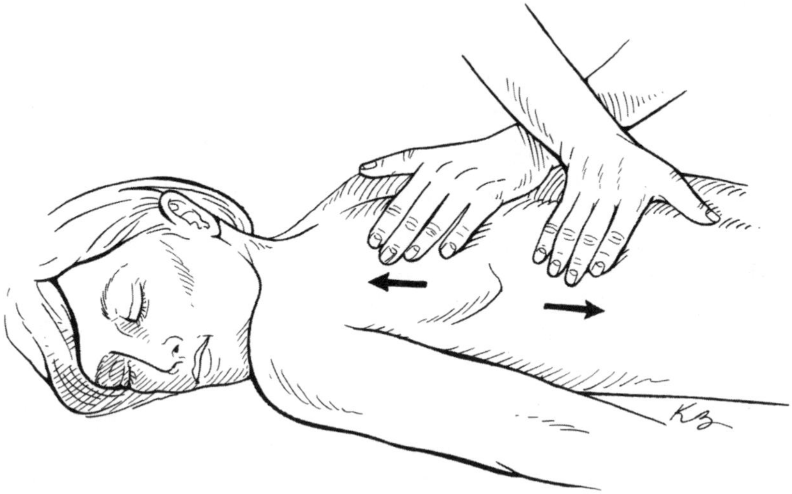

Figure 4.1 : L'étirement du fascia en croisant les mains dénoue les muscles et favorise la circulation énergétique.

- **L'étirement des méridiens :** pendant que vous travaillez sur des points, vous pouvez pratiquer cet étirement pour améliorer le flux de ki dans les méridiens. Exercez une pression sur deux points d'un méridien uniquement de façon à ressentir le fascia. Éloignez les points l'un de l'autre en les étirant.

- **Le *foot rolling* (faire rouler le pied entre les mains) :** cette technique est plus un échauffement qu'un étirement. Si vous travaillez sur votre propre pied, placez-le sur votre genou et entourez-le de vos deux mains de façon à ce que vos paumes soient de chaque côté de votre pied. Frottez vos deux mains contre votre pied, comme si vous vous frottiez les mains, paume contre paume, d'avant en arrière. Pour manipuler le pied de quelqu'un d'autre, faites asseoir la personne sur une chaise ou allongez-la sur un tapis. Tenez son pied dans vos mains en plaçant vos paumes de chaque côté et faites rouler vos mains comme ci-dessus (la figure 4.2 vous montre le mouvement).

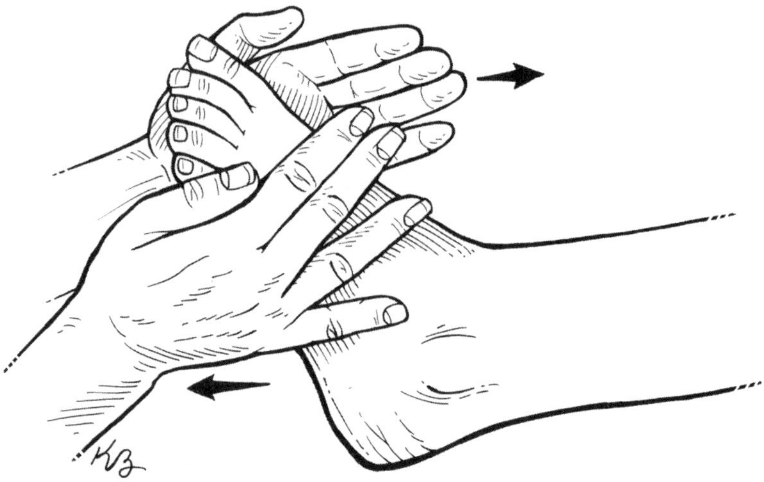

Figure 4.2 : Le foot rolling est un bon échauffement préalable aux traitements de réflexologie.

- **Le *foot stripping* (étirement en éventail du pied) :** placez vos mains de chaque côté du pied ou de la main du receveur avec les pouces réunis parallèlement et au centre du pied (plante) ou de la main (paume). Faites remonter vos pouces sur le pied, puis redescendez-les. En démarrant à la base des orteils ou des doigts, séparez doucement mais fermement vos pouces en les tirant sur la surface de la peau, comme si vous ouvriez un éventail. Répétez le mouvement plusieurs fois de suite en descendant jusqu'au talon puis en remontant vers les orteils (ou en montant vers le poignet puis en redescendant vers les doigts). Cette technique contribue à désengorger les tissus, permettant ainsi de libérer les points réflexes.
- **L'« ascension du dragon » (ou reptation) :** il s'agit d'un échauffement général génial des mains et des pieds. Démarrez par le gros orteil. À l'aide du bout des doigts ou des pouces, appuyez puis relâchez tout en faisant descendre vos doigts sur le pied, puis en les faisant remonter, d'une largeur de doigt à chaque fois (voir la figure 4.4). Tracez un chemin du gros orteil au talon, puis faites de même pour chaque orteil. Vous stimulez ainsi toutes les zones réflexes. Si vous agissez sur les mains, commencez par tracer un chemin du pouce au poignet puis faites de même pour chaque doigt.
- **La rotation :** utilisez votre pouce pour comprimer le point de résistance. Décrivez des cercles avec votre pouce sans le faire glisser sur la peau (voir la figure 4.5). C'est difficile car vous pouvez être tenté de déplacer la peau en même temps que votre pouce au lieu de bouger votre pouce au-dessus de la peau. Cette technique vous offre un meilleur contact avec les tissus sous-cutanés. Vous utilisez généralement les rotations sur tout le pied et la main mais surtout sur les zones souffrant d'un déséquilibre.

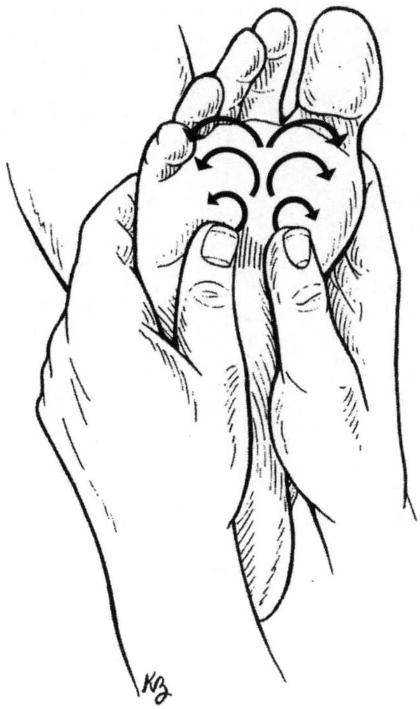

Figure 4.3 : Le *foot stripping* ou étirement en éventail.

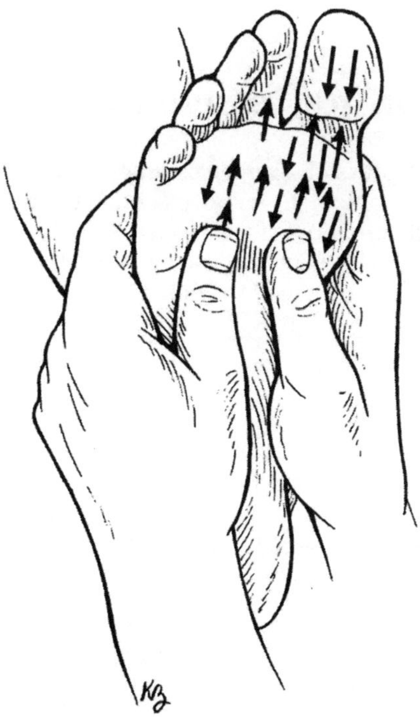

Figure 4.4 : L'« ascension du dragon » (ou reptation) contribue à libérer les zones réflexes à traiter.

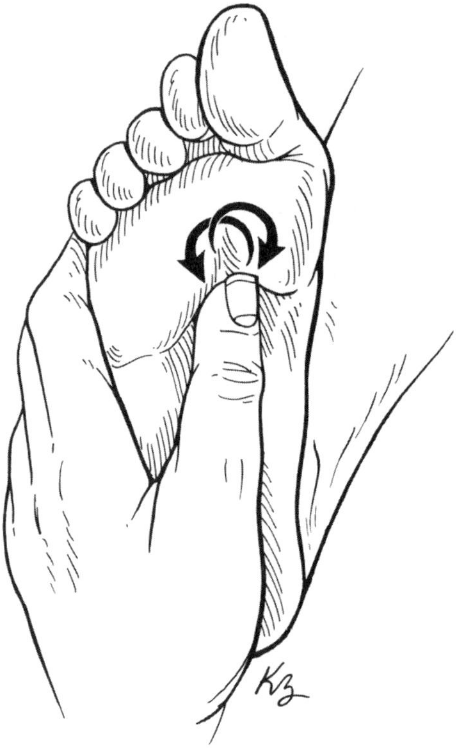

Figure 4.5 : La rotation dans le sens des aiguilles d'une montre favorise la stimulation du flux de ki là où il est appliqué. La rotation dans le sens inverse calme le ki.

Exercer la pression qui convient

En shiatsu et en réflexologie, la pression exercée est une condition clé du succès. Il faut une pression suffisante pour entrer en contact avec le ki mais une pression excessive risque d'interrompre le flux. Avant même de commencer à exercer la pression, vous devez également savoir comment placer vos mains et connaître la durée de l'opération. Cette section vous dit tout.

Où placer ses doigts

Pour exercer une pression, vous pouvez vous servir des doigts, pouces, articulations de doigts, de la main. Certains praticiens se servent même de leurs coudes ou de leurs genoux (voir la figure 4.8) ! Pour utiliser correctement vos pouces, vous devez vous servir de la pulpe pour transmettre la pression de votre corps au point d'acupuncture (voir la figure 4.6).

ASTUCE

Vous pouvez renforcer la pression de façon à ne pas vous faire mal. Pour renforcer vos doigts, vous pouvez vous servir des deux mains ou de deux doigts de la même main (voir la figure 4.7). L'utilisation des deux mains est surtout utile pour renforcer le pouce.

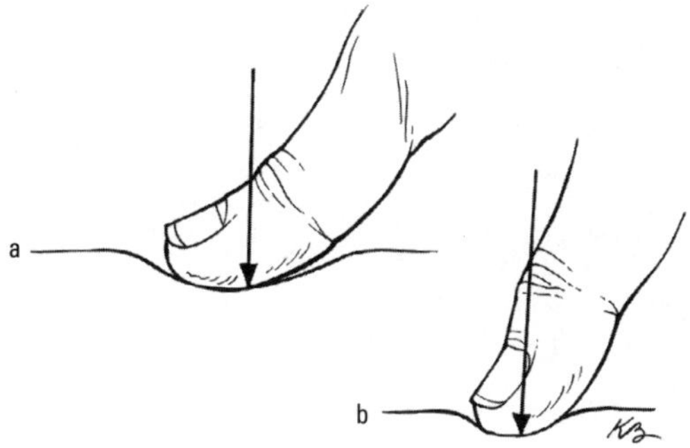

Figure 4.6 : Placez correctement votre pouce : a) utilisation de la pulpe du pouce et b) utilisation de l'extrémité du pouce.

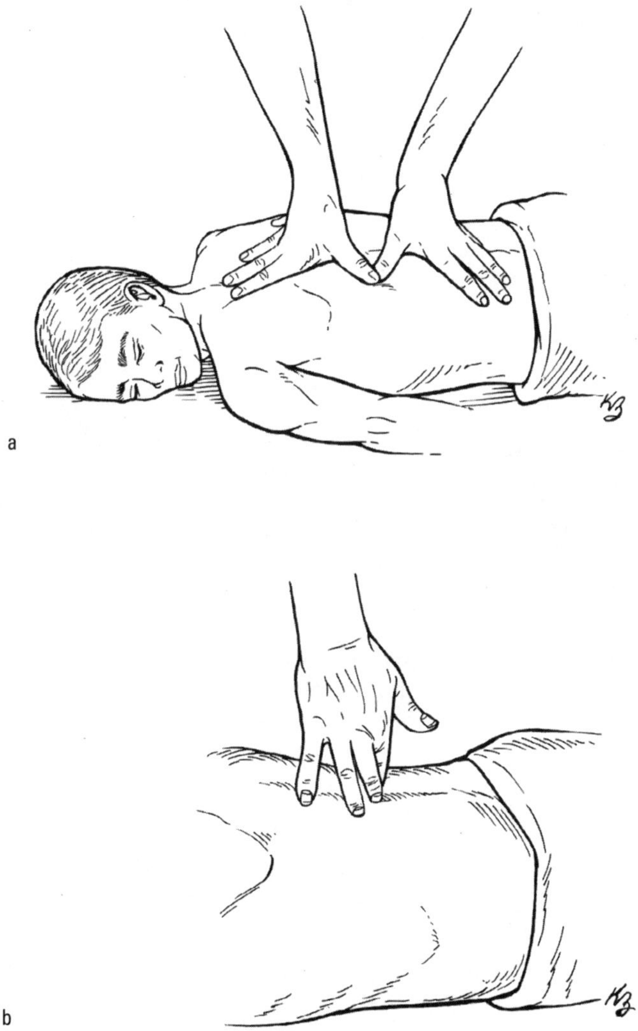

Figure 4.7 : Soutenir le doigt qui applique la pression a) avec le pouce de l'autre main ou b) avec un autre doigt est une technique utile à connaître.

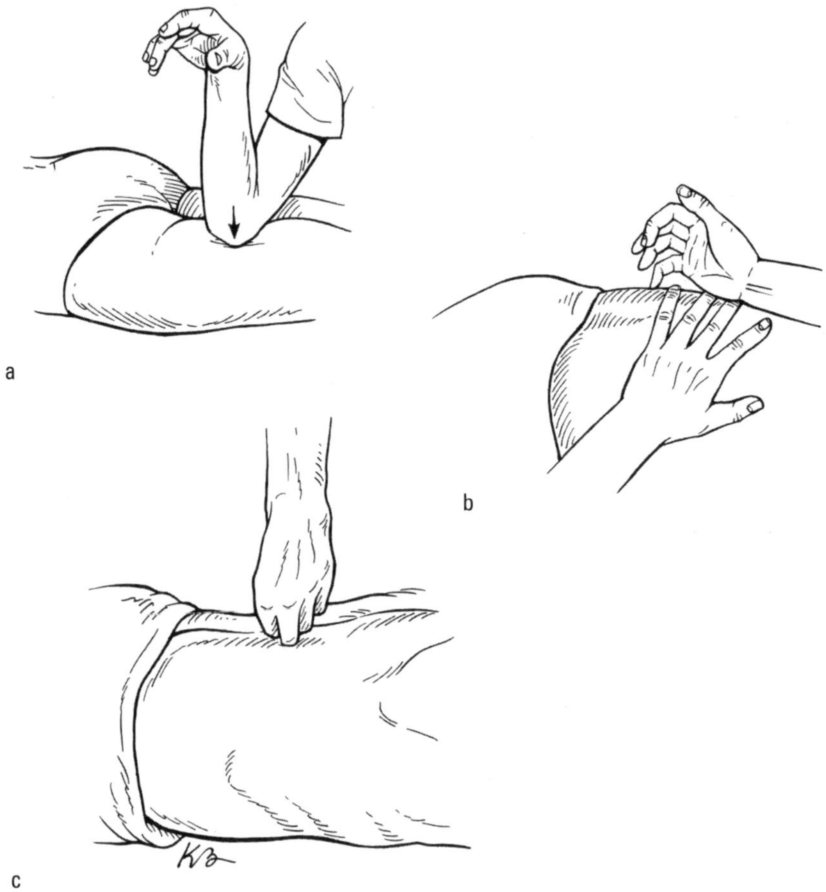

Figure 4.8 : Vous pouvez utiliser diverses parties de la main ou du bras pour exercer des pressions : a) le coude, b) l'hypothénar (la tranche de la main) et c) les articulations des doigts.

Quelle pression exercer

Vous exercez généralement une pression suffisante pour que le receveur la sente. Il peut réagir de la façon suivante : « Hum, c'est bon! » S'il vous dit que ça fait mal, c'est que vous y allez un peu trop fort. Voici une question pertinente à poser au départ : « La pression est-elle agréable ou douloureuse ? » Il est toujours utile de poser des questions offrant au receveur le choix entre deux options. Ne demandez jamais « la pression est-elle suffisante » ou « la pression est-elle trop importante ? » Les gens ont du mal à avouer qu'ils ne sont pas à l'aise ou ils ne souhaitent pas vous blesser en laissant penser que vous vous y prenez mal. Dites-leur que leur avis vous aide à vous améliorer et vous permet de mieux répondre à leurs besoins.

Pour savoir quelle pression exercer, vous devez écouter aussi bien vos mains que le receveur. Quand vous appuyez sur la « boule » d'un point de pression, il ne s'agit pas de l'écraser mais de faire en sorte de la comprimer. Quand vous sentez la boule commencer à repousser votre pouce ou votre doigt, c'est que vous êtes parvenu au point de résistance. Il ne faut jamais aller au-delà car le corps risquerait de combattre votre approche trop agressive. Vous devez avoir la sensation que la boule commence à repousser votre doigt. C'est là qu'il ne faut pas insister.

Il existe différentes façons d'exercer une pression qui permettent de produire divers effets. La faculté d'utiliser cette palette de pressions est une qualité essentielle. Pour exploiter celle-ci de manière satisfaisante, vous devez être capable de trouver, sentir et évaluer les points. Cela vous aidera à connaître la pression à utiliser.

La procédure à employer, en fonction de l'effet souhaité

Au cours d'une séance de shiatsu, vous pouvez utiliser trois procédures principales, valables également pour la réflexologie. La procédure choisie dépend de l'effet recherché :

- **Travailler simultanément sur les mêmes points des deux côtés du corps (il s'agit de l'approche bilatérale, voir la figure 4.9).** Les déséquilibres au niveau des méridiens peuvent concerner les deux côtés du corps. L'être humain n'utilise pas les deux côtés de son corps de la même façon. Les points figurant sur un côté peuvent être plus (ou moins) pleins que ceux situés sur l'autre côté, rompant ainsi l'harmonie. On appelle cette procédure « traitement bilatéral ». Elle est généralement utilisée en shiatsu. Pour pratiquer ce genre de traitement, appuyez sur le même point de chaque côté du corps afin de découvrir sur quel côté il est plutôt plein et sur quel autre il est plutôt vide. Appuyez ensuite simultanément sur les deux points en appliquant les techniques sur chaque côté, comme nous l'expliquons dans la section « La technique de pression à utiliser en fonction de la qualité du point ». Cette technique est particulièrement utile pour les déséquilibres latéraux et excellente pour l'harmonie générale du corps car elle apaise les nerfs trop sollicités et restaure un flux de ki satisfaisant.

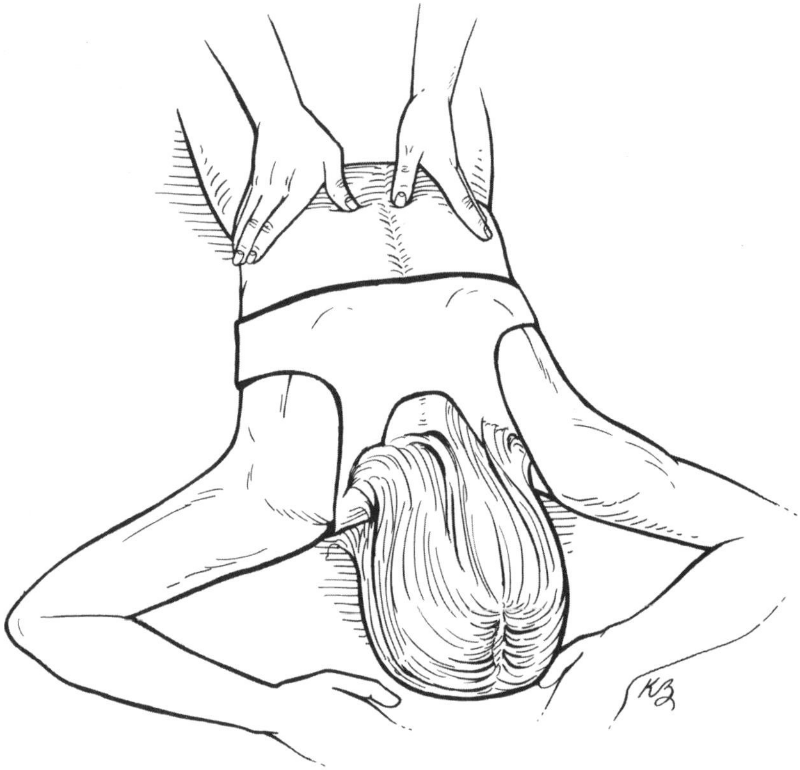

Figure 4.9 : L'approche bilatérale.

- **Travailler sur des points, méridien par méridien.** Pour remédier aux déséquilibres latéraux, vous pouvez également appuyer sur tous les points clés d'un méridien, puis faire la même chose de l'autre côté. Vous commencerez toujours par le côté droit. Cette méthode est aussi efficace que l'approche bilatérale mais plus simple sur certaines parties du corps telles que les bras. Pour ce faire, commencez par libérer le premier point, puis procédez point par point jusqu'à la fin du méridien. Votre objectif est d'obtenir un flux de ki égal sur toute la longueur du méridien. Il peut vous arriver de devoir répéter l'opération plusieurs fois sur un même méridien. Il n'est généralement pas très commode de traiter tous les points d'un méridien car cela prend énormément de temps. De plus, le fait de stimuler un grand nombre de points peut épuiser le receveur. Nous utilisons cette technique dans les procédures de traitement et vous indiquons les points à traiter.

- **Équilibrer les points pleins et vides (voir la figure 4.10).** Quand le flux énergétique est bloqué, vous pouvez agir en équilibrant les points pleins et vides. Cela contribue à restaurer un flux de ki normal dans toute la zone touchée et suffit parfois à faire disparaître le blocage. Il arrive également que cela permette seulement d'obtenir un flux plus satisfaisant mais pas encore optimal. Dans les deux cas, de l'aide a été apportée. Avec cette méthode, vous travaillez en même temps sur différents points d'un méridien. Commencez par identifier la zone où se situe le blocage. C'est généralement là où la personne ressent une gêne, les points d'acupuncture ou points réflexes étant souvent sensibles à cet endroit. Il s'agit de vos points clés, presque toujours pleins en cas de blocage. Les points situés au-dessus et en dessous du blocage sont presque toujours vides. Si vous ne savez pas sur quels points vous pencher, essayez les points clés fournis dans les chapitres suivants pour des affections bien précises. Exercez des pressions en respectant les conseils donnés dans la section « La technique de pression à utiliser en fonction de la qualité du point » plus loin dans ce chapitre.

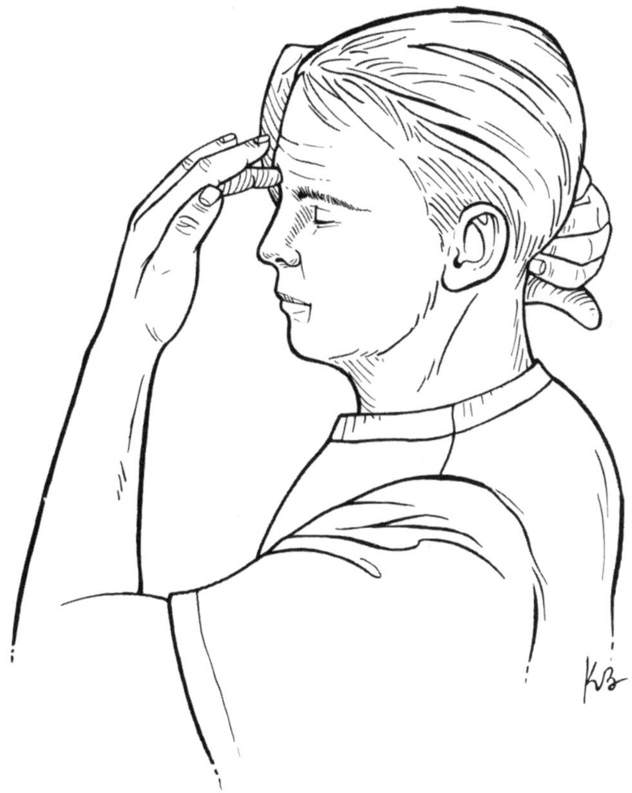

Figure 4.10 : Comment lever un blocage énergétique.

En réflexologie, vous pouvez :

- Travailler simultanément sur les mêmes points des deux pieds ou des deux mains.
- Commencer par un pied, en appuyant sur les points sélectionnés pour la séance, puis passer ensuite à l'autre pied en vous concentrant sur les mêmes points.
- Travailler simultanément sur plusieurs points d'un même pied.
- Quand vous traitez plusieurs points réflexes d'un même pied, vous équilibrez une zone réflexe par rapport à une autre. Vous pouvez utiliser cette méthode quand deux organes fonctionnant généralement de concert (la vésicule biliaire et le foie, par exemple) ne sont plus en harmonie. Ce déséquilibre est identifié sur la base du récit de votre receveur. Pour le ressentir avec vos mains, il faut de l'expérience mais vous pouvez y parvenir ! En cas de déséquilibre, vous ne ressentez pas de *connexion* énergétique. Quand les deux organes sont en phase, vous sentez un changement chez l'un quand vous appuyez sur l'autre. Quand la connexion ne se fait pas, ce changement n'est pas ressenti.

ASTUCE

La technique de pression à utiliser en fonction de la qualité du point

Quand vous exécutez un protocole de traitement, la technique de pression nécessaire varie en fonction des points sollicités. Voici quelques conseils :

- **Quand un point est vide,** il faut le *tonifier*, à savoir le remplir et le renforcer. Pour ce faire, exercez une pression prolongée avec votre pouce ou le bout d'un autre doigt au niveau de résistance du point, jusqu'à noter un changement (ou pendant 3 à 4 minutes). Vous pouvez également masser ce point avec une rotation dans le sens des aiguilles d'une montre, trois fois 30 secondes à 1 minute.
- **Quand un point est trop plein,** utilisez des techniques de *dispersion*. Plongez jusqu'au niveau de résistance puis pressez et relâchez successivement le point. Cette technique permet de disperser ou déplacer l'excès de ki. Après avoir atteint le niveau de résistance, vous pouvez également masser ce point avec une rotation, dans le sens contraire des aiguilles d'une montre, trois fois 30 secondes à 1 minute.
- **En cas de doute et pour calmer le système,** vous pouvez placer vos paumes sur les points tout en ayant des pensées apaisantes et calmes (nous sommes sérieux !). Cette technique présente l'avantage d'équilibrer à la fois les points vides et pleins. Vous n'avez donc aucune décision à prendre.

La durée de la pression

La durée de la pression dépend dans une certaine mesure du point traité. Le changement prend un certain temps selon les points… s'il intervient. Votre mission est d'aider le corps à maintenir son propre équilibre. Vous ne devez donc jamais forcer le corps à changer. Vous risquez sinon d'aggraver le problème ou de le renforcer. Chaque tension dans le corps (ou sur le méridien) est liée à une action que le corps tente d'exécuter. Par exemple, si vous avez un orteil douloureux, votre corps envoie le ki vers l'orteil en question afin de contribuer à résoudre le problème. Vous pouvez penser qu'il y a trop de ki dans cet orteil et essayer de le disperser, mais c'est votre corps qui détient toujours la vérité. Vous pouvez faire des suggestions au corps par l'intermédiaire de séances de traitement mais il est impossible de lui imposer un changement.

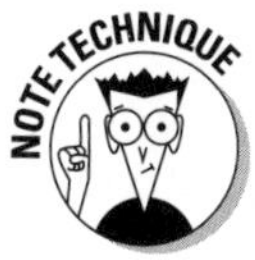

Travaillez sur un point jusqu'à ce que vous le sentiez changer ou être libéré, puis passez à un autre point. Si vous ne constatez aucun changement, n'insistez pas plus de 3 ou 4 minutes. Il arrive que la pression exercée amorce un changement qui ne se termine que plus tard. Votre receveur peut très bien vous dire qu'il ne ressent rien pendant la séance mais constater que la tension ou la douleur est moindre le lendemain. Soyez patient, vous ne pouvez jamais savoir comment le corps va réagir à votre action.

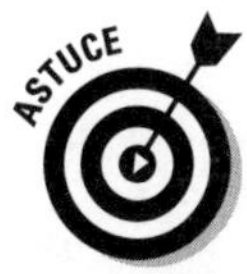

La libération d'un point se manifeste par trois symptômes cardinaux : une pulsation au niveau du point, un changement de température (plus chaud ou plus froid) ou un changement de sensation chez le receveur (le point est plus ou généralement moins sensible).

Bien préparer et terminer une séance

Avant de commencer, quelques préparatifs s'imposent : mettez votre receveur en condition, utilisez les bons supports et oreillers et munissez-vous du protocole de la séance. Voici une liste de vérification qui récapitule tous les préparatifs :

- **Préparez vos accessoires :** réunissez tous les accessoires dont vous allez avoir besoin (par exemple, vos cartes, schémas, bougies, oreillers et couvertures, sans oublier les éventuels outils que vous utilisez).
- **Préparez votre pièce :** veillez à ce qu'elle soit propre, bien chauffée et accueillante. Allumez une bougie si vous le souhaitez, éteignez ou débranchez les téléphones et coupez la musique. Disposez un tapis sur le sol et recouvrez-le d'un drap de bain ou d'une feuille de papier propre, de type alèze jetable. Préparez un oreiller et une couverture.

- **Préparez-vous :** faites des étirements des bras, des mains et de tout le corps avant de commencer la séance. Effectuez les exercices d'ancrage et de centrage sur soi du chapitre 1. Soyez calme et concentré.
- **Préparez votre séance :** avant de demander à votre receveur de s'allonger, reprenez son historique et voyez les axes sur lesquels il souhaite travailler ainsi que les symptômes dont il souffre, puis prenez le plan que vous allez utiliser.
- **Préparez votre receveur :** demandez-lui de s'allonger sur le ventre ou le dos, en fonction du type de séance, et voyez s'il a besoin d'un support supplémentaire. Si vous notez que son corps n'est pas en contact avec le tapis en différents endroits, placez une serviette ou un autre support pour y remédier. Ce support supplémentaire favorise une relaxation optimale et empêche également certaines parties du corps d'être trop étirées. Lisez l'encadré suivant sur les supports pour en savoir plus.
- **Préparez le protocole de votre séance :** suivez le protocole de votre choix et veillez à bien étirer les zones choisies avant d'y appliquer une pression.

Supports et oreillers

Certaines zones du corps doivent être soutenues, que le receveur soit allongé sur le ventre ou sur le dos, surtout s'il a des problèmes ou s'il souffre de blessures. Bien que vous ne soyez pas amené à intervenir sur les blessures, il se peut que vous traitiez d'autres tissus et que vous deviez soutenir la zone blessée. ***Remarque :*** si le receveur ressent une gêne sur l'une de ces zones, vous devez disposer du matériel nécessaire pour soutenir les articulations en question et lui offrir un certain confort.

Position allongée sur le dos : pour que la position soit confortable, vous pouvez placer, si nécessaire, un oreiller sous les genoux du receveur. Voici d'autres supports rendant la position allongée sur le dos plus agréable :

- **Problèmes de cou :** mettez un essuie-main roulé ou un petit oreiller sous le cou.
- **Blessure à l'épaule ou au coude :** entourez l'articulation d'une serviette afin de la protéger d'un mouvement indésirable.
- **Douleurs lombaires :** placez un gros oreiller sous les genoux afin d'ouvrir le dos.

Position allongée sur le ventre : pour plus de confort, vous pouvez placer, si nécessaire, un oreiller sous les chevilles du receveur. Voici d'autres supports rendant la position allongée sur le ventre plus agréable :

- **Dos en surextension ou voûté :** placez deux essuie-mains roulés sous les épaules du receveur.
- **Douleurs lombaires :** placez un oreiller ou une serviette de bain pliée sous l'abdomen du receveur.
- **Gêne au niveau des genoux :** mettez un plus gros oreiller sous les chevilles du receveur.

Une fois la séance terminée, procédez comme suit :

- **Laissez le receveur se détendre quelques minutes.** Veillez à ce qu'il boive de l'eau afin d'éliminer les toxines libérées pendant la séance.
- **Si votre receveur souffre plus après la séance qu'avant, posez-lui des questions.** Identifiez s'il s'agit d'une bonne ou d'une mauvaise douleur. A-t-il la sensation d'avoir fait travailler la zone en question ou cela ressemble-t-il à une blessure ? La plupart du temps, la douleur disparaît dans la journée et la personne se sent alors bien mieux qu'avant la séance.

Chapitre 5

Vous souhaitez l'aide d'un professionnel ?

Dans ce chapitre :

- Savoir si la consultation d'un professionnel s'impose
- Trouver un professionnel digne de confiance
- Savoir à quoi s'attendre lors de la première séance puis lors des suivantes

Comme nous n'avons de cesse de le répéter dans tout cet ouvrage, vous disposez naturellement de la faculté de soigner les autres ainsi que vous-même. Mais chacun a ses limites et il faut parfois faire appel à un professionnel, soit parce que l'on ne parvient pas à atteindre les points souhaités et que l'on n'a pas d'ami(e) sous la main, soit surtout pour tout problème qui se révélerait important (voir ce qui suit dans ce chapitre). Lui seul sera en capacité de déterminer si ce problème est de sa compétence et peut être traité par le shiatsu ou la réflexologie ou bien s'il doit vous diriger vers un médecin. Dans cette toute première section, nous vous aidons à déterminer vos besoins en matière de travail corporel.

Si vous décidez de consulter un professionnel, le choix du praticien doit se faire avec minutie. Si un professionnel qualifié et compétent peut améliorer considérablement votre bien-être, une personne incompétente vous fera non seulement perdre du temps et de l'argent, mais pourrait également faire empirer votre état. Pis, vous pourriez vous retrouver face à un imposteur absolument pas qualifié.

Dans ce chapitre, nous vous indiquons tout ce qu'il faut pour que vous puissiez trouver votre bonheur. La nervosité étant souvent présente lors des premières séances, nous vous aidons à vous calmer en vous indiquant ce à quoi vous pouvez vous attendre, de la prise de rendez-vous au suivi, en passant par le déroulement de la première séance.

Savoir quand faire appel à des professionnels

Bien que les techniques de travail corporel soient généralement faciles à apprendre et puissent être mises en pratique par n'importe qui, pour ce qui est d'une pratique de bien-être, il y a certains cas où l'intervention d'un professionnel est préférable :

- **Vous ou la personne que vous traitez souffre beaucoup ou présente une blessure depuis longtemps.** Des séances plus complètes et plus thérapeutiques que celles que vous êtes capable de donner sont certainement nécessaires.
- **Vous ou la personne que vous traitez souffre d'une véritable pathologie, physique ou psychique, diagnostiquée et suivie par un médecin.** Des séances de shiatsu et/ou de réflexologie, prodiguées par un professionnel, vous aideront à retrouver plus rapidement l'état de santé.
- **Malgré tous vos efforts, vous ne parvenez pas à obtenir de résultats satisfaisants.** Ne soyez pas découragé pour autant. Dans certains cas, seule l'intervention d'un professionnel chevronné peut porter ses fruits.
- **Vous (ou la personne que vous traitez) voyez les douleurs devenir plus vives après une séance ou ressentez une gêne inhabituelle pendant celle-ci.** Ce problème peut révéler la présence d'une blessure très tenace qui nécessite une forme d'aide que peut uniquement apporter un professionnel qualifié.

ASTUCE

Si vous commencez à étudier ces techniques et que vous doutez de vos capacités, il pourrait être utile de recevoir (ou d'observer) une ou deux séances afin de vous familiariser avec les aspects qui vous inquiètent.

Passer en revue les options existantes

Derrière le vaste univers des arts du traitement se cachent divers métiers et spécialités :

- **Les réflexologues :** comme le laisse entendre leur nom, les réflexologues emploient des techniques de réflexologie.
- **Les praticiens de shiatsu :** ces professionnels mettent en œuvre les techniques du shiatsu.
- **Les massothérapeutes et autres professionnels :** certains professionnels donnent d'autres titres mais appliquent en fait des techniques de shiatsu et/ou de réflexologie. Recherchez les massothérapeutes, ostéopathes

ou kinésithérapeutes précisant qu'ils pratiquent le travail corporel ou la médecine traditionnelle chinoise. Certains masseurs professionnels ont suivi une formation à la fois en shiatsu et en réflexologie, ce qui vous permet de profiter des atouts des deux disciplines.

- **Les acupuncteurs :** généralement, les acupuncteurs ne font pas de shiatsu car la formation est différente concernant les techniques de pression réalisées avec les doigts et, surtout, parce que le shiatsu demande plus de temps. Mais certains acupuncteurs le font. Vérifiez-le donc dans leurs références.
- **Les pédicures/podologues :** les pédicures se forment parfois également à la réflexologie pour compléter leur palette de compétences. Dans ce cas, la réflexologie est surtout destinée à diminuer le stress et à détendre le patient.

Chercher au bon endroit

Vous êtes donc prêt à trouver un praticien mais ne savez pas où chercher. Voici quelques pistes :

- **Les pages jaunes :** l'annuaire peut être utile pour démarrer votre recherche. Cherchez d'abord à « shiatsu » ou « réflexologie » et, si vous n'obtenez rien, prenez une catégorie plus générale telle que « massage », « relaxation », « acupuncture ». Mais attention, la présence dans un annuaire téléphonique est une publicité qui ne signifie en rien le professionnalisme ou la compétence.
- **Les répertoires en ligne :** nombreux sont les sites web sur la réflexologie et le shiatsu à proposer un annuaire de praticiens. Ici aussi, la présence sur un site « généraliste » répond aux mêmes critères qu'un annuaire : il suffit de payer pour être présent. Par conséquent, ils ne sont pas un gage de professionnalisme.
- **Les sites d'écoles, de centres de formation et d'organisations professionnelles :** ils sont plus fiables car, la plupart du temps, ils s'engagent sur la qualité des professionnels référencés. Vérifiez qu'il ne s'agit pas d'une simple liste de noms mais véritablement d'un répertoire organisé dont les praticiens cités répondent à un code de déontologie et sont tenus de maintenir leur compétence régulièrement à jour. La réputation de l'école est bien entendu toujours un plus.
- **Les conseils de personnes de même sensibilité :** lors de votre recherche, demandez dans des boutiques de produits diététiques, des centres de yoga et d'autres endroits où les gens au mode de vie naturel et holistique ont tendance à se rassembler.

- **Le bouche-à-oreille :** comme dans d'autres domaines, le meilleur moyen de trouver un bon praticien est le bouche-à-oreille. Demandez à vos ami(e)s, à vos proches et voisins le nom de praticiens qu'ils ont consultés avec bonheur.

Savoir distinguer les charlatans des pros

Malheureusement, la massothérapie (et les spécialités qu'englobe cette discipline générique) tend à attirer une petite frange de « praticiens » nullement qualifiés. Pour éviter d'être floué par ces charlatans, lisez les sections qui suivent et faites confiance à votre bon sens et à votre intuition.

Demander les diplômes et certifications

Concernant les spécialistes du travail corporel, les exigences en matière de certification varient d'un pays à l'autre.

La situation en France peut s'analyser à travers deux axes, celui des compétences nécessaires et celui de la législation.

En ce qui concerne la législation, le statut des « médecines alternatives complémentaires », telles que définies par le Parlement européen, est inexistant. Cela est très dommageable, d'abord pour le shiatsu et la réflexologie, mais également et surtout pour les patients qui peuvent être confrontés au « meilleur comme au pire ». Cet état de fait induit que n'importe qui peut s'instaurer praticien. Dans la mesure où le praticien n'établit pas de diagnostic médical, ne revendique pas de thérapeutique symptomatique, ne se réfère pas au massage, ne prescrit pas et ne fait pas interrompre de traitement médical, etc., il peut pratiquer « en toute légalité », ou *a minima* « sans être dans l'illégalité ».

En ce qui concerne les compétences nécessaires, il découle de ce qui précède un flou très dommageable. Les formations en France (on trouve ici aussi le « meilleur et le pire ») vont de quelques heures à plusieurs années et s'adressent à des publics très variés. De l'individuel qui veut pratiquer en famille au professionnel de santé qui souhaite s'approprier un outil performant, les possibilités sont nombreuses.

Certaines écoles, comme l'Institut français de shiatsu fondé par Michel, travaillent depuis des années pour que cette situation évolue, en s'appuyant en particulier sur le niveau européen. En ce qui le concerne, il a tenu à construire à l'Institut français de shiatsu des cursus de formation du meilleur niveau et qui correspondent aux standards internationaux les plus exigeants.

Les organismes de formation, enregistrés comme tels auprès du ministère du Travail, présentent au moins des garanties d'organisation de leur formation qui laissent supposer le sérieux de ce qui y est enseigné.

Faire quelques recherches

De nos jours, il est très facile de se renseigner sur quelqu'un. Une fois que vous avez trouvé un praticien dont vous estimez qu'il vous conviendra, faites votre enquête et vérifiez son parcours et sa réputation. Couvrez vos arrières en procédant comme suit :

1. **Vérifiez les normes en matière d'accréditation pour la discipline qui vous intéresse afin de savoir si l'école ayant formé votre praticien le référence effectivement.**

   Vous trouverez dans l'annexe des organismes d'accréditation concernant le shiatsu et la réflexologie. Mais cette liste n'est pas exhaustive car ces pratiques ne sont pas organisées professionnellement en France. En faisant des recherches sur Internet en tapant le nom de l'école, vous trouverez certainement un site la concernant. Visitez un peu ce site. Vous verrez très vite s'il s'agit d'une école structurée et sérieuse ou non. Le nombre d'heures de formation, le vocabulaire, etc., sont de bon critères de repérage. Méfiez-vous et évitez tous ceux qui vous promettent des guérisons miracles ou sont trop vindicatifs à l'égard de la médecine moderne. La vérité n'est jamais dans l'excès.

2. **Contactez les centres de formation de votre région et demandez les références des personnes ayant été formées dans leur établissement.**

   Vous pouvez également vous renseigner sur les références du praticien que vous avez sélectionné.

3. **Vérifiez si le praticien est éventuellement référencé par une mutuelle de santé.**

   Un certain nombre d'écoles de formation sont agréées par des mutuelles de santé. De ce fait, leurs praticiens diplômés ont un agrément de la part de ces mutuelles. C'est là un gage supplémentaire de professionnalisme pour le praticien et une possibilité pour le patient d'adhérer à ces mutuelles s'il souhaite une prise en charge.

5. **Vérifiez auprès d'associations de consommateurs que la personne ou le cabinet n'a fait l'objet d'aucune plainte.**

Apprendre à connaître les praticiens que vous avez présélectionnés

Quand vous évaluez les praticiens parmi lesquels vous allez faire votre choix, n'hésitez pas à poser des questions. Les bons professionnels comprennent l'importance de la décision que vous avez à prendre et sont généralement ravis de répondre à vos questions. Ils souhaitent vous tranquilliser et veiller à ce que vous soyez certain de faire le bon choix. Ils n'auront jamais peur de vous citer leurs références, au contraire. Plus ils en seront fiers et revendiqueront l'école qui les a formés, plus cela aura des chances de signifier que sa réputation est bonne.

Quelles questions devez-vous donc poser ? Certaines dépendent de votre situation personnelle, mais, en règle générale, il s'agit de vous renseigner sur le parcours et la formation du praticien. C'est également le moment de découvrir à quoi ressemble une séance type.

Voici quelques questions élémentaires à poser :

- Où vous êtes-vous formé au shiatsu et/ou à la réflexologie ?
- Quelles étaient les exigences pour décrocher la certification ou le diplôme sanctionnant le programme de formation ? Les praticiens affichent généralement leur diplôme ou certificat dans leur cabinet, ainsi que les agréments des mutuelles s'ils en ont.
- Par chance, démasquer les imposteurs est généralement assez facile. Ils ne peuvent souvent pas prouver qu'ils ont reçu une formation réellement professionnelle.
- Quelle est votre expérience dans la discipline ?
- Quelle est votre philosophie ?
- Que puis-je attendre d'une séance type ?
- Combien coûte la séance ? Quelles sont les règles si je souhaite annuler une séance ?

Essayez également d'en savoir un maximum sur la philosophie et l'attitude du praticien en matière de traitement et de bien-être. Ces perceptions sont très personnelles et varient considérablement d'un individu à l'autre. En la matière, il n'y a pas de bonnes ou mauvaises réponses. Il s'agit simplement de savoir si vous et le praticien êtes sur la même longueur d'onde.

Demandez-lui s'il adhère à un code de déontologie ou d'éthique.

C'est également le moment de vérifier le niveau de professionnalisme du praticien. Un comportement manquant de professionnalisme ou des locaux inadaptés sont de vrais signaux d'alarme. Faites surtout confiance à votre sixième sens. Si votre instinct vous dit que quelque chose cloche, passez votre chemin et cherchez un autre praticien.

Mais il ne s'agit pas d'une démarche unilatérale. Le praticien doit également vous poser des questions sur ce que vous attendez d'un spécialiste ainsi que sur vos objectifs à long terme, à savoir sur les bénéfices que vous souhaitez tirer des séances. Le praticien peut parfois se rendre compte qu'il n'est pas en mesure de répondre à vos besoins ou que cela ne collera pas entre vous. Dans ce cas, le praticien doit être franc et honnête avec vous. Ne prenez pas cela comme une attaque personnelle, estimez-vous plutôt heureux qu'il ait fait preuve de franchise et poursuivez votre recherche.

Se préparer à la première visite

L'heure du premier rendez-vous a sonné et vous commencez peut-être à ressentir un peu de nervosité. Vous trouvez la démarche idiote ou doutez de sa légitimité et de son efficacité. Cela vous inquiète que l'on vous touche, surtout si vous n'êtes pas satisfait de votre apparence ou n'êtes pas bien dans votre peau. Vous craignez que le traitement ne soit douloureux ou gênant. Certaines personnes ont peur d'avoir un comportement source de honte tel que laisser échapper un vent, un rot ou s'endormir.

Tranquillisez-vous. Soyez vous-même, vous ne serez ni jugé ni mis mal à l'aise. La thérapie curative a pour objectif de résoudre les problèmes de flux énergétique et les déséquilibres. Résultat, vous vous sentirez très certainement bien mieux après la séance. Vous serez même peut-être une nouvelle personne. Et n'oubliez pas que le praticien professionnel auquel vous avez fait appel a déjà reçu et soigné de nombreuses personnes, de toutes tailles, formes et âges. Son regard sera toujours accueillant et bienveillant et il n'aura d'autre but que de vous apporter du bien-être ou un retour à l'état de santé, selon le besoin qui est le vôtre.

Voici comment vous préparer à votre premier rendez-vous :

1. **Prenez rendez-vous.** Cette tâche est bien entendu très simple mais elle nécessite un peu de réflexion. Choisissez le jour et l'heure avec soin. Vous devez être bien concentré sur tout ce que le praticien dit et fait. Optez donc pour un jour où votre emploi du temps n'est pas surchargé et où vous aurez la possibilité de vous détendre après la séance. Il s'agit de ne pas être perturbé parce que vous devez foncer quelque part juste après la séance.

Cette première visite prend généralement plus de temps qu'une séance normale. Comptez en principe entre une heure et une heure et quart pour votre premier rendez-vous. Les séances suivantes dureront environ une heure, rarement plus. Plus d'une heure pour une séance professionnelle peut signifier que le praticien ne détermine pas suffisamment ses axes d'action et qu'il « s'éparpille » un peu.

ASTUCE

Au moment de la prise de rendez-vous, demandez si vous devez apporter quelque chose, telle qu'une liste récapitulant vos questions et problèmes. Mieux vous serez préparé, plus cette première séance se déroulera bien et plus le plan de traitement mis en place sera efficace. Normalement le praticien doit vous donner la durée moyenne d'une séance, son tarif ainsi que le nombre de séances qu'il envisage, en fonction du problème pour lequel vous aurez sollicité le rendez-vous.

2. **Se préparer mentalement.** Si vous êtes sceptique, nerveux ou tendu, votre humeur va influer sur la circulation de votre ki. (Pour en savoir plus sur la façon dont vos pensées et émotions jouent sur votre ki, rendez-vous aux chapitres 7 et 8.) Quoi qu'il en soit, si vous vous rendez à la séance en manquant d'ouverture d'esprit, votre praticien s'attachera à corriger cela. Résultat, en repartant, vous aurez l'esprit plus ouvert. Mais, si vous recherchez de l'aide pour une affection ou une douleur bien précise, tâchez que ce soit l'objet de la séance, en arrivant l'esprit bien ouvert !

   Il se peut que vous deviez adopter un léger changement de comportement, surtout si vous entrez pour la première fois dans l'univers des médecines alternatives et des thérapies curatives ancestrales. Le shiatsu et la réflexologie ne collent pas à l'étiquette que de nombreuses personnes affublent aux thérapies curatives (l'image d'un environnement stérile impersonnel tel qu'un cabinet de médecin avec beaucoup de matériel médical). Le travail corporel étant issu des pratiques curatives ancestrales, par opposition à la médecine « conventionnelle », il peut sembler un peu mystérieux de prime abord. Cependant, soyez vigilant si le cadre dans lequel vous êtes reçu est excessivement ésotérique, chargé d'odeurs d'encens et de multiples représentations religieuses, quelles qu'elles soient.

Votre premier rendez-vous

Votre premier rendez-vous approche. Dans les sections suivantes, nous vous donnons une idée de ce qui vous attend.

L'examen initial

Lors de votre première visite, le praticien procède à un examen initial. Cette séance dure généralement un peu plus longtemps qu'une séance normale car le praticien doit recueillir de nombreuses informations.

Lors d'une séance de shiatsu, cet examen initial consiste en *quatre repérages*. La réflexologie utilise également ces quatre outils même s'ils ne sont pas formellement identifiés de la sorte et moins approfondis. Pour détecter votre déséquilibre énergétique, votre praticien procède comme suit, dans l'ordre indiqué :

1. **Il observe :** votre praticien commence à vous observer dès que vous rentrez dans la pièce. Il analyse votre posture et la façon dont vous vous déplacez afin de repérer les endroits où votre ki ne circule pas ou les zones où il s'est accumulé : les zones rigides, les zones souples, comment vos bras se balancent et votre démarche. Que recherche-t-il d'autre ? Il peut prendre note de votre langage corporel en prêtant attention à la façon dont vous vous tenez et surtout en faisant le bilan de l'expression générale de votre vitalité. Êtes-vous plein d'énergie, vif et présent dans la conversation ? Ou êtes-vous fatigué, inattentif et pas vraiment en phase avec le praticien ?

   Il portera également attention à votre visage dont les zones et leur coloration éventuelle sont des renseignements fort utiles pour lui. Vous serez peut-être surpris d'apprendre que le praticien s'intéresse aux couleurs et vêtements que vous portez, ainsi qu'à vos accessoires. Cet intérêt n'a pas pour but d'évaluer vos goûts en matière de mode. Les couleurs sont simplement liées à certains méridiens. Si vous portez ou évitez toujours une certaine couleur, cela peut donner à votre praticien des indications sur les méridiens susceptibles d'être déséquilibrés ou sollicités à l'excès. (Pour de plus amples informations, voir l'encadré « Les associations méridiens/couleurs » plus loin dans ce chapitre.)

2. **Il écoute :** votre praticien écoute ce que vous dites, par exemple vos commentaires sur les douleurs que vous avez, mais également ce que vous *ne dites pas*, élément tout autant révélateur. Il se peut que vous évitiez de parler de ce que vous ne souhaitez pas voir ou de ce à quoi vous ne tenez pas à penser, susceptible d'être abordé pendant la séance. Un praticien attentif peut apprendre beaucoup de choses en se focalisant sur les thèmes dont vous n'aimez pas parler. Il évalue la qualité de votre voix en s'attardant sur la force et la tension qui s'en dégagent. C'est une indication sur la force de votre ki et la tension émotionnelle que vous avez en vous. Vous pouvez prononcer des mots d'une multitude de façons.

3. **Il pose des questions :** lors de l'entretien, le praticien creuse les problèmes pour lesquels vous sollicitez de l'aide. Il vous posera des questions classiques : antécédents médicaux, traitements, antécédents familiaux, stress, vie amoureuse, charge de travail, etc. Il peut ensuite poser de nombreuses questions qui peuvent vous paraître étranges au départ : ce que vous mangez, vos routines, combien de temps vous dormez, la qualité de votre sommeil et si vous vous sentez reposé au réveil. Il vous interroge sur votre niveau de forme physique et de fatigue, et généralement sur le caractère sain ou non de votre mode de vie.

   Contrairement à ce que vous pensez peut-être, votre praticien n'essaie pas de tuer le temps en taillant une bavette. Chaque méridien s'active à un moment bien précis de la journée et à certaines saisons. Si vous avez toujours moins d'énergie au même moment de la journée ou que vous préférez une saison en particulier, c'est le signe d'un déséquilibre au niveau d'un méridien.

   Vous serez peut-être à nouveau surpris de constater que le praticien s'intéresse aux saveurs que vous recherchez, que vous aimez particulièrement ou au contraire que vous rejetez. Cet intérêt n'a pas pour but d'évaluer vos goûts en matière gastronomique. Comme les couleurs, les saveurs sont liées à certains méridiens. Si vous recherchez ou rejetez toujours une certaine saveur, cela peut donner à votre praticien des indications sur les méridiens susceptibles d'être déséquilibrés ou sollicités à l'excès. (Pour de plus amples informations, voir l'encadré « Les associations méridiens/saveurs » plus loin dans ce chapitre.)

   Il vous interrogera enfin sur votre vécu émotionnel et sur les éventuels chocs ou stress que vous avez pu vivre. Chacun d'entre eux s'appuie en effet sur une énergie précise et a pu déséquilibrer votre ki. Ici aussi nous retrouvons une relation très claire entre chaque méridien et certaines émotions (voir l'encadré « Les associations méridiens/émotions » plus loin dans ce chapitre.)

   Il vous aidera enfin à faire lien entre votre souffrance corporelle et une éventuelle souffrance psychique ou émotionnelle non consciente qui peut lui être associée. Il ne s'agit là aucunement d'une séance de psychologie de « café du commerce » mais à nouveau de cette notion majeure établie par la médecine énergétique chinoise : le corps et l'esprit ne sont pas séparés, ils fonctionnent ensemble et dépendent des mêmes énergies, de votre ki. Rappelez-vous ce que nous dit la médecine traditionnelle chinoise : la première cause de déséquilibre des énergies, ce sont les émotions.

4. **Il palpe :** enfin, sur la base des informations recueillies, votre praticien peut passer plusieurs minutes à palper les points clés qui traduisent l'équilibre général d'un méridien. Il prend note des éventuels points vides

ou pleins, zones douloureuses et asymétries, données qu'il utilisera plus tard lors de la séance. Si votre praticien repère des affections à prendre au sérieux (ce qui arrive parfois), il vous conseillera de consulter un spécialiste. Il peut également palper, d'une façon particulière, vos pouls énergétiques. Ces pouls, appelés « pouls radiaux », permettent d'analyser l'état et le niveau de chacun des 12 méridiens que nous avons déjà évoqués. Ils permettent par conséquent au praticien d'évaluer très précisément l'état de votre ki. Il en établira son choix de traitement.

Les praticiens de shiatsu et les réflexologues ne sont pas médecins. Ne comptez pas sur eux pour diagnostiquer des maladies. Faites donc part de vos inquiétudes ou de vos soucis à votre médecin traitant.

Ces quatre repérages impliquent bien plus que vos affections et s'intéressent à de nombreux volets de votre vie quotidienne. Les signes et symptômes sont une solide base de départ mais il faut une bonne perception et du temps pour identifier l'origine d'un déséquilibre.

Les professionnels pratiquant la médecine chinoise se servent de toutes les informations recueillies grâce aux outils d'évaluation pour découvrir l'origine du « manque d'harmonie » d'une personne. Ils se basent sur une kyrielle de signes et de symptômes, organisés en catégories depuis plusieurs milliers d'années. C'est en partie la raison pour laquelle les praticiens posent tant de questions. Ils rassemblent les éléments nécessaires pour mettre au jour ce manque d'harmonie. Cette approche holistique aborde le trouble ou le problème en fonction de la relation corps-esprit et de la personne dans sa globalité. Il s'agit donc d'une méthode très individuelle et opportune.

Parler de ses objectifs et définir un plan de traitement

Au cours de la première visite, votre praticien consacre un peu de temps à vos objectifs et vos attentes. Ces objectifs sont parfois très faciles à identifier. Si vous souffrez de douleurs chroniques au dos, par exemple, votre objectif initial sera de les soulager quelque peu.

Vous souhaitez peut-être également réfléchir à des objectifs à plus long terme. Si vous avez des grippes à répétition ou souffrez d'autres maladies chroniques, vous espérez peut-être donner un coup de fouet à votre système immunitaire afin de réduire la fréquence de ces affections. Vous souhaitez peut-être être capable de faire des choses qui vous sont actuellement interdites à cause de la douleur qu'elles déclenchent et parvenir au stade de pouvoir seulement bénéficier de visites d'« entretien » ou de bien-être. (Pour traiter complètement les problèmes, vous devez bien sûr remédier à la situation qui est à l'origine de votre problème. Cela signifie donc s'engager à découvrir en quoi vos pensées, vos attitudes et vos émotions contribuent à créer des déséquilibres s'exprimant physiquement. Pour plus de détails, reportez-vous aux chapitres 7 et 8.)

ASTUCE

Il est important de ne pas limiter vos objectifs au volet physique. Vous aspirez peut-être également à parvenir à un meilleur équilibre dans votre vie ou à diminuer votre stress (ou tout du moins à trouver un moyen de mieux gérer le stress inévitable). Vous avez peut-être un peu de mal à identifier ces problèmes, mettre des mots dessus et utiliser ces derniers comme tremplin pour mettre sur pied un programme thérapeutique adapté. Mais le jeu en vaut la chandelle car les séances de travail corporel peuvent s'avérer efficaces. Et, comme vous vous en êtes sans doute déjà rendu compte, le corps et l'esprit fonctionnent de concert. Quand vous aurez traité vos éventuels problèmes spirituels ou émotionnels, vous commencerez presque inévitablement à vous sentir bien mieux physiquement.

Les associations méridiens/couleurs/saveurs/émotions

Dans la médecine chinoise antique, on estimait que la couleur, la saveur et l'émotion jouaient un rôle essentiel dans le fonctionnement des différentes parties du corps. Dans la théorie des cinq principes, système présent dans la médecine chinoise, chaque groupe de méridiens est lié à un élément, à une couleur, à une saveur, à une émotion. Les éléments de la médecine chinoise ne sont pas ceux auxquels vous êtes probablement habitués. C'est pourquoi il est plus judicieux de les qualifier de « principes ». Voici les principes, les méridiens et les couleurs, saveurs et émotions qui leur sont associées :

Principe	*Méridiens*	*Couleur(s)*	*Saveur(s) (s)*	*Émotion*
Terre	Estomac et rate-pancréas	Jaune, ocre	Doux, sucré	Soucis, ressassement
Métal	Poumon et gros intestin	Blanc	Piquant, épicé	Tristesse
Eau	Rein et vessie	Noir/bleu marine	Salé	Peur, angoisse
Bois	Foie et vésicule biliaire	Vert	Acide	Colère
Feu	Cœur et intestin grêle ; maître cœur et triple foyer	Rouge	Amer	Passion, amertume

N'OUBLIEZ PAS !

Ce n'est pas le moment d'être timide, alors exprimez-vous ! Plus vous serez ouvert et honnête avec le praticien, mieux il pourra vous aider à mettre sur pied le meilleur plan d'action pour vos besoins et vos problèmes.

Ensemble, vous et votre praticien allez concevoir un plan de traitement dont la nature dépendra grandement de vos objectifs et besoins personnels. Une fois ce plan arrêté, le praticien peut suggérer les étapes menant à l'atteinte de vos objectifs.

Par exemple, si vos douleurs concernent plusieurs endroits, le praticien peut suggérer un plan de traitement nécessitant des séances plus fréquentes avec, à chacune, un objectif bien précis. Il peut vous conseiller de le consulter une ou deux fois par semaine en fonction de la gravité du problème. Quelqu'un souhaitant des interventions à titre préventif aura peut-être besoin de séances moins fréquentes, par exemple une fois par mois ou par trimestre, et plutôt axées sur le bien-être et la diminution du stress.

C'est à vous qu'il incombe de décider, avec lui, de la fréquence des séances. Cela dépend de nombreux facteurs tels que l'utilité que vous accordez aux séances, les autres soins dont vous bénéficiez et, bien entendu, votre situation financière. Pour la majorité des gens, ces séances ne sont pas remboursées. Il va donc sans dire que votre budget et votre temps seront des facteurs décisifs. Mais, n'ayez crainte, quel que soit votre degré d'engagement, les séances porteront toujours leurs fruits.

Certaines mutuelles prennent en charge un certain nombre de séances de shiatsu et/ou de réflexologie. Demandez à votre praticien s'il est éventuellement agréé par l'une d'entre elles.

Faites preuve de réalisme dans vos attentes. Si cela fait dix ans que vous avez mal au dos, il n'est pas raisonnable d'espérer que les douleurs disparaissent du jour au lendemain, même avec les meilleures séances du monde. Cela peut arriver parfois mais procédez plutôt par petites étapes et préférez des objectifs modestes, vous serez plus susceptible de profiter de résultats positifs.

Enfin, la séance de traitement

Maintenant que vous avez parlé avec le praticien et planifié votre programme, il est l'heure de rentrer dans le vif du sujet : votre séance de traitement. Nombre de praticiens aiment faire une courte séance pratique lors de la première visite juste après la prise de contact, d'autres effectuent la prise de contact puis vous redonnent un rendez-vous pour la séance pratique. Chez certains praticiens, la première séance est plus chère que les suivantes tandis que, chez d'autres, le prix est identique. Certains réduisent la prise de contact au strict minimum, se concentrant uniquement sur votre objectif principal et ne personnalisant pas plus la séance. Cette grande diversité peut prêter à confusion. Demandez donc à votre praticien potentiel comment il procède avant de vous engager.

Vous avez peut-être tellement hâte d'entrer dans le vif du sujet que vous serez ravi(e) le moment venu. Voici donc ce qui vous attend :

1. **Votre séance débute toujours par la phase de l'entretien puis le praticien exécute le traitement en appliquant les techniques décrites au chapitre 4 sur les points à rééquilibrer.**

2. **S'il s'agit d'une séance de shiatsu, vous êtes allongé, au sol, sur un tapis de shiatsu (futon ou tatami). Contrairement à ce qui se fait parfois, le shiatsu ne se pratique pas sur une table mais sur le sol. Le praticien est ainsi mieux à même d'utiliser le poids de son corps pour exercer les pressions justes.**

   La pièce est normalement éclairée, bien chauffée et confortable, avec éventuellement de discrets parfums d'aromathérapie. Il est impossible d'éliminer toutes les sources de distraction telles que les bruits de l'immeuble ou de la circulation mais, à mesure que la séance progressera, vous ne les remarquerez même plus.

   S'il s'agit d'une séance de shiatsu de confort, de bien-être, vous demeurez complètement habillé.

   L'idéal est de porter des vêtements souples pour que les étirements soient réalisés plus facilement.

   S'il s'agit d'une séance de shiatsu thérapeutique, donnée par un professionnel, vous serez en sous-vêtements.

   Le praticien a en effet besoin de pouvoir observer certaines zones de votre dos ou de votre ventre. Il peut également avoir besoin d'utiliser certains baumes ou outils comme des moxas (bâtons d'armoise utilisés parfois pour chauffer les points d'acupuncture).

   Pour une séance de réflexologie, vous êtes assis sur une chaise de réflexologie ou allongé sur un tapis de sol avec les jambes relevées et n'enlevez que les chaussures et les chaussettes.

   La séance totale dure généralement une heure.

ASTUCE

Il est rare que le praticien vous parle pendant la séance. Il peut cependant arriver qu'il ait besoin de faire certaines observations ou de vous poser des questions, selon les objectifs fixés. S'il vous parle en permanence, ce n'est pas adapté et n'hésitez pas à le lui dire. Il se peut qu'il en soit de même pour lui, si c'est vous qui parlez trop.

Si vous étiez un peu nerveux, vous découvrirez peut-être que vous vous en faisiez sans raison. Il est très probable que vous vous sentiez très rapidement détendu, dès que votre praticien commence à appliquer les techniques relaxantes susceptibles d'améliorer sensiblement le stress ou la douleur et la gêne dont vous souffrez.

3. **Une fois la séance terminée, vous disposez de quelques minutes pour récupérer avant de vous lever.**

4. **Le praticien vous fait part de ses conclusions et vous suggère des mesures à adopter pour prendre soin de vous, puis vous fixe un prochain rendez-vous.**

Avec les séances suivantes, certains problèmes évolueront vers leur résolution, révélant la présence d'autres problèmes qui étaient sous-jacents. À l'instar de l'épluchage d'un oignon, il y a toujours une chose à traiter après la dernière. À chaque début de séance, une réévaluation des problèmes et des objectifs sera effectuée pendant une dizaine ou une quinzaine de minutes. Le nombre de séances dépendra des résultats que vous obtenez. Vous remarquerez peut-être des progrès réguliers et souhaiterez alors garder le rythme d'une séance par semaine. Mais vous pouvez vous sentir très bien et passer à une séance par mois, à moins que les séances ne vous apportent aucune aide et que vous décidiez de tout arrêter. Dans tous les cas, votre praticien peut vous aider à prendre la décision.

Sachez qu'il n'est en tout cas pas nécessaire (ni conseillé), à de très rares exceptions près, de faire plusieurs séances par semaine, sur des périodes longues (en dehors d'enrichir le praticien). Le shiatsu et la réflexologie, lorsqu'ils sont utilisés dans leur champ d'action, donnent des résultats relativement rapidement. Dès la deuxième ou la troisième séance, un mieux doit être ressenti et, en général, un traitement appliqué pour un problème précis ne doit pas dépasser quatre à cinq séances.

Pour consolider un traitement effectué ou dans l'optique d'un entretien de confort, un rythme d'une séance par mois ou par trimestre est le plus adapté.

Deuxième partie

Favoriser le bien-être émotionnel et physique

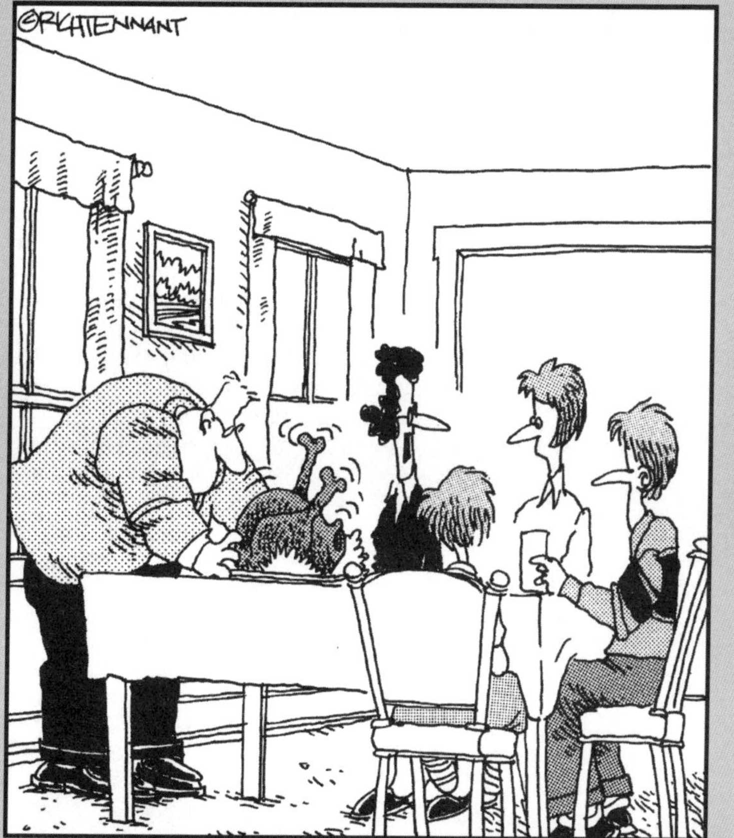

« C'est ça d'être marié avec un praticien de shiatsu.
À Noël, il faut toujours qu'il vérifie si la dinde
a un flux de ki satisfaisant avant de la découper. »

Dans cette partie...

Le bien-être physique passe par un équilibre et une harmonie émotionnels. Ce thème est tellement important que nous consacrons cette partie à la relation entre la santé physique et la santé émotionnelle.

Nous parlons de l'importance d'un entretien régulier et nous vous apprenons à surveiller les changements enregistrés au niveau de votre ki et à y réagir. Nous avons également inclus des protocoles qui permettront cela. En outre, nous détaillons les notions de yin et de yang, ainsi que les processus de stockage des émotions dans le corps à l'origine des problèmes physiques. Nous vous révélons ensuite des techniques pour gérer (et éviter) l'anxiété, le stress, la dépression et d'autres facteurs menaçant votre santé émotionnelle. Pour résumer, cette partie vous dit tout ce que vous devez savoir sur la relation primordiale corps-esprit et son influence sur le processus de guérison.

Chapitre 6

Rester en bonne santé

Dans ce chapitre :

- Découvrir l'importance d'un entretien régulier
- S'adapter aux changements dans le flux de ki
- Se concentrer sur des points bien précis afin d'afficher un bien-être optimal
- Éviter les futurs problèmes

En y réfléchissant bien, la plupart des gens prennent des mesures au quotidien pour rester en bonne santé (en supposant qu'ils aient la chance d'avoir une santé satisfaisante). Par exemple, ils se brossent les dents plusieurs fois par jour sans même y penser, mais c'est pourtant la mesure la plus importante qu'ils prennent pour préserver leur capital dentaire. Il y a ensuite d'autres mesures plus modestes qui peuvent grandement influer sur votre état de santé général. Certaines personnes prennent chaque jour leur dose de vitamine C afin d'essayer d'éviter les rhumes, tandis que de nombreux individus font de leur routine quotidienne un véritable cocktail de vitamines.

Vous pouvez ajouter une ou plusieurs choses à cet arsenal de santé : les plans thérapeutiques pour rééquilibrer le ki. Même si vous avez la chance de ne souffrir d'aucune blessure ou maladie en ce moment, vous pouvez tirer parti du travail corporel. En favorisant l'équilibre et l'harmonie physiques et psychiques et en permettant une circulation énergétique satisfaisante dans votre corps, les traitements thérapeutiques du ki peuvent empêcher l'émergence de déséquilibres énergétiques et de blocages à l'origine de certaines douleurs. Dans ce chapitre, nous abordons les différentes façons dont le shiatsu et la réflexologie peuvent contribuer à vous maintenir en bonne santé et nous vous indiquons comment favoriser ce processus.

L'importance d'un entretien régulier (et les bénéfices des plans de traitement)

Comme vous le dira n'importe quel professionnel de la santé (et comme le savent la plupart des gens), pour afficher un état de santé optimal, il faut s'entretenir. Prenez minutieusement en compte toutes les facettes de votre santé : physique, mentale et émotionnelle. Le bien-être optimal s'exprime non seulement par une absence de maladies ou de symptômes, mais également par la vitalité, la motivation et un moral au beau fixe.

Maintenir l'équilibre de toutes vos dimensions, conserver un niveau d'énergie optimal et un bon équilibre général met votre corps dans les meilleures conditions pour combattre n'importe quel déséquilibre et guérir de toutes les blessures. Préserver l'équilibre naturel des forces vitales est essentiel pour permettre à tout votre être d'affronter n'importe quelle épreuve. C'est là que le shiatsu et la réflexologie entrent en scène, principalement dans deux domaines fondamentaux : la stabilité émotionnelle et le flux énergétique. Ces arts du traitement contribuent notamment à préserver votre bien-être en renforçant votre ki et en équilibrant les forces yin et yang de votre corps.

S'occuper de la force et de la stabilité émotionnelles

Il est difficile, et peut-être même impossible, d'être en bonne santé physique sans équilibre et sans bien-être émotionnel. Tôt ou tard, votre instabilité émotionnelle se répercute sur la façon dont vous vous sentez physiquement. Des perturbations au niveau de votre état émotionnel déclenchent presque toujours des symptômes physiques. Quand vous êtes inquiet ou effrayé, il se produit automatiquement une réaction physique : une tension dans les épaules ou une crispation des mains. Inutile de dire que cela a des conséquences sur votre santé physique et votre bien-être.

Le stress émotionnel peut également générer des réactions néfastes susceptibles de nuire à long terme à votre santé physique. Par exemple, quand vous êtes stressé ou inquiet, vous pouvez manger à l'excès, fumer ou boire de l'alcool en trop grande quantité. Il se peut également que vous ayez du mal à dormir. Ces réactions déclenchent une spirale négative car le déclin de votre état physique accroît votre stress émotionnel.

En outre, le déséquilibre de votre état émotionnel (à cause de l'inquiétude, du stress, de la colère ou d'une contrariété, par exemple) force votre corps à solliciter une énergie et des ressources précieuses pour essayer de gérer la situation. Vous ne disposez alors plus de ressources suffisantes pour résoudre d'autres crises et êtes donc plus vulnérable à la maladie et à d'autres problèmes physiques.

Le travail corporel peut vous aider de différentes manières à rester en bonne santé :

- Cela diminue la tension et le stress, tous deux étroitement liés à la douleur.
- En faisant baisser le niveau de stress, vous pouvez diminuer la douleur qui accompagne divers problèmes de santé. Il est également bien connu que le stress et la tension peuvent se présenter sous forme de troubles physiques tels que des maux de tête, des douleurs musculaires et d'autres problèmes.
- Le système nerveux libère plus d'*endorphines*, ces neurotransmetteurs qui méliorent l'humeur d'une personne et génèrent un sentiment de bien-être.
- Cela facilite les variations hormonales, également affectées par les modifications du flux énergétique.
- Vous êtes plus conscient du lien entre vos émotions et votre moi physique. La prise de conscience vous permet de contrôler l'équilibre général de votre vie, en évitant autant que possible les situations émotionnellement déséquilibrantes ou bien en les évacuant aussitôt, chaque fois qu'elles ne peuvent être évitées.

Accroître la conscience de soi

Un entretien adéquat et régulier suppose de favoriser un flux de ki sain et équilibré. Idéalement, il faudrait que cet équilibre soit constant en permanence ou tout du moins le plus souvent possible. Vous devez donc être bien en phase avec tout votre être afin de pouvoir détecter la moindre perturbation dans votre flux énergétique.

Votre ki varie inévitablement selon les jours. C'est le cycle naturel des hauts et des bas. Votre ki est affecté par une liste interminable de facteurs : votre état émotionnel, votre environnement, et même la période de l'année (changements de saison). Tout changement dans vos habitudes (alimentation, sommeil, etc.) peut modifier l'équilibre de votre ki. Chez les femmes, le niveau du ki a tendance à fluctuer au cours d'un même mois en fonction des changements hormonaux.

Les protocoles de travail corporel nourrissent vos sens, affinant votre capacité à évaluer en permanence l'état de votre énergie. En prenant plus conscience de l'équilibre naturel de votre corps, vous êtes capable d'identifier immédiatement (et même d'anticiper) tout dysfonctionnement et de prendre les mesures nécessaires pour rétablir l'harmonie avant l'apparition de graves complications. Par exemple, si vous savez par avance que votre ki sera perturbé à cause d'un manque de sommeil ces derniers temps, vous connaîtrez peut-être les dispositions à prendre (l'exécution de certaines techniques de traitement sur soi, se donner la possibilité de récupérer en dormant) afin de restaurer un flux énergétique satisfaisant.

Il est important de connaître sa capacité à établir un diagnostic de l'état dans lequel se trouve son ki. Trop de personnes doutent de leur faculté à bien se connaître. Personne ne connaît mieux votre corps que vous-même. Prêtez attention aux signaux qu'il vous envoie. Si vous avez l'impression que quelque chose cloche, vous avez de fortes chances d'être dans le vrai, même si aucun symptôme n'est encore apparu.

Cette conscience de soi est un véritable don. Profitez-en plutôt que de l'ignorer. Cette connaissance particulière de soi vous aidera à détecter le moindre déséquilibre et à procéder aux ajustements nécessaires tant que vous n'aurez que les prémices d'un problème potentiel.

Les actions préventives pour avoir moins de problèmes

Conserver équilibre et harmonie ne consiste pas simplement à procéder à des ajustements une fois des changements remarqués au niveau de votre ki. Il est tout aussi important de prendre les devants et d'essayer d'éviter que les problèmes ne surviennent.

En faisant régulièrement en sorte que votre corps bénéficie d'une vitalité et d'un flux énergétique satisfaisants, vous pouvez souvent empêcher les états de stagnation à l'origine de nombre de perturbations de votre ki et, inévitablement, de gêne ou de douleur.

Diminuer le stress, la tension et la fatigue

Le stress mental et émotionnel, ainsi que la tension et la fatigue physique, peuvent générer ou contribuer à l'apparition d'une longue liste de douleurs et de problèmes de santé. L'emploi des protocoles de diminution du stress présentés dans cette section est un excellent moyen de s'épargner de futurs problèmes. Les figures 6.1, 6.2 et 6.3 vous indiquent où se trouvent les différents points et le tableau 6.1 les décrit en détail. Si vous ne savez pas comment mesurer les *chon*, reportez-vous au chapitre 3.

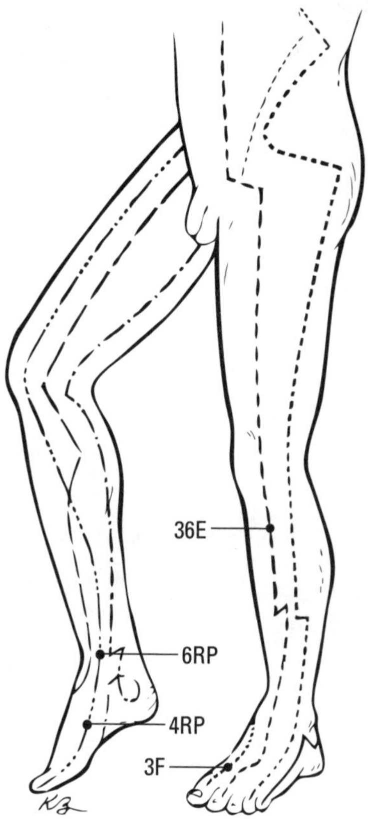

Figure 6.1 : Les points d'acupuncture situés sur les jambes et les pieds.

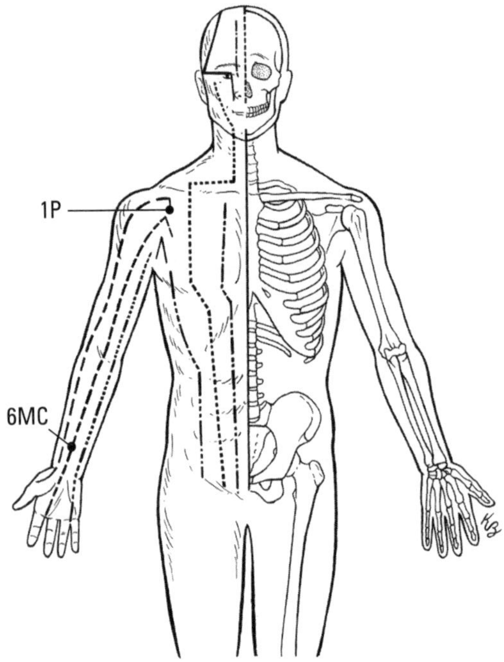

Figure 6.2 : Les points d'acupuncture situés sur le torse (vue de face).

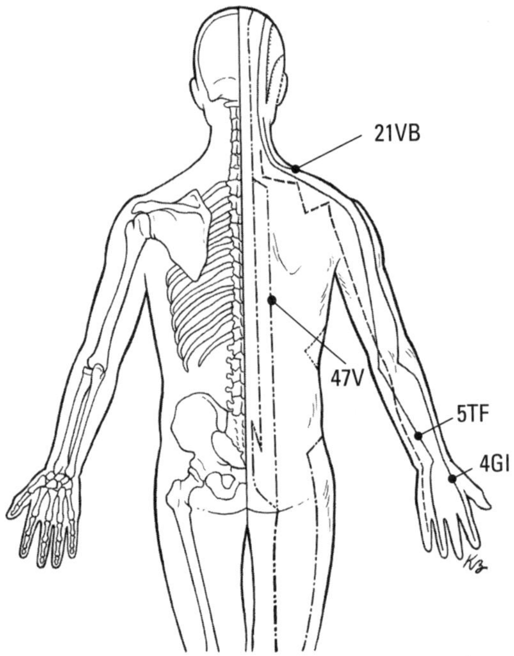

Figure 6.3 : Les points d'acupuncture situés sur le torse (vue de dos).

Tableau 6.1 : Les points du bien-être optimal

Abréviation du point	*Nom du point*	*Localisation*	*Avantages*
36E*	Trois mesures de la jambe	Trois *chon* en dessous de la pointe de la rotule et un *chon* à l'extérieur de l'arête du tibia.	Renforce et nourrit le ki, diminue la fatigue et régule le flux énergétique.
3F	Suprême assaut	Sur le dessus du pied, entre le gros et le deuxième orteil. Remontez jusqu'à l'endroit où se trouve une dépression, là où se rejoignent les métatarses.	Ce point est un puissant harmonisateur qui permet une circulation fluide du ki. Sert à tonifier et à purifier le système.
4RP	Grand-père et petit-fils	Ce point est situé sur la face interne du pied, deux *chon* derrière la base du gros orteil, contre l'articulation du premier métatarse, juste à la jonction de la peau du dessus du pied (blanche) et du dessous du pied (plus rouge).	Ce point soutient et nourrit tous les aspects de l'ensemble corps-esprit et équilibre la circulation. Sert à vous ancrer et à trouver un équilibre émotionnel, tout en apaisant l'inquiétude et l'anxiété.
6RP*	Croisement des trois yin	Trois *chon* au-dessus de la malléole interne en arrière et contre le tibia.	Ce point a de nombreuses fonctions. C'est là que se croisent les trois principaux méridiens yin de la jambe. Sert à dynamiser le ki de la jambe et a une forte action sur le système hormonal, notamment sur les œstrogènes.
6MC	Porte interne ou obstruction interne	Sur la face interne du bras, deux *chon* au-dessus du pli du poignet, entre les deux tendons.	Ce point équilibre l'énergie yin (voir le chapitre 1) et protège le méridien du cœur contre l'excès de stress. Sert à libérer toutes les obstructions et notamment la poitrine. Favorise une respiration profonde. Bon également pour la nausée.
5TF	Barrière externe	Sur l'arrière du bras, deux *chon* au-dessus du pli du poignet, entre les deux os (cubitus et radius).	Sert à stimuler un flux abondant d'énergie et à soutenir le système immunitaire. Bon pour équilibrer l'énergie yang.

Remarque : Dans cet ouvrage, les localisations et les noms des points d'acupuncture indiqués en français sont des traductions du chinois tirées du livre de référence *L'Esprit des points*, de Philippe Laurent (Éditions You Feng, 2000).

Tableau 6.1 : Les points du bien-être optimal

Abréviation du point	*Nom du point*	*Localisation*	*Avantages*
4GI*	Torrent harmonisateur	Sur le sommet de l'éminence qui se forme lorsque vous serrez le pouce et l'index. Une fois le point repéré, détendez la main. Le point se trouve contre et légèrement sous le métacarpien de l'index.	Sert à diminuer la tension musculaire et à diminuer le stress. Favorise la circulation du ki vers le bas.
1P	Résidence centrale	Ce point est situé sur le côté externe du thorax, entre les première et deuxième côtes, à six *chon* (deux largeurs de main) du sternum. Appuyez sur ce point avec vos pouces vers le sternum.	Sert à ouvrir la poitrine et favorise une respiration profonde. Augmente la circulation sanguine et celle du ki, et instaure un équilibre émotionnel.
47V	Porte de l'âme	Ce point est situé à trois *chon* (une largeur de main) du centre de la colonne vertébrale, à l'horizontale de la neuvième vertèbre dorsale, dans le neuvième espace intercostal.	Sert à diffuser le ki vers tous les méridiens. Soutient tout le corps et soulage des tensions ressenties au niveau du dos.
21VB	Puits de l'épaule	Sur le dessus de l'épaule, entre deux faisceaux du muscle trapèze, à mi-chemin entre la pointe de l'épaule et la base du cou. Dans le corps du muscle.	Sert à diminuer le stress et les tensions. Favorise la circulation du ki vers le bas.

* Ne jamais utiliser ce point chez une femme enceinte.

Le protocole de cette section, qui dure 20 minutes en tout, vous aidera à rester en bonne santé si vous l'effectuez régulièrement. Son objectif est de stimuler et réguler le flux de ki, ainsi que d'instaurer une harmonie dans tout votre corps. Vous pouvez également la pratiquer sur un(e) ami(e). Le receveur doit d'abord exécuter les exercices d'étirement et de respiration suivants :

1. **Asseyez-vous tranquillement sur une chaise ou en tailleur à même le sol. Respirez trois fois profondément par le ventre afin d'envoyer de l'énergie dans votre corps. Dans le même temps, essayez de vous ancrer et de vous centrer sur vous-même.**

   Le chapitre 2 vous explique ces techniques essentielles.

2. **Continuez de respirer par le ventre tout en étirant l'ensemble de votre corps :**

   • Levez-vous et attrapez-vous les bras en les plaçant au-dessus de votre tête. Tout en inspirant, étirez les bras vers l'arrière, sans aller jusqu'à la douleur. Maintenez la position pendant 3 secondes.

   • Penchez-vous vers l'avant en expirant et en étirant les bras vers le sol. Maintenez la position pendant 3 secondes, le corps mou comme une poupée de chiffon.

   • Redressez-vous en inspirant. Placez les bras au-dessus de la tête et penchez-vous sur le côté en expirant. Maintenez la position pendant 3 secondes. Reprenez une position droite en inspirant puis faites la même chose de l'autre côté.

   • Répétez trois fois la même séquence afin d'ouvrir complètement les méridiens.

Une fois bien échauffé, vous êtes prêt à débuter le protocole de shiatsu. Demandez au receveur de s'allonger sur le dos sur un tapis. Avant de commencer, identifiez les points d'acupuncture des figures 6.1, 6.2 et 6.3. Si vous travaillez sur vous-même, vous pouvez faire tout cela assis sur une chaise. Au cours de la séance, vous pouvez être amené à demander au receveur de changer de position une ou deux fois. Vous utiliserez une approche bilatérale pour les points des jambes et du dos, et procéderez méridien par méridien au niveau des bras car il est difficile de traiter simultanément un même point sur les deux bras. Vous commencerez toujours par le côté droit.

Traitez les séries de points suivantes en exerçant une pression répétée (ou en tournant dans le sens inverse des aiguilles d'une montre) sur les points pleins et une pression continue (ou en tournant dans le sens des aiguilles d'une montre) sur les points vides (attention, le point de référence est le receveur. Pour ne pas vous tromper de sens, imaginez la montre, posée sur le point que vous allez traiter) :

1. **Utilisez l'approche bilatérale pour les points 36E, 3F, 4RP et 6RP.**

   Traitez simultanément chaque point des deux côtés pendant 2 à 3 minutes. Répétez la séquence deux à trois fois jusqu'à ce que tous les points présentent un même équilibre des deux côtés.

2. **Procédez méridien par méridien pour les points 6MC, 5TF et 4GI*.**

   Commencez par le bras droit. Traitez un point à la fois. Exercez, selon le besoin, une pression continue (ou tournez dans le sens des aiguilles d'une montre) ou une pression répétée (ou en tournant dans le sens inverse des aiguilles d'une montre) pendant environ 30 secondes puis passez au même point sur le bras gauche. Passez ensuite au point suivant. Répétez la séquence trois fois sur chaque bras.

3. **Utilisez l'approche bilatérale pour les points 1P, 47V et 21VB.**

   Passez 2 à 3 minutes sur chaque point. Répétez la séquence trois fois.

4. **Terminez le traitement en restant (vous ou le receveur) tranquillement allongé à vous détendre.**

   Il se peut que vous ressentiez une certaine chaleur et des picotements dans tout le corps, ainsi qu'un sentiment général d'ouverture et de bien-être. Concentrez-vous sur l'attraction de la santé, de l'harmonie et du bonheur.

Vous pouvez faire suivre ce protocole de la séquence de réflexologie axée sur le bien-être, expliquée dans la section suivante, ou simplement prendre le temps de vous détendre.

Le protocole de réflexologie pour le bien-être

Le bien-être total porte bien son nom puisqu'il envahit toutes les dimensions de votre être : physique, mentale et spirituelle. Le protocole suivant stimule toutes les parties du pied et donc toutes les zones du corps et de l'esprit. Pour en privilégier certaines, utilisez la carte de la figure 6.4.

Pour une séance complète, procédez comme suit :

1. **Pour commencer, lavez-vous et séchez-vous les pieds.**

   Vous pouvez transformer cette étape en rituel en vous dorlotant avec des crèmes ou des huiles.

   Vous pouvez exécuter cette routine sur un(e) ami(e) moyennant de simples ajustements. Prenez place sur une chaise, le receveur étant également assis sur une chaise en face de vous. Mettez le pied de votre ami(e) sur votre genou. Veillez à ce qu'il soit bien installé et que la température ambiante soit satisfaisante. Vous pouvez également lui demander de s'allonger sur le dos sur un tapis et placer un gros oreiller sous ses genoux. Levez un pied après l'autre. Prêtez attention aux réactions de votre receveur. Il se peut bien entendu que vous n'entendiez que des « ahhh » et des « ohhh », à prendre également en compte comme des réactions positives.

2. **Si vous n'avez pas encore effectué les étirements et les exercices de respiration profonde, respirez profondément par le ventre à plusieurs reprises. Les exercices de respiration profonde sont expliqués dans le chapitre 2.**

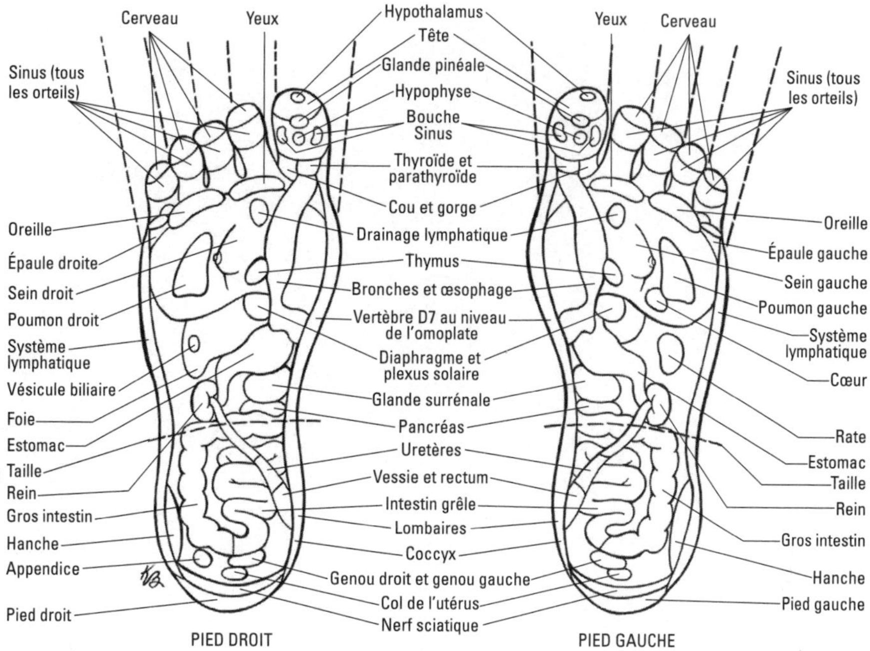

Figure 6.4 : La carte de réflexologie pour le bien-être total.

3. **Asseyez-vous sur une chaise ou un lit et croisez une jambe de façon à ce que votre pied repose sur le genou de l'autre jambe. Utilisez la technique du *foot rolling* (faire rouler le pied entre les mains) (voir le chapitre 4) pour éliminer les blocages entravant la circulation du ki.**

4. **Utilisez la technique du *foot stripping* (étirement en éventail du pied) (voir le chapitre 4).**

   Descendez verticalement jusqu'à ce que vous atteigniez votre talon. Faites-le trois ou quatre fois en déplaçant le point de départ latéralement.

5. **Utilisez la technique de rotation sur tout votre pied.**

   Si un point est douloureux, regardez sur votre carte à quelle partie du corps il correspond. Passez plus de temps dessus en procédant à des étirements et en faisant des rotations. Exercez sur ces points une pression continue, puis une pression rythmique. Restez plusieurs minutes sur chaque point ou jusqu'à ce que la douleur ait disparu.

6. **Effectuez l'enchaînement complet sur l'autre pied.**

7. **Terminez par 5 à 10 minutes de relaxation, en respirant profondément et en prêtant attention à la détente et au bien-être qui envahit tout votre corps.**

   La phase de relaxation est le moment où votre corps tire parti du flux de ki.

Chapitre 7

Le bien-être par l'équilibre des émotions

Dans ce chapitre :

- Percevoir l'importance des émotions
- Remonter à l'origine des émotions
- Favoriser les sentiments positifs
- Gérer l'énergie émotionnelle négative

Les émotions influent grandement sur votre humeur, votre enthousiasme, votre soif de vivre et votre état de santé. Ce chapitre étudie l'impact de vos émotions, de vos pensées, de vos attitudes et de vos croyances sur votre ki, votre santé et votre bien-être. Vous découvrirez également comment modifier les schémas inconscients gênants à l'origine de dysfonctionnements corporels grâce à l'utilisation d'outils simples mais puissants sur vous-même ou vos ami(e)s et vos proches. Mais n'oubliez pas que chaque chose a son rythme naturel. Vous ne pouvez pas forcer l'apparition du bien-être émotionnel, mais faire en sorte de réunir les conditions idéales.

Les émotions se produisent dans le corps

On vous a probablement déjà dit que les émotions se produisaient dans le cerveau sous la forme d'un processus chimique, n'est-ce pas ? Vous apprendrez peut-être avec surprise qu'une frange de plus en plus nombreuse de la communauté scientifique pense que les émotions sont *somatiques*, à savoir des événements corporels. Elles ne se produiraient pas dans le cerveau mais dans le corps. C'est peut-être une vision nouvelle mais elle se défend et se vérifie de plus en plus.

Repensez à la dernière fois où vous vous êtes senti vraiment triste. Imprégnez-vous de cette tristesse en vous remémorant l'événement à l'origine de votre sentiment. Où ressentiez-vous cette tristesse ? Pour la plupart des gens, c'est au niveau du cœur ou de la poitrine. L'amour est une autre émotion associée à cette partie du corps. Pensez à une personne ou à un animal que vous adorez. Revivez la dernière fois où vous avez passé un délicieux moment avec cette personne ou cet animal. Immergez-vous complètement dans ce souvenir et laissez ce sentiment d'amour croître de plus en plus. Où s'exprime-t-il ? Exactement ! À quand remonte la dernière fois où vous avez ressenti de l'anxiété ? Aviez-vous l'estomac noué ? L'anxiété se ressent généralement au niveau de l'estomac ou du plexus solaire. La plupart des gens ressentent les émotions dans le torse et, bien que chaque individu soit unique, nombreux sont ceux à associer une émotion à la même partie du corps.

La plupart des personnes font généralement confiance à leurs sentiments et à leurs perceptions. Si vous avez mal au gros orteil de votre pied gauche, vous l'observez pour déceler ce qui ne va pas. Vous ne situez pas cette douleur dans votre tête et n'imaginez pas que la sensation soit localisée par hasard au niveau de l'orteil, n'est-ce pas ? C'est pourtant ainsi que raisonne l'être humain quand il s'agit d'émotions. Bien que vous la ressentiez dans votre corps, vous pensez que l'émotion vient de votre tête ! Vous retrouvez en fait partout dans votre corps toutes les substances chimiques du cerveau liées aux émotions. Elles peuvent être fabriquées par n'importe quelle cellule.

Certains scientifiques tels que le Dr Candace Pert estiment désormais que l'émotion a notamment pour fonction d'établir une communication entre le corps et l'esprit. Les travaux de recherche menés ces dix dernières années montrent que les substances chimiques de l'émotion sont produites par des cellules dans tout le corps et qu'elles voyagent jusqu'au cerveau, donnant ainsi à ce dernier des informations sur le corps. Le processus fonctionne dans les deux sens car les cellules cérébrales créent également des substances chimiques liées aux émotions qui se propagent dans le corps. C'est le principe de base de la médecine corps-esprit.

ASTUCE

Si, comme nous, vous trouvez ce concept fascinant, jetez un coup d'œil à ce livre : *Le Corps quantique : trouver la santé grâce aux interactions corps/esprit*, de Deepak Chopra (InterÉditions). Jetez également un œil au best-seller de Michel Odoul *Dis-moi où tu as mal, je te dirai pourquoi* (éd. Albin Michel), à moins que vous ne préfériez écouter l'audiolivre du même nom. Vous découvrirez son concept de psychoénergétique qui propose une cartographie étonnante des relations corps-esprit. Elle vous aidera à faire le lien entre telle souffrance physique et telle partie du corps. Pour cela, Michel s'appuie non pas sur la biologie mais sur le ki.

Les sentiments et leur localisation

L'association émotion/partie du corps se retrouve dans les métaphores employées par le langage courant. Par exemple, quand vous avez du chagrin, vous avez le cœur en miettes. Quand vous êtes anxieux, vous avez l'estomac noué. Lorsque quelque chose vous contrarie, cela vous prend la tête et quand quelque chose vous pèse trop, vous en avez plein le dos. Vous avez certainement beaucoup d'autres exemples. Voici quelques associations courantes entre des parties du torse et des émotions équilibrées et déséquilibrées :

Localisation	***Émotion équilibrée***	***Émotion déséquilibrée***
Intestins	Sécurité	Grande peur/terreur
Bas-ventre	Fierté	Honte/culpabilité
Partie supérieure de l'abdomen	Pouvoir personnel	Anxiété/colère
Poitrine	Amour/bonheur	Chagrin/tristesse

Vous pouvez vous référer au schéma suivant extrait du livre de Michel Odoul *Dis-moi où tu as mal, je te dirai pourquoi*, Albin Michel, 1994.

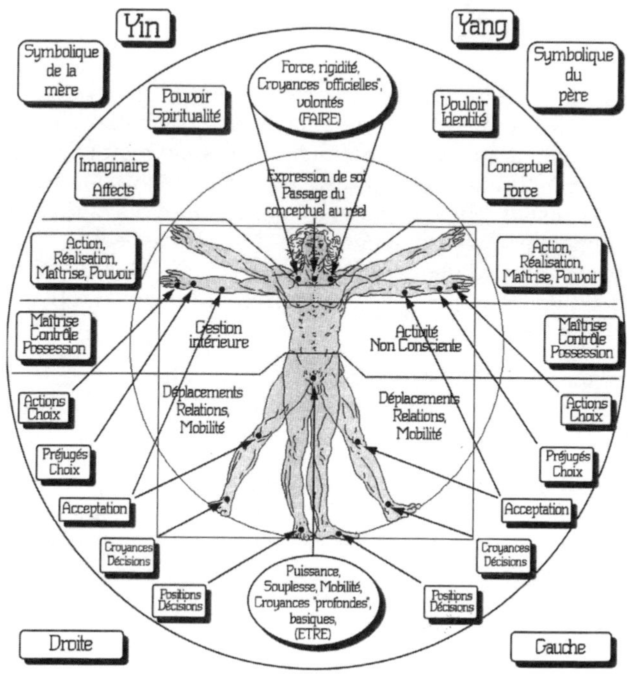

Figure 7.1 : Symboliques corporelles et axes psycho-comportementaux

Souriez à vos organes

Un dicton taoïste dit ceci : « Le sourire déclenche la sécrétion par les organes de substances sucrées. Le froncement de sourcils déclenche la sécrétion par les organes de substances aigres. » De nombreuses personnes prennent ce dicton à cœur et commencent toujours la journée en souriant à leurs organes pendant cinq minutes. Essayez ! vous pourriez être surpris. Une thérapeutique par le rire, qui nous vient de l'Inde, rencontre ces derniers temps un succès incroyable à travers le monde. Alors rions et nos organes riront !

La médecine orientale a de nombreuses longueurs d'avance ! L'idée selon laquelle les dimensions de l'esprit et des émotions sont importantes en cas de maladie existe dans la médecine traditionnelle chinoise depuis plus de deux mille ans. Celle-ci considère que les émotions sont générées dans le corps puis transmises au ki. Les déséquilibres ou le stress émotionnel peuvent déclencher des tensions musculaires et un mauvais fonctionnement des organes. Le shiatsu est l'outil idéal pour équilibrer les émotions et favoriser par là même le bien-être.

Émotions et méridiens

Chaque méridien régit un organe et porte le nom de ce dernier. Chaque organe génère, stocke ou diffuse une qualité émotionnelle. Les organes et les méridiens yin génèrent des émotions et leurs pendants yang diffusent les informations émotionnelles au reste du système corps-esprit. Méridiens et organes produisent à la fois des émotions équilibrées et déséquilibrées. Mais l'être humain se focalise généralement sur les aspects négatifs. Naturellement, si tout va bien, vous n'y touchez pas. On n'équilibre un méridien que s'il est déséquilibré. Avant d'approfondir le sujet, observez les associations suivantes :

- **Foie :** génère la colère, la frustration, l'irritabilité et le ressentiment. Méridien lié à la planification et à la mise en route de décisions. C'est lui qui porte la conscience du moi et il répond à la question « qui suis-je ? ».

- **Vésicule biliaire :** exprime la colère et la dépression (colère contre soi). Méridien lié à l'exécution des plans et à l'application des décisions émanant du foie. C'est le sens de la justice et de l'injustice, de la frustration. Il exprime le moi et répond à la question « quelle est ma place ? ».

- **Poumon :** génère la tristesse. Méridien lié aux limites (ce qu'il absorbe et ce qu'il libère) et au sens du territoire. Il protège des agressions du monde extérieur et donne la capacité à dire non ou stop.
- **Gros intestin :** exprime le chagrin. Méridien qui maintient les limites et permet d'évacuer les tensions. Il a la charge du maintien et du relâchement. C'est lui qui gère la capacité au lâcher prise.
- **Rein :** génère la peur. Méridien qui stocke l'énergie ancestrale ou les éléments génétiques. C'est le siège de la puissance profonde, de la volonté. Il gère les croyances profondes, les certitudes acquises et innées. Il a la charge de la capacité de résistance à la fatigue et au stress.
- **Vessie :** exprime la peur et permet de l'évacuer dans la réaction de lutte ou de fuite. Méridien qui gère les informations génétiques. C'est la capacité à évacuer les vieux schémas, les vieilles croyances qui ne sont plus utiles ou adaptées. Il a la charge de la rectitude intérieure, de la noblesse d'être.
- **Rate-pancréas :** génère l'inquiétude, les soucis et la réflexion. Méridien lié à la mémoire acquise et aux souvenirs. C'est aussi le rapport à la matière, à l'appropriation et à la possession. C'est pour cela que la jalousie dépend de lui. Il gère le sens de l'organisation : « Une place pour chaque chose et chaque chose à sa place. »
- **Estomac :** exprime l'inquiétude et les soucis, affecte la mémoire. Il favorise ou néglige le fait de prendre soin de soi sur le plan émotionnel par une trop grande préoccupation des données rationnelles ou matérielles. C'est l'énergie de l'action et du conscient rationnel.
- **Cœur :** génère la joie et, en excès, l'euphorie, la passion, voire la violence. Il a la charge de l'émotivité. Méridien lié à la vision de son destin, à l'intelligence et en particulier celle du cœur (le quotient émotionnel) et à la dimension spirituelle. En lui loge le *shen*, l'esprit de l'individu (le soi).
- **Intestin grêle :** diffuse les émotions du cœur. Assimile les informations et a, de ce fait, la gestion de la saturation, du surmenage. Il a la charge de l'objectivité et de la subjectivité. De lui dépendent la bonne et la mauvaise foi.
- **Maître cœur :** protège le cœur contre les excès et les chocs. Il s'agit d'un méridien supplémentaire qui ne régit pas un organe à proprement parler mais est lié au *péricarde*, membrane remplie de liquide qui enveloppe le cœur, le protégeant ainsi des blessures et des infections. Considéré comme le second méridien du cœur, *son Premier ministre*. C'est lui qui a la charge du sens du plaisir physique, sexuel et intellectuel et de notre capacité à accepter et vivre le pouvoir juste que nous pouvons avoir sur la vie.

- **Triple foyer :** diffuse les émotions du cœur et les informations de l'intestin grêle grâce aux trois foyers du torse. Le TF n'est pas associé à un organe en particulier mais aux trois centres énergétiques et nerveux du torse : le plexus brachial, le plexus solaire et le plexus sacré. C'est lui qui a la charge de la bonne assimilation des différents niveaux *nutritionnels* de la vie (*ki du ciel* = respiration, soleil, environnement physique et psychique + *ki de la terre* = nourriture, tellurisme + *ki ancestral* = passé, hérédité). Il détermine de ce fait notre capacité à faire la part des choses dans notre vie.

Pour rafraîchir vos connaissances sur les méridiens, reportez-vous au chapitre 3.

Pour étudier l'équilibre émotionnel, observez ce qui génère les émotions et le mode d'expression de ces émotions. Ces informations peuvent servir à concevoir votre protocole de traitement. Par exemple, si vous êtes inquiet et anxieux pour des raisons matérielles, scolaires ou professionnelles, englobez le contrôle de l'équilibre des méridiens de l'estomac et de la rate-pancréas dans votre plan de traitement. L'inverse fonctionne également. Par exemple, si vous avez des maux d'estomac, demandez-vous ce qui vous inquiète. Le fait de relier les maux d'estomac à une émotion peut contribuer à éliminer la tension qui vous tenaille, surtout si, dans le même temps, vous utilisez le shiatsu ou la réflexologie pour équilibrer le méridien ou l'organe régissant l'émotion en question.

Rappelez-vous que l'intention guide l'énergie, que la conscience aide le ki (voir le chapitre 2). Faire le lien entre votre ressenti physique et votre vécu psychique va donner un sens à ce que vous vivez. Cela favorise la prise de conscience de ce qui se joue et va faciliter le retour du ki vers cet équilibre qu'il a momentanément perdu. Par conséquent, la prochaine fois que vous ressentez une douleur physique, cherchez une éventuelle association émotionnelle tout en rééquilibrant les points concernés. Les plans de séances présentés dans les chapitres 6 à 18 vous indiquent où se situent les différents points.

L'influence de la pensée sur le ki

Chaque pensée produit une réaction corporelle. Si vous entendez un bruit au sous-sol et que vous pensez qu'il s'agit d'un voleur, votre corps déclenche un sentiment de peur. Celle-ci se transmet dans tout votre corps *via* une succession d'événements chimiques envoyant un message à chaque cellule pour que votre corps se prépare à l'action. Mais vous vous souvenez soudain que vous avez laissé la fenêtre ouverte. C'est en fait le bruit du vent que vous avez entendu. Ouf ! Lorsque votre pensée change, votre émotion initiale se transforme en soulagement et votre rythme cardiaque ralentit progressivement. Voilà un exemple de la façon dont vos pensées influent sur votre corps à travers la production d'émotions.

Plus vous connaissez le mécanisme de création de réactions corporelles générées par vos pensées et vos émotions, plus vous êtes en mesure de contrôler votre bien-être. Les pensées négatives génèrent des émotions restreignant le flux de ki, augmentant la fréquence cardiaque, créant des problèmes digestifs et affaiblissant le système immunitaire. Les pensées positives ouvrent les vannes énergétiques et permettent au ki de circuler librement et de manière homogène dans tout le corps. Ce phénomène contribue au bon fonctionnement de tous les organes.

La médecine orientale soutient que la pensée dirige votre ki. L'attention est traitée dans le chapitre 2. Votre ki va là où votre attention se porte. Si vous pensez sans cesse à ce qui ne fonctionne pas, votre énergie soutient ces éléments négatifs. Voici un exemple : notre coauteur Synthia a une cliente souffrant d'hypertension. Celle-ci s'inquiète de sa tension artérielle et la prend plusieurs fois par jour. Elle est nerveuse lorsqu'elle est élevée et, lorsqu'elle est faible, elle craint qu'elle n'augmente. Ce type d'inquiétude entraîne une augmentation de sa tension artérielle. Voilà l'illustration que le ki peut suivre votre esprit et générer des effets néfastes. Il est plutôt conseillé d'avoir des pensées positives sur le bon fonctionnement de votre corps. Le ki contribue alors à cet état satisfaisant.

La pensée positive

Soyons clairs sur la notion de « pensées positives ». Il ne s'agit pas là de pensées magiques ou d'incantations du style « je vais bien, tout va bien » dont on doive se matraquer la tête. Il s'agit simplement d'être plus vigilant à ce qui occupe la plupart du temps (pour ne pas dire en permanence) notre esprit et le pollue. Soyons honnêtes et réfléchissons un peu : qu'est-ce qui occupe notre esprit la plupart du temps ? Tout ce qui ne va pas ! Or cette permanence de pensées négatives n'est pas neutre. Elle s'appuie sur des sécrétions hormonales qui elles-mêmes agissent dans le corps et font des dégâts. Qui n'a pas entendu parler par exemple des fameux radicaux libres qui accélèrent le vieillissement ? Avez-vous envie de vieillir plus vite ? Non ! Alors arrêtons autant que possible de produire de ces radicaux-là ! C'est dans cette idée qu'il faut comprendre la notion de pensée positive en cherchant à laisser un peu plus de place dans notre tête et dans notre cœur à toutes ces choses qui, finalement, ne vont peut-être pas aussi mal que cela dans notre vie. Lorsque nous laissons notre esprit accueillir plus de joie de vivre et de confiance dans la vie, nous nous fatiguons étonnamment beaucoup moins vite, nous dormons mieux, nous avons plus d'énergie. Notre ki peut à nouveau circuler librement dans toutes les parties de notre être.

La capacité de transformation du shiatsu et de la réflexologie

Le shiatsu et la réflexologie ont la capacité de bouleverser votre vie. Il est possible de transformer en forces les peurs et les insécurités qui vous bloquent et de convertir en conceptions positives les attitudes et les croyances qui sapent votre confiance. Si vous prenez le temps d'explorer vos attitudes, vos émotions et vos pensées tout en utilisant les points de shiatsu, vos émotions vont devenir plus claires, votre ki va se modifier et votre pensée deviendra plus positive.

Supposons que vous souffriez d'un blocage au niveau du méridien de la vésicule biliaire de la jambe gauche. Vous avez peut-être du mal à prendre une certaine décision, cette hésitation ayant généré un blocage. Vous êtes sans doute en colère, vous avez un sentiment d'injustice dû à une autorité qui vous empêche d'avancer ou ne vous reconnaît pas à votre juste place ? Le ki de votre vésicule biliaire vous dit tout cela et, chaque fois que vous pensez au tracas causé par votre jambe, vous envoyez vers ce blocage de l'énergie pas forcément bienfaitrice. La diffusion de l'énergie peut renforcer le blocage, source d'une plus grande pression. Mais le fait de prêter attention à la zone touchée, de comprendre ce qui s'y exprime et de l'explorer peut produire l'effet inverse, à savoir libérer le ki stagnant et donc faire disparaître le blocage. Comment s'explique ce phénomène ? En fait, de nombreux blocages ont pour origine des croyances inconscientes ou des émotions non résolues et le fait de les explorer contribue à résoudre les problèmes.

ASTUCE

Il existe en France deux ouvrages qui expliquent ces processus, les liens qui peuvent être faits entre le corps et l'esprit et la façon dont nos comportements préparent le terrain à la maladie ou à la souffrance. Ce sont deux livres écrits par Michel Odoul. Le premier est celui que nous avons déjà évoqué dans ce chapitre, *Dis-moi où tu as mal, je te dirai pourquoi* (Albin Michel, 1994). Il s'agit là vraiment de l'ouvrage qui met le plus clairement en lien les vécus émotionnels, les maladies et les souffrances physiques ainsi que les énergies utilisées en shiatsu. Le deuxième ouvrage s'intitule *Un corps pour me soigner, une âme pour me guérir* (Albin Michel, 1994). Dans ce livre sont décodés les comportements et les modes de pensée qui conduisent à la maladie et à la souffrance, et comment changer ceux-ci, en nous réconciliant avec la vie et notre passé, et finalement nous-même.

La réflexologie peut également aider à modifier ses émotions et à libérer le ki. L'utilisation conjointe du shiatsu et de la réflexologie permet d'allier les forces de ces deux disciplines et d'améliorer leur efficacité. La réflexologie n'a pas de liste d'émotions associées mais vous pouvez vous servir des associations du shiatsu. Une étude britannique réalisée dans les années 1990 a montré que la réflexologie produisait des effets émotionnels bénéfiques.

Intitulée « Reflexology meets Emotional Needs » (La réflexologie répond aux besoins émotionnels), elle a été publiée dans l'*International Journal of Alternative and Complementary Medicine* de novembre 1996. Selon cette étude, la réflexologie apporte des améliorations tant sur le plan physique que sur le plan émotionnel, notamment en matière d'estime de soi, de motivation et de confiance en soi.

L'emploi des outils de shiatsu et de réflexologie vous permet de vous débarrasser des expériences emmagasinées vous empêchant d'exprimer votre véritable moi. C'est le moyen de vous afficher de manière plus complète sous les traits de l'individu que vous êtes et que vous souhaitez être. Alors, qu'attendez-vous ? Lisez les sections et au boulot !

Rééquilibrer les points pour atteindre le bien-être émotionnel

Le bien-être émotionnel est un phénomène qui concerne tout le corps et implique l'ensemble des méridiens. Gardez à l'esprit que les méridiens sont les différents détours d'une même rivière. Un déséquilibre quelque part affecte la rivière dans sa globalité. À l'instar du bien-être optimal, le bien-être émotionnel est plus qu'une absence de symptômes tels que la dépression ou la frustration. C'est une soif de vivre qui englobe les sentiments de confiance en soi, le désir d'atteindre ses rêves et la motivation pour y parvenir.

Traiter chaque point de tous les méridiens prendrait beaucoup trop de temps. Fort heureusement, chaque méridien présente des points spéciaux produisant un effet d'équilibre général sur toute sa longueur. Ce sont des sortes de points élémentaires appelés *points d'équilibre* qui équilibrent un méridien selon qu'il est vide ou plein, afin de permettre l'utilisation permanente de ce dernier. Tous les points d'équilibre sont situés sur les mains et les pieds. Vous pouvez donc facilement les atteindre sur vous-même. Pour optimiser vos résultats, pensez à développer une pensée plus positive vers votre corps et vos organes tout en appuyant sur les points.

Préparez tout d'abord vos accessoires : planches d'anatomie pour localiser les os et cartes pour situer les points d'acupuncture (voir le chapitre 3). Et n'oubliez pas de vous amuser !

Un protocole de shiatsu

Familiarisez-vous avec les points suivants, que vous pouvez solliciter avec le protocole de shiatsu destiné au bien-être émotionnel. Tous les points explorés par ce protocole sont présents sur les figures 7.2, 7.3 et 7.4. Ils sont également expliqués dans le tableau 7.1. Le chapitre 3 vous révèle comment mesurer les *chon*.

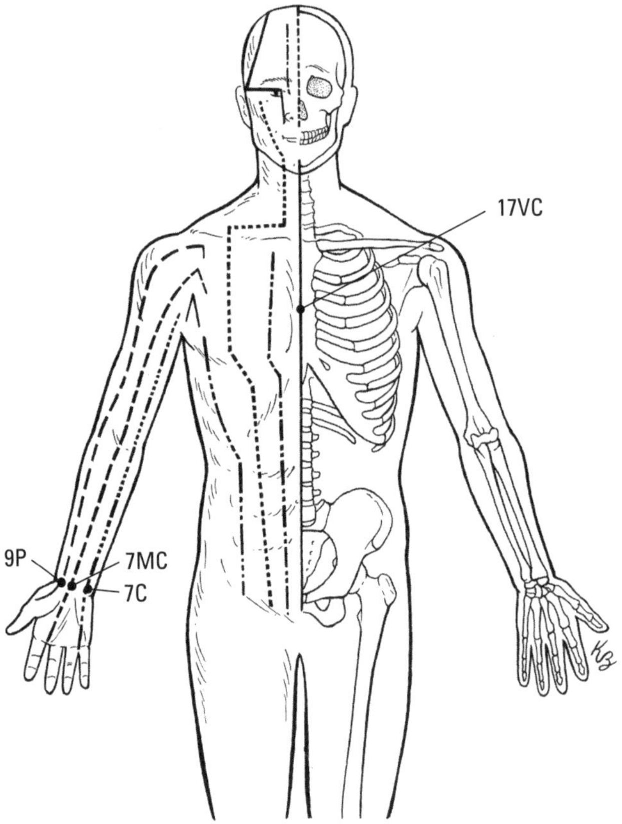

Figure 7.2 : Les points d'acupuncture des bras, des mains et de la partie supérieure du torse (vue de face).

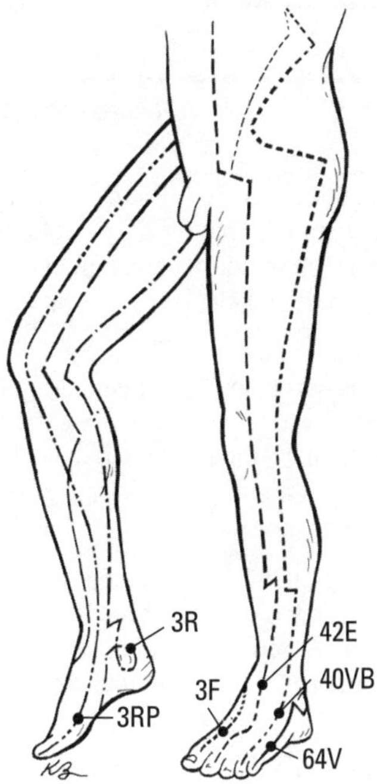

Figure 7.3 : Les points d'acupuncture des jambes et des pieds.

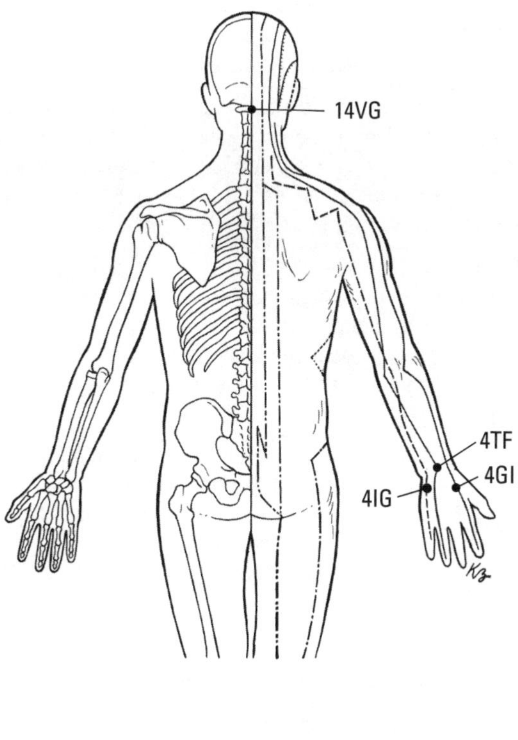

Figure 7.4 : Les points d'acupuncture des bras, des mains et de la partie supérieure du torse (vue de dos).

Tableau 7.1 : Guide des points d'équilibre

Abréviation du point	*Nom du point*	*Localisation*	*Avantages*
9P	Abîme suprême	La paume de la main tournée vers le ciel, dans le pli du poignet, côté externe, dans le creux formé par le scaphoïde et la styloïde radiale.	Point d'équilibre du poumon. Régule et tonifie le ki du poumon et le ki yin.
4GI*	Torrent harmonisateur	Sur le sommet de l'éminence qui se forme lorsque vous serrez le pouce et l'index. Une fois le point repéré, détendez la main. Le point se trouve contre et légèrement sous le métacarpien de l'index.	Point d'équilibre du gros intestin. Régule le ki du gros intestin et humecte le colon. Favorise la circulation de l'énergie vers le bas.
3RP	Suprême blancheur (c'est le nom de la planète Vénus en Chine)	Sur la face interne du pied, à la base du gros orteil. Faites glisser votre doigt sur le creux situé avant la base du gros orteil, contre le métatarse.	Point d'équilibre de la rate et du pancréas. Régule et tonifie la rate et le pancréas, et dissipe la chaleur.
42E	Battement yang	Sur le dessus médian du pied, à un *chon* et demi en dessous du creux du pli de flexion de la cheville. On sent sur ce point les battements de l'artère pédieuse.	Point d'équilibre de l'estomac. Régule l'estomac et calme l'esprit.
7C	Porte de l'esprit	Paume tournée vers le ciel, allez jusqu'au bord interne du poignet (côté petit doigt), sur le pli de flexion, entre le cubitus et le carpe.	Point d'équilibre et de dispersion du cœur. Régule le cœur. Calme l'esprit et équilibre les émotions.
4IG	Os du poignet	Sur la tranche de la main, du côté du petit doigt, légèrement en avant du poignet, entre le métacarpien et l'os pyramidal. La pression doit être exercée sur l'arête.	Point d'équilibre de l'intestin grêle. Dynamise le ki.
3R	Suprême vallée	Sur le bord interne du pied, entre la malléole et le tendon d'Achille, là où l'on sent battre l'artère tibiale.	Point d'équilibre du rein. Tonifie, régule et stabilise le ki du rein.

Tableau 7.1 : Guide des points d'équilibre

Abréviation du point	*Nom du point*	*Localisation*	*Avantages*
64V	Os saillant	Sur l'arête externe du pied, juste en avant de l'os saillant du métatarse du petit orteil, à la jonction de la peau claire du dessus du pied et de la peau rouge du dessous du pied.	Point d'équilibre de la vessie. Régule la vessie et calme l'esprit.
7MC	Grandes collines	Sur la face interne du poignet, sur le pli de flexion et entre les deux tendons.	Point d'équilibre et de dispersion du maître cœur. Régule le feu au niveau du cœur et en élimine l'excès. Calme la dimension corps-esprit.
4TF	Réservoir de yang	Allez sur le dos de la main au niveau du poignet et trouvez le point au milieu du pli, à mi-chemin entre les parties interne et externe du poignet. Ce point est à l'opposé du 7MC.	Point d'équilibre du triple foyer. Chasse le vent et la chaleur.
40VB	Grand tertre	Dans un creux au-dessous et en avant de la malléole externe.	Point d'équilibre de la vésicule biliaire. Régule et transforme le ki de la vésicule biliaire.
3F	Suprême assaut	Sur le dessus du pied, allez entre le gros orteil et le deuxième orteil. Remontez sur le métatarse jusqu'à l'endroit où se rejoignent les os, là où il y a un creux.	Point d'équilibre du foie. Régule et tonifie le ki du foie. Produit un effet apaisant général.
17VC	Centre du thorax	Allez en plein centre du sternum, pratiquement au milieu du torse, légèrement plus près de la partie inférieure du torse. C'est le point d'alarme du maître cœur. Point de rencontre du vaisseau conception.	Calme l'esprit et harmonise le ki yin.

Tableau 7.1 : Guide des points d'équilibre

Abréviation du point	*Nom du point*	*Localisation*	*Avantages*
14VG	Grande vertèbre	Entre la dernière vertèbre cervicale et la première vertèbre dorsale.	Point de rencontre du vaisseau gouverneur et point de réunion de tous les méridiens yang. Facilite et dynamise le flux de ki et harmonise le ki yang.

* Ne jamais utiliser ce point chez une femme enceinte.

Attardez-vous sur les points du tableau 7.1 quand vous exécutez le protocole suivant, qui favorise le bien-être émotionnel.

1. **Commencez chaque séance par des exercices d'ancrage, de centrage sur soi et de respiration par le ventre (voir les explications dans le chapitre 2).**

2. **Étirez tout votre corps tout en continuant de respirer par le ventre.**

   Bien que situés sur les mains et les pieds, les points d'équilibre influent sur tout le corps. Pour commencer, effectuez donc les étirements suivants :

   - Attrapez-vous les bras en les plaçant au-dessus de votre tête. Tout en inspirant, étirez vers l'arrière, sans aller jusqu'à la douleur. Maintenez la position pendant 3 secondes.

   - Penchez-vous vers l'avant en expirant et en étirant les bras vers le sol. Maintenez la position pendant 3 secondes, le corps mou comme une poupée de chiffon.

   - Redressez-vous en inspirant. Placez les bras au-dessus de la tête et penchez-vous sur le côté en expirant. Maintenez la position pendant 3 secondes.

   - Reprenez une position droite en inspirant puis faites la même chose de l'autre côté.

   - Répétez trois fois la même séquence afin d'ouvrir complètement les méridiens.

3. **Équilibrez les méridiens des deux côtés du corps.**

   Pour équilibrer les points, exercez sur chacun d'eux une pression profonde et continue pendant 3 minutes ou jusqu'à ce que vous ressentiez un changement. Puis exercez sur le même point une pression rythmique pendant 1 à 2 minutes supplémentaires. (Pour en savoir plus, voir le chapitre 4.)

   Si une séance couvrant le traitement des 24 points vous semble trop longue, localisez chaque point mais occupez-vous uniquement de ceux qui sont douloureux.

4. **Terminez votre séance en appuyant sur les points 17VC et 14VG du canal central.**

   Le point situé sur le sternum connecte tous les méridiens yin du corps. Le point localisé à l'arrière du cou connecte tous les méridiens yang du corps. En terminant votre séance par ces points yin/yang équilibrants, vous concluez un excellent protocole général d'équilibrage des émotions.

   - Appuyez en même temps sur les points 17VC et 14VG. Ils favorisent tous deux une excellente détente.

   - Exercez sur ces deux points une pression continue moyenne à légère pendant 3 à 4 minutes.

5. **Détendez-vous tranquillement pendant 5 à 10 minutes en prêtant attention à tout signe de stress.**

Un protocole de réflexologie

Le bien-être émotionnel est un événement impliquant tout le corps sur les plans physique, mental et spirituel. Le protocole suivant vient en complément du protocole concernant le bien-être total du chapitre 6. Il stimule toutes les parties du pied et donc toutes les zones du système corps-esprit. Le chapitre 4 vous explique comment exécuter les diverses techniques.

1. **Pour commencer, lavez-vous et séchez-vous les pieds.**

2. **Si vous n'avez pas encore effectué les étirements et les exercices de respiration profonde, respirez profondément par le ventre à plusieurs reprises. Les exercices de respiration profonde sont expliqués dans le chapitre 2.**

3. **Asseyez-vous sur une chaise ou un lit et croisez une jambe de façon à ce que votre pied repose sur le genou de l'autre jambe.**

4. **Utilisez la technique du *foot rolling* (faire rouler le pied entre les mains) pour éliminer les blocages entravant la circulation du ki.**

5. **Utilisez la technique du *foot stripping* (étirement en éventail du pied) sur tout votre pied.**

   Descendez verticalement jusqu'à ce que vous atteigniez votre talon. Faites-le trois ou quatre fois en déplaçant le point de départ latéralement.

6. **Commencez au niveau du gros orteil et appuyez et relâchez successivement avec vos pouces en effectuant une « ascension du dragon » (ou reptation) sur une ligne allant de l'orteil au talon (voir le chapitre 4).**

   Parcourez une ligne par orteil, afin de stimuler toutes les zones réflexes.

7. **Ajoutez des rotations.**

   Pour cette phase, vous pouvez employer deux approches, toutes deux excellentes :

   - Vous pouvez simplement utiliser la rotation sur certains points réflexes des pieds (voir la figure 7.5), en repérant ceux qui sont sensibles, cristallisés, durs, vides, etc. Travaillez ces points en exerçant une pression rythmique jusqu'à ce qu'ils changent. Votre tension émotionnelle évoluera alors également.

   - Vous pouvez également agir en fonction de votre état émotionnel du moment. Si vous êtes en colère, faites des rotations et des pressions rythmiques sur les zones de vos pieds correspondant au foie et à la vésicule biliaire. Vous pouvez procéder ainsi pour n'importe quelle émotion, en utilisant les associations aux organes du shiatsu.

8. **Faites de même avec l'autre pied.**

N'oubliez pas que vous pouvez exécuter ce protocole sur un(e) ami(e) moyennant des ajustements très simples. Le chapitre 6 vous explique tout. Veillez à prêter attention aux réactions de votre ami(e).

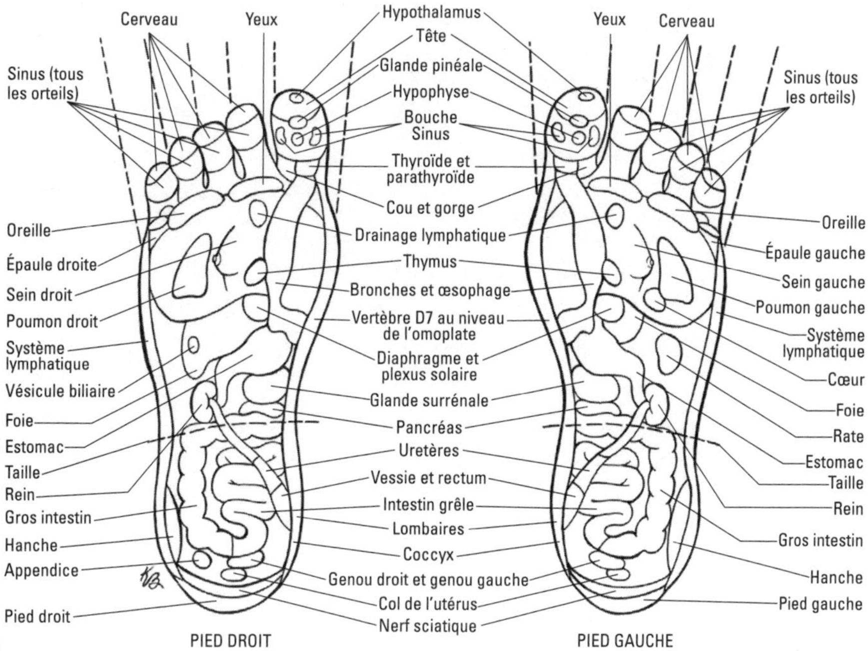

Figure 7.5 : La carte de réflexologie pour le bien-être émotionnel.

Chapitre 8

Résoudre les problèmes émotionnels

Dans ce chapitre :

- Découvrir le lien stress/douleur
- Contrôler son stress
- Trouver son équilibre émotionnel grâce au travail corporel
- Maîtriser ses inquiétudes

Vous êtes-vous déjà demandé pourquoi les gens passent tant de temps à contrôler leurs émotions ? Et si, au lieu d'essayer de vous en débarrasser, vous essayiez de comprendre leur message ? Dans ce chapitre, nous vous disons pourquoi les émotions ont tant d'influence sur votre état physique. Nous vous montrons comment empêcher que l'anxiété, le stress et d'autres problèmes émotionnels ne nuisent à votre santé. Enfin, nous vous donnons un aperçu des techniques susceptibles de vous aider à soulager la douleur et à faire disparaître d'autres symptômes physiques pouvant être déclenchés par des facteurs émotionnels. Nous n'évoquons pas les techniques élémentaires du shiatsu dans ce chapitre, mais vous pourrez trouver toutes les bases dans le chapitre 4.

Stress : le bon, le mauvais et celui qui vous dévore

La tension physique et émotionnelle ressentie a pour cause majeure le stress. Le stress chronique favorise de nombreux problèmes de santé handicapants tels que les maladies de cœur, l'excès de cholestérol, les ulcères, les troubles digestifs, la fatigue chronique, les problèmes musculo-squelettiques, la détresse émotionnelle et les maladies terminales.

S'il est mauvais pour la santé, le stress s'inscrit également comme un élément essentiel de croissance et d'évolution. Sans stress physique, vous ne pouvez acquérir des muscles et des os solides ou une bonne forme cardio-vasculaire. Sans stress psychologique, vous ne pourriez peut-être pas développer vos capacités et exploiter pleinement votre potentiel.

Dans ces conditions, quand le bon stress se transforme-t-il en mauvais stress ? Le stress devient néfaste quand vous ne vous accordez pas de temps pour récupérer, quand les muscles tendus n'ont pas la possibilité de se reposer, quand vous répondez aux exigences les unes après les autres sans souffler, quand vous ne contrôlez pas les forces de votre vie. Le stress orienté vers la croissance a des périodes intenses et des moments de calme. Les muscles sont incapables de soulever des poids à longueur de journée. Il leur faut du temps pour se reposer, récupérer d'éventuelles blessures, refaire le plein de nutriments et d'oxygène. Sans repos, vos muscles s'affaiblissent et peuvent devenir le théâtre de blessures.

Psychologiquement, il en est exactement de même. Les informations qui vous parviennent peuvent être intégrées pendant votre temps de repos et être ainsi à l'origine d'une nouvelle perspective ou d'une nouvelle compétence potentielle. Si vous êtes tout le temps sur le pont, vous ne disposez pas de suffisamment de temps pour tirer les leçons de vos actes. Le stress néfaste témoigne de votre déséquilibre. C'est aussi le signe que vous n'êtes plus en phase avec vous-même.

Le stress qui stimule, sollicite notre capacité d'adaptation et de réponse face aux sollicitations, devient « mauvais » lorsqu'il génère non plus une adaptation mais une défense. Lorsque les phases de non-sollicitation n'existent plus, le corps et l'esprit rentrent en stratégie de survie. C'est à ce moment-là que le stress devient néfaste. Il ne participe plus à la tension de vie qui construit, il épuise les énergies de défense. Et cela se fait aux dépens du ki dont dépendent nos organes et notre psychisme.

Il est parfois particulièrement ardu de distinguer le bon stress du mauvais stress. Demandez-vous si vos activités vous donnent de l'énergie ou vous épuisent. En quoi votre vie serait-elle différente si vous étiez moins sollicité ? Êtes-vous plus fatigué le matin au lever que le soir au coucher ? Chaque individu est unique. Vous êtes peut-être du genre à être efficace sous pression. Vous êtes le mieux placé pour savoir si le niveau de stress qui caractérise votre vie est bon pour vous.

Du point de vue de la médecine chinoise, le stress peut perturber le flux de ki en déséquilibrant les méridiens et en particulier celui des reins qui est à la fois notre réservoir d'énergie et notre référence vitale profonde. Pour diminuer l'impact du stress sur votre santé, un moyen facile consiste à faire des pauses grâce à des séances de shiatsu ou de réflexologie afin de renforcer le ki de vos reins et de restaurer l'harmonie dans votre circulation énergétique. Ce sont les outils idéaux pour se détendre et rajeunir, même si vous ne disposez que de quelques minutes. En fin de compte, pour être en phase avec soi-même, il faut prendre le temps de se centrer sur soi. Les thérapies par les points de pression sont parfaites à cet égard.

Tête, cou et épaules : les points de pression pour vous libérer du stress

Si vous êtes comme la majorité de la population, le stress a tendance à se loger dans les muscles de vos épaules et de votre cou, générant des douleurs cervicales et des maux de tête. Le tableau 8.1 fournit les points de pression permettant de diminuer le stress mental et émotionnel et les symptômes physiques d'une tension excessive (si vous ne savez pas mesurer les *chon*, rendez-vous au chapitre 3). Vous trouverez les points en question sur les figures 8.1, 8.2 et 8.3.

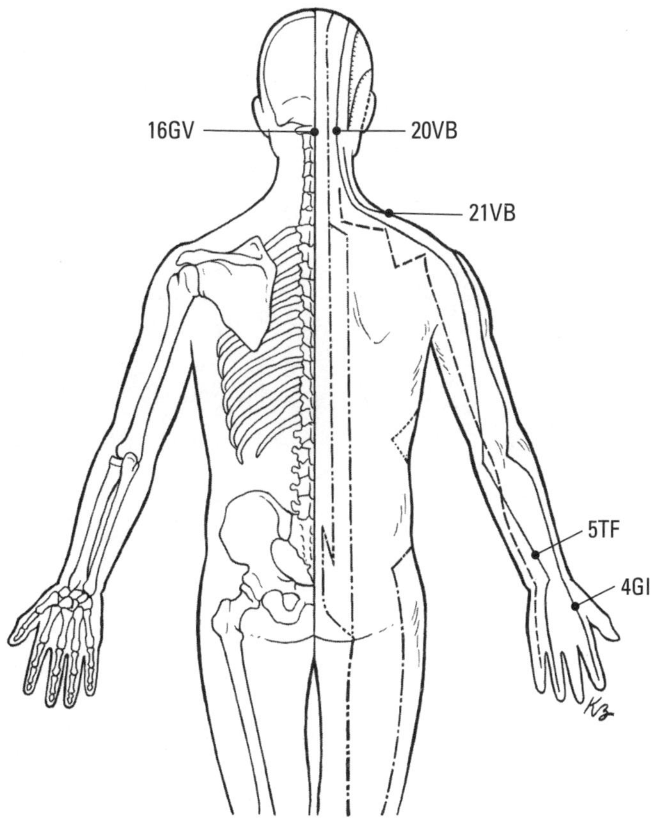

Figure 8.1 : Les points d'acupuncture des bras, des mains et de la partie supérieure du torse (vue de dos).

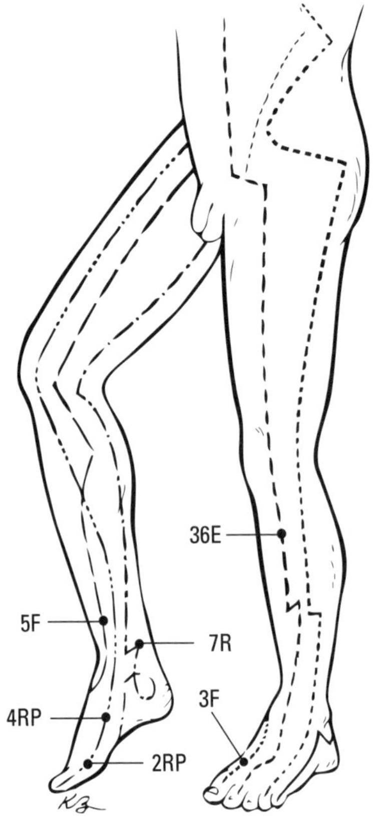

Figure 8.2 : Les points d'acupuncture des jambes et des pieds.

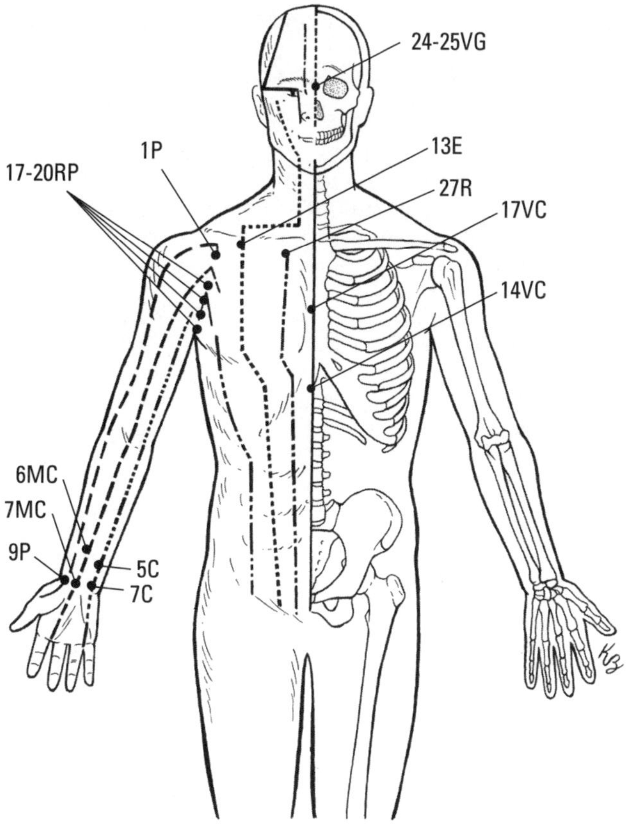

Figure 8.3 : Les points d'acupuncture des bras, de la tête et de la partie supérieure du torse (vue de face).

Tableau 8.1 : Les points de la tête, du cou, des épaules, des bras et des jambes pour diminuer le stress

Abréviation du point	*Nom du point*	*Localisation*	*Avantages*
20VB	Étang du vent	Sur l'arête de l'os occipital, à l'arrière de la tête, à mi-chemin entre l'oreille et la colonne vertébrale, entre les deux muscles qui se rejoignent.	Contrôle le méridien du foie. Utilisé pour les maux de tête dus à la tension nerveuse et les migraines.

Tableau 8.1 : Les points de la tête, du cou, des épaules, des bras et des jambes pour diminuer le stress

Abréviation du point	*Nom du point*	*Localisation*	*Avantages*
21VB	Puits de l'épaule	Sur le dessus de l'épaule, entre deux faisceaux du muscle trapèze, à mi-chemin entre la pointe de l'épaule et la base du cou. Dans le corps du muscle.	Sert à diminuer les raideurs et les douleurs au niveau du cou, des épaules et de la partie supérieure du dos.
4GI*	Torrent harmonisateur	Sur le sommet de l'éminence qui se forme lorsque vous serrez le pouce et l'index. Une fois le point repéré, détendez la main. Le point se trouve contre et légèrement sous le métacarpien de l'index.	Sert à diminuer la tension musculaire et à harmoniser le flux de ki. C'est l'un des points du lâcher prise.
3F	Suprême assaut	Sur le dessus du pied, entre le gros et le deuxième orteil. Remontez jusqu'à l'endroit où se trouve un creux, là où se rejoignent les métatarses.	Rééquilibre le méridien du foie, lequel contribue à l'harmonie du flux de ki dans tout le corps. Produit un effet apaisant.
7R	Rétablir le courant	Sur la face interne de la cheville, un *chon* au-dessus de la malléole interne, contre le tendon d'Achille.	C'est le point de tonification du rein. Renforce l'énergie des reins et redonne la capacité à gérer le stress.
7MC	Grandes collines	Sur la face interne du poignet, sur le pli de flexion et entre les deux tendons.	Point d'équilibre et de dispersion du maître cœur. Protège le cœur et l'esprit de l'impact émotionnel généré par l'excès de stress. Élimine l'excès de feu au niveau du cœur. Calme la dimension corps-esprit.
7C	Porte de l'esprit	Paume tournée vers le ciel, allez jusqu'au bord interne du poignet (côté petit doigt), sur le pli de flexion, entre le cubitus et le carpe.	Point d'équilibre et de dispersion du cœur. Calme l'esprit et équilibre les émotions.

Tableau 8.1 : Les points de la tête, du cou, des épaules, des bras et des jambes pour diminuer le stress

Abréviation du point	*Nom du point*	*Localisation*	*Avantages*
24-25VG	Yintang (point particulier supplémentaire sur le méridien du vaisseau gouverneur)	Sur l'arête du nez, entre les sourcils.	Calme l'esprit et les émotions et apaise le ki.

* Ne jamais utiliser ce point chez une femme enceinte.

Vous pouvez simplement traiter ces points ou employer le protocole suivant :

1. **Respirez par le ventre tout en vous centrant sur vous-même et en vous ancrant (voir le chapitre 2).**
2. **Entourez votre cou d'une serviette puis étirez-le en décrivant des cercles avec votre tête, trois dans chaque sens. Arrêtez-vous aux endroits douloureux et maintenez la position pendant 20 secondes.**
3. **Appuyez simultanément (approche bilatérale) sur les deux points 20VB, puis sur les deux points 21VB. Exercez une pression continue (ou tournez dans le sens des aiguilles d'une montre), si le point est vide et une pression rythmique (ou tournez dans le sens inverse des aiguilles d'une montre) si le point est plein.**
4. **Traitez successivement le point 4GI (sauf chez une femme enseinte) de chaque main. Exercez une pression continue (ou tournez dans le sens des aiguilles d'une montre), ou rythmique (ou tournez dans le sens inverse des aiguilles d'une montre) selon les instructions données ci-dessus.**
5. **Utilisez l'approche bilatérale pour les deux points 3F et 7 R.**
6. **Traitez successivement les points 7MC et 7C de chaque main, en commençant toujours par le point situé sur le bras droit.**
7. **Terminez par le point 24-25VG entre les sourcils en appliquant une pression continue légère pendant 1 à 3 minutes.**
8. **Détendez-vous tranquillement pendant quelques minutes en prêtant attention à tout signe de stress.**

Les points du visage pour faire disparaître le stress

On dit souvent : « Quelque chose ne va pas, ça se voit sur ta figure. » Vous savez bien sûr que le stress s'exprime sur votre visage, rien qu'en vous regardant dans un miroir. Cette apparence est due à un stress continuel installé durablement ! Le tableau 8.2 vous montre les points permettant de diminuer les tensions du visage. Pour localiser ces points, reportez-vous aux figures 8.1 et 8.4.

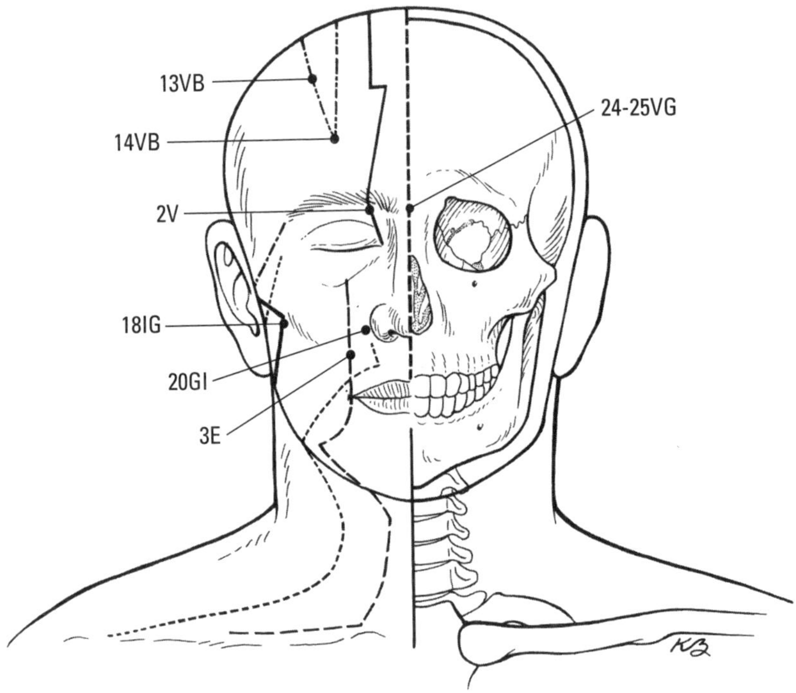

Figure 8.4 : Les points du visage (vue de face).

Tableau 8.2 : Les points du visage pour diminuer le stress

Abréviation du point	*Nom du point*	*Localisation*	*Avantages*
14VB	Yang blanc, également appelé aussi « tête claire »	Placez-vous au milieu de votre sourcil et remontez d'un *chon* sur le front.	Soulage les maux de tête se manifestant au niveau du front, ainsi que la fatigue oculaire.
2V	Vue claire	Au coin du sourcil, contre la racine du nez. Appuyez sur l'orbite.	Soulage les maux de tête se manifestant au niveau du front, ainsi que la fatigue oculaire.
20GI	Accueil des parfums	Juste contre la narine, au niveau de l'attache de l'aile du nez. Appuyez vers le nez.	Soulage les céphalées dues à une sinusite.
3E	Creux de l'os en équerre	Faites glisser votre doigt du bord externe de la narine vers le point le plus bas de la pommette. Appuyez sur l'os en remontant.	Soulage les douleurs et les gonflements du visage ainsi que les sinusites.
18IG	Creux de la pommette	Tracez une ligne horizontale en démarrant sous le nez, jusqu'au creux situé à côté de l'oreille. Puis tracez une ligne depuis le coin externe de l'œil. Le point 18IG se trouve dans le creux, à l'intersection de ces lignes, sur le bord inférieur de la pommette.	Soulage les douleurs du visage et du nerf facial, ainsi que les gonflements.
20VB	Étang du vent	Sur l'arête de votre os occipital, à l'arrière de la tête, à mi-chemin entre l'oreille et la colonne vertébrale. Entre les deux muscles qui se rejoignent.	Soulage les maux de tête dus à la tension nerveuse et les migraines.
16VG	Résidence du vent	Situé au niveau du creux qui se trouve au centre de votre os occipital, là où votre colonne vertébrale entre dans votre crâne. Ce point est très sensible, allez-y donc doucement. Pour libérer la tension à cet endroit, placez vos deux index sur le creux, exercez une pression et écartez doucement vos doigts l'un de l'autre, en étirant les solides tendons situés à cet endroit du crâne.	Soulage les raideurs au niveau du coup et les maux de tête.

Tableau 8.2 : Les points du visage pour diminuer le stress

Abréviation du point	*Nom du point*	*Localisation*	*Avantages*
4GI*	Torrent harmonisateur	Sur le sommet de l'éminence qui se forme lorsque vous serrez le pouce et l'index. Une fois le point repéré, détendez la main. Le point se trouve contre et légèrement sous le métacarpien de l'index.	Régule le flux de ki. Utilisé en cas de maux de tête dus à la tension, de migraines et de névralgies. C'est l'un des points du lâcher prise, par conséquent vous pouvez tout à fait l'ajouter aux points du visage, même s'il se situe sur la main.

* Ne jamais utiliser ce point chez une femme enceinte.

Vous pouvez utiliser ces points à tout moment et n'importe où. Vous pouvez également consacrer un peu de temps au protocole suivant, destiné à détendre le visage. C'est le meilleur antirides qui soit, alors n'hésitez pas ! Pour bénéficier d'une efficacité maximale, commencez par trouver tous les points avant de démarrer le protocole. Vous éviterez ainsi de vous énerver pendant la séance en essayant de les localiser. Avant de vous pencher sur ces points, nous vous conseillons de faire un peu de relaxation en guise d'échauffement :

1. **Trempez un gant de toilette dans une casserole remplie d'eau chaude (pas bouillante !) et appliquez-le sur la zone que vous allez traiter.**

   Ajoutez un sachet de thé à la camomille pour accentuer la relaxation.

2. **Contractez tous les muscles de votre visage ; plissez la bouche, les yeux et le front.**

   Bandez tous vos muscles aussi fort que vous le pouvez.

3. **Ouvrez la bouche, étirez les lèvres et écarquillez les yeux.**

   Ouvrez tout au maximum.

4. **Détendez-vous et placez vos mains sur les côtés de votre visage de façon à couvrir un maximum de surface. Étirez votre peau vers le haut, puis vers le bas, ensuite vers l'avant et enfin vers l'arrière.**

   Tenez chaque étirement pendant une durée de 30 secondes à 1 minute.

5. **Essorez le gant, allongez-vous ou asseyez-vous sur une chaise, penchez la tête en arrière et disposez le gant sur votre visage.**

6. **Consacrez quelques minutes à détendre tous les muscles de votre corps.**

   Concentrez-vous sur votre respiration, écoutez les bruits qui vous entourent, prenez conscience de votre présence sans rien faire.

   Vous pouvez replonger votre gant dans l'eau chaude aussi souvent que vous le souhaitez.

7. **Une fois que vous en avez fini avec le gant de toilette, traitez chaque point du tableau 8.2 selon la méthode bilatérale, à savoir simultanément sur les deux côtés de votre visage.**

   Procédez dans l'ordre en commençant par le point 14VB sur le front. Appliquez sur chaque point une pression continue (ou tournez dans le sens des aiguilles d'une montre) ou rythmique (ou tournez dans le sens inverse des aiguilles d'une montre) pendant 30 secondes à 3 minutes.

La réflexologie pour venir à bout du stress

La réflexologie peut grandement contribuer à soulager les effets physiques indésirables souvent causés par le stress et l'anxiété. Nous recommandons d'utiliser le protocole suivant pour combattre les conséquences néfastes du stress sur votre corps. À noter, l'utilisation de la réflexologie présente également l'avantage de soulager l'une des parties sur lesquelles s'exerce la contrainte la plus forte, à savoir vos pieds. Le choix entre la réflexologie et le shiatsu n'est pas cornélien car ces deux disciplines donnent d'excellents résultats. Optez donc pour celle que vous préférez de prime abord ! Le chapitre 4 vous indique comment pratiquer les différentes techniques.

1. **Pour commencer, lavez-vous et séchez-vous les pieds.**

2. **Si vous n'avez pas encore effectué les étirements et les exercices de respiration profonde, respirez profondément par le ventre à plusieurs reprises.**

3. **Asseyez-vous sur une chaise ou un lit et croisez une jambe de façon à ce que votre pied repose sur le genou de l'autre jambe.**

4. **Utilisez la technique de *foot rolling* pour éliminer les blocages entravant la circulation du ki.**

5. **Utilisez la technique de *foot stripping* afin d'ouvrir un peu plus les zones réflexes.**

6. **Faites une « ascension du dragon » (ou reptation des pouces) sur toutes les parties des pieds en prêtant attention aux éventuelles douleurs.**

7. **Recherchez l'influence du stress quand vous travaillez sur les points réflexes de la colonne vertébrale, des épaules et du cou, puis quand vous traitez les points réflexes de l'estomac (voir la figure 8.5). Si vous ou le receveur êtes fatigué par le stress, pensez à traiter la zone réflexe des reins.**

   Sentez-vous une tension au niveau des épaules ou des douleurs au dos quand vous traitez la colonne vertébrale, les épaules et le cou ? Avez-vous une boule à l'estomac quand vous agissez sur cette zone ?

   Vous pouvez utiliser des rotations sur toutes les zones réflexes en fonction de la façon dont le stress se manifeste chez vous.

8. **Terminez par une « ascension du dragon » (ou reptation des pouces) et des rotations sur le plexus solaire et les glandes surrénales, deux forces importantes pour la gestion du stress.**

9. **Effectuez le protocole sur l'autre pied.**

10. **Détendez-vous et ressentez pleinement la diminution du stress à travers, par exemple, une tension musculaire moindre, moins de dialogue ou d'agitation intérieurs (vous savez, le fameux « petit vélo » qu'on n'arrive pas à arrêter) et un plus grand bien-être.**

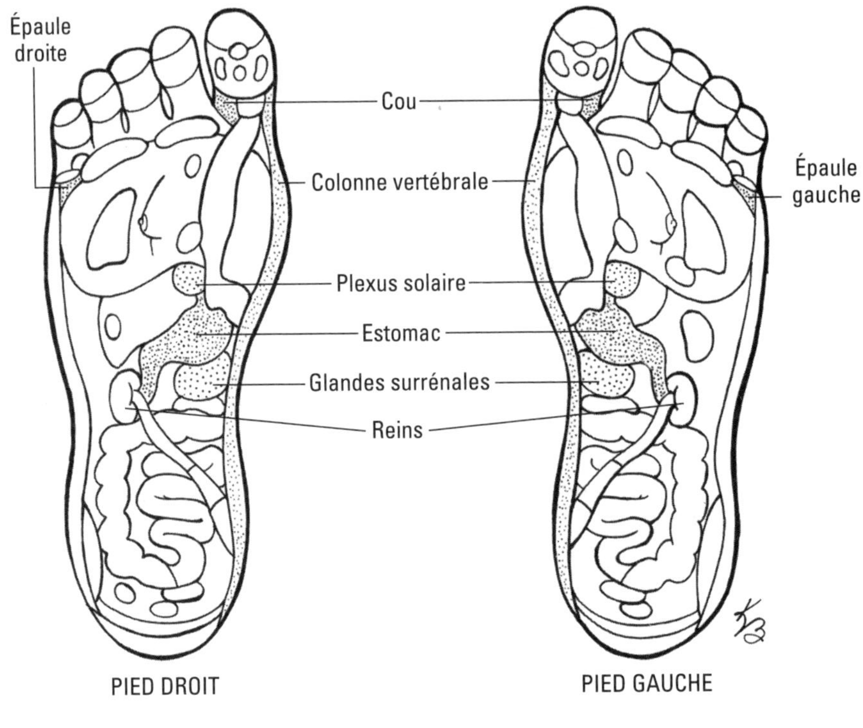

Figure 8.5 : Les zones permettant de diminuer le stress, illustrées sur cette carte de réflexologie des pieds.

Contrôler son inquiétude et son anxiété

La concentration est la fonction du corps la plus consommatrice d'énergie. Selon la médecine chinoise, la pensée excessive, ou inquiétude, prive le reste du corps du ki vital. En revanche, l'inquiétude fait naturellement partie de la vie. À l'instar du stress, l'inquiétude présente des avantages. Elle peut vous inviter à vous préparer à l'arrivée d'une difficulté, vous indique les domaines dans lesquels vos performances ne sont pas d'un niveau standard. Elle vous permet de demeurer attentif dans les situations potentiellement dangereuses afin d'éviter de vous faire du mal.

L'inquiétude cesse d'être bienfaitrice quand elle est prenante, quand elle ne débouche plus sur des actions positives et quand elle se nourrit des peurs qui peuvent être les nôtres. Malheureusement, très souvent, l'inquiétude n'est autre que la tendance de votre cerveau à ressasser les mêmes informations, sans apporter aucun changement. Ce type d'inquiétude pompe votre énergie, privant ainsi le reste des méridiens et des organes du ki.

Les méridiens de l'estomac et de la rate-pancréas régissent l'activité mentale et l'inquiétude (pour en savoir plus, reportez-vous au chapitre 3). Le fait d'équilibrer le ki dans ces méridiens permet d'aiguiser l'intellect, de bien prêter attention aux détails importants, et de « digérer » et d'analyser correctement les informations. Quand ces méridiens présentent un déséquilibre, il se peut que vous éprouviez des difficultés à analyser les informations, ce qui est souvent à l'origine de l'inquiétude. Il se peut aussi que vous ressassiez vos idées, vos pensées négatives et ce qui vous a fait souffrir dans le passé.

L'anxiété est liée à l'inquiétude mais est moins focalisée sur le mental. Elle peut générer un sentiment de perte de contrôle. Vous avez alors le sentiment d'être à la merci des événements qui surviennent. Si l'inquiétude est généralement axée sur l'avenir, l'anxiété est plus immédiate. Si vous avez déjà eu une attaque de panique, vous connaissez le malaise qu'elle produit : le cœur bat à tout rompre, vous avez du mal à respirer et vous subissez une agitation émotionnelle extrême.

Dans la théorie des méridiens, l'anxiété est un déséquilibre frappant le flux de ki au niveau des méridiens du foie et du cœur. Dans le chapitre 3, nous indiquons que le ki est un fleuve dont le nom change chaque fois qu'il part dans une direction différente. Eh bien, il est intéressant de noter que, lors du cycle quotidien de charge des méridiens, la partie rate-pancréas du fleuve débouche sur la partie cœur. L'anxiété est parfois le reflet d'une inquiétude excessive qui retient l'énergie dans la rate-pancréas.

Les fluctuations émotionnelles modérées sont normales mais les hauts et les bas très prononcés sont à prendre au sérieux. Signalez-les à votre médecin. Les fluctuations émotionnelles importantes peuvent être le signe d'un trouble nécessitant un traitement médical (avec peut-être des médicaments, une thérapie ou un mélange des deux).

Les points d'acupuncture pour la relaxation mentale

Familiarisez-vous avec les points du tableau 8.3 que vous allez utiliser dans le protocole suivant. Reportez-vous aux figures 8.1, 8.2, 8.3 et 8.4 pour les localiser.

Tableau 8.3 : Les points du visage, du buste et des jambes pour diminuer l'inquiétude

Abréviation du point	*Nom du point*	*Localisation*	*Avantages*
13VB	L'origine de l'esprit	Allez sur le bord extérieur du sourcil puis remontez d'une largeur de paume vers un point situé au début de l'implantation des cheveux.	Calme l'esprit et diminue l'anxiété.
21VB	Puits de l'épaule	Sur le dessus de l'épaule, entre deux faisceaux du muscle trapèze, à mi-chemin entre la pointe de l'épaule et la base du cou. Dans le corps du muscle.	Pour les raideurs et les douleurs dans le cou, les épaules et la partie supérieure du dos. Diminue la frustration, l'irritabilité et la fatigue.
13E	Entrée du ki	Juste sous la clavicule, au-dessus de la première côte, à quatre *chon* à l'extérieur du milieu du sternum.	Ouvre la poitrine, augmente l'apport d'oxygène et le flux de ki dans la partie supérieure du corps et la tête. Peut aider à la concentration, à la clarté et à la détente.
18E	Base du sein	Dans le cinquième espace intercostal, à quatre *chon* de l'axe médian du buste.	
19E	Débordement	À six *chon* au-dessus du nombril et deux *chon* de chaque côté de l'axe médian du buste.	

Tableau 8.3 : Les points du visage, du buste et des jambes pour diminuer l'inquiétude

Abréviation du point	*Nom du point*	*Localisation*	*Avantages*
20E	Support de la plénitude	À cinq *chon* au-dessus du nombril et deux *chon* de chaque côté de l'axe médian du buste.	Ces trois points régulent le ki au niveau de la poitrine et empêchent les fluctuations extrêmes.
27R	Palais de correspondance	Sous la clavicule, dans la dépression près du sternum.	Sert pour les maux de tête dus à la tension mentale, pour la fatigue mentale, la désorientation, l'anxiété, les palpitations et l'irritabilité. A également une action calmante pour l'asthme.
36E*	Trois mesures de la jambe	Trois *chon* en dessous de la pointe de la rotule et un *chon* à l'extérieur de l'arête du tibia.	Renforce et nourrit le ki, diminue la fatigue et régule le flux énergétique. Apaise et aiguise l'esprit.
2RP	Grande prospérité	Sur le bord interne du gros orteil, en avant de l'articulation, contre le rebord de la phalange. C'est le point de tonification de la rate-pancréas. Régule le ki de l'estomac et de la rate-pancréas.	Renforce le système hormonal féminin. Permet de diminuer la nervosité.
6RP*	Croisement des trois yin	Trois *chon* au-dessus de la malléole interne en arrière et contre le tibia. Ce point a de nombreuses fonctions. C'est là que se croisent les trois principaux méridiens yin de la jambe.	Sert à dynamiser le ki de la jambe et a une forte action sur le système hormonal, notamment sur les œstrogènes.
3F	Suprême assaut	Sur le dessus du pied, entre le gros et le deuxième orteil. Remontez jusqu'à l'endroit où se trouve un creux, là où se rejoignent les métatarses.	Régule et tonifie le foie, contribue à l'harmonie du flux de ki. Réduit l'inquiétude et le stress liés à la prise de décision. Favorise la détente.

Le protocole suivant contribue à la détente mentale et diminue le nombre de pensées indésirables :

1. **Respirez par le ventre tout en vous centrant sur vous-même et en vous ancrant (voir le chapitre 2).**
2. **Ouvrez votre cage thoracique en étirant les bras vers l'arrière et en faisant des moulinets avec les mains successivement dans les deux sens.**
3. **Exercez une pression bilatérale sur les points 13VB, puis 21VB et 13E.**

   Exercez une pression continue **(ou tournez dans le sens des aiguilles d'une montre)** sur les points vides et une pression rythmique **(ou tournez dans le sens inverse des aiguilles d'une montre)** sur les points pleins.
4. **Servez-vous de quatre doigts de chaque main afin d'appuyer simultanément sur les quatre points de la rate-pancréas (17RP, 18RP, 19RP et 20RP).**

   Exercez une pression continue pendant 1 à 3 minutes.
5. **Exercez une pression bilatérale sur les points 27R, 36E, 2RP et 6RP.**

   Exercez une pression continue (ou tournez dans le sens des aiguilles d'une montre) ou rythmique (ou tournez dans le sens inverse des aiguilles d'une montre) comme indiqué précédemment.
6. **Détendez-vous en prêtant attention à votre respiration et aux bruits qui vous entourent. Observez vos sensations lors de l'assimilation du flux de ki.**

Les points de pression pour diminuer l'anxiété

Les points décrits dans cette section contribuent à réduire l'anxiété. Vous les retrouverez dans le protocole décrit plus loin. Étudiez les points du tableau 8.4 et localisez-les sur les figures 8.1 et 8.3.

Tableau 8.4 : Les points d'acupuncture pour diminuer l'anxiété

Abréviation du point	*Nom du point*	*Localisation*	*Avantages*
7MC	Grandes collines	Sur la face interne du poignet, sur le pli de flexion et entre les deux tendons.	Point d'équilibre et de dispersion du maître cœur. Calme l'esprit. Sert pour les manies, l'hystérie, les insomnies, la panique, la peur, la tristesse et la lassitude.
6MC	Porte interne ou obstruction interne	Sur la face interne du bras, deux *chon* au-dessus du pli du poignet, entre les deux tendons.	Ce point équilibre l'énergie yin (voir le chapitre 1) et protège le méridien du cœur contre l'excès de stress. Sert à libérer toutes obstructions et calme l'esprit. Sert pour les palpitations, l'anxiété et les états de choc. Bon pour la nausée.
5TF	Barrière externe	Sur l'arrière du bras, deux *chon* au-dessus du pli du poignet, entre les deux os (cubitus et radius).	Régule le flux de ki par l'intermédiaire du méridien. Peut servir pour la peur panique.
7C	Porte de l'esprit	Paume tournée vers le ciel, allez jusqu'au bord interne du poignet (côté petit doigt), sur le pli de flexion, entre le cubitus et le carpe.	Point d'équilibre et de dispersion du cœur. Sert pour l'anxiété, les palpitations, la peur, les lamentations, l'étourderie, les manies et la dépression.
5C	Libre circulation interne	Sur la face interne de l'avant-bras, côté petit doigt, à un *chon* au-dessus du pli du poignet.	Sert pour les palpitations associées à la peur, les maux de tête, l'anxiété et la peur des autres.
1P	Résidence centrale	Ce point est situé sur le côté externe du thorax, entre les première et deuxième côtes, à six *chon* (deux largeurs de main) du sternum. Appuyez sur ce point avec vos pouces vers le sternum.	Sert à ouvrir la poitrine et favorise une respiration profonde. Contribue à équilibrer et à libérer les émotions.

Tableau 8.4 : Les points d'acupuncture pour diminuer l'anxiété

Abréviation du point	*Nom du point*	*Localisation*	*Avantages*
17VC	Centre du thorax	Allez en plein centre du sternum, presque au milieu du torse, puis descendez légèrement. C'est le point d'alarme du maître cœur.	Sert à se calmer et à se centrer sur soi. Utilisé pour la nervosité, l'anxiété et la dépression.

Après avoir passé en revue les points du tableau 8.4, utilisez-les dans le protocole suivant afin de diminuer votre anxiété :

1. **Préparez-vous en respirant par le ventre, en vous ancrant et en vous centrant sur vous-même (voir le chapitre 2).**
2. **Prenez la position de la prière, mains jointes, puis levez les coudes et tenez la position pendant 30 secondes. Étirez ensuite vos bras vers l'arrière en faisant des moulinets avec les mains dans les deux sens.**
3. **Traitez le point 7MC d'un côté du corps, puis le 6MC et le 5TF (vous pouvez vous occuper de ces deux derniers points en même temps car ils sont situés sur le poignet, à l'opposé l'un de l'autre).**
4. **Passez au 7C, puis au 5C.**
5. **Répétez le protocole sur l'autre bras.**
6. **Traitez simultanément les deux points 1P.**
7. **Terminez par le point 17VC.**

Faire passer l'inquiétude grâce à la réflexologie

La réflexologie peut également être utile pour diminuer l'inquiétude qui ronge les anxieux. Le protocole présenté plus haut dans la section « La réflexologie pour venir à bout du stress » s'attache au stress émotionnel et physique. Le protocole suivant concerne le stress mental et il est destiné à diminuer les ruminations :

1. **Lavez-vous les pieds, centrez-vous sur vous-même et échauffez-vous.**

2. **Détectez et libérez les déséquilibres au niveau des zones réflexes du pied correspondant à l'estomac, à la rate-pancréas, au cœur et à l'intestin grêle (voir la figure 8.6). Utilisez pour cela l'ascension du dragon (ou reptation des pouces) et les rotations.**

3. **Si vous ressentez inquiétude et anxiété au niveau d'une partie bien précise de votre corps, traitez les zones réflexes associées.**

4. **Terminez par l'ascension du dragon (ou reptation des pouces) et des rotations sur le plexus solaire et les glandes surrénales, éléments qui génèrent et gèrent l'anxiété et l'inquiétude.**

5. **Répétez le protocole sur l'autre pied.**

6. **Prenez le temps de vous détendre et d'apprécier les bienfaits de la séance. La relaxation permet au corps de profiter de son nouvel état, libéré de l'inquiétude et de l'anxiété.**

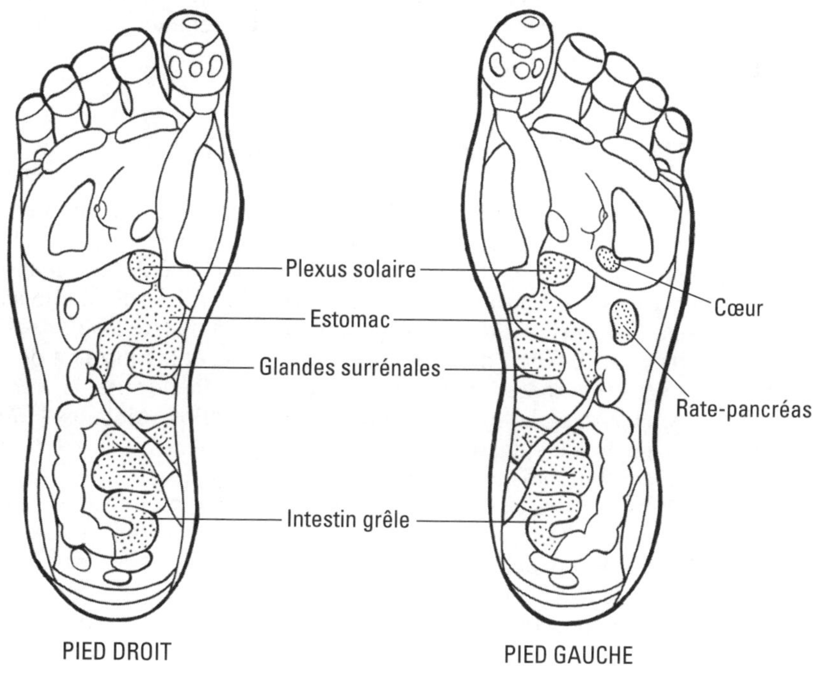

Figure 8.6 : Les zones permettant de diminuer les douleurs d'un esprit préoccupé, illustrées sur cette carte de réflexologie des pieds.

Ne pas se laisser abattre par la dépression

Nous aimerions bien vous dire d'essayer de vivre sans jamais vous sentir déprimé, mais c'est impossible. En cas de perte ou de frustration face à l'incapacité de s'exprimer pleinement dans un domaine de la vie, les coups de blues sont généralement de rigueur.

La dépression est souvent considérée comme le versant opposé de la colère ou, comme le disait Freud, une colère tournée vers soi. La colère est le symptôme d'un blocage présent dans un domaine de la vie de l'individu. Par exemple, quelqu'un marche sur vos plates-bandes ou vous essayez de forcer le destin alors que le moment n'est pas opportun. Afin de pouvoir changer, il faut d'abord connaître la source de vos émotions.

Certaines personnes sont génétiquement prédisposées à la dépression. Si un membre de votre famille en souffre, vous devez savoir que vous n'êtes pas à l'abri de cette maladie. Selon le National Institute of Mental Health (Institut national de la santé mentale américain), les femmes sont deux fois plus touchées que les hommes.

Être inspiré grâce au shiatsu

Dans la médecine orientale, la dépression et la colère sont des déséquilibres au niveau des méridiens de la rate, du foie et de la vésicule biliaire. Comme mentionné dans le chapitre 3, dans la médecine chinoise, le méridien de la rate gère l'appropriation, la possession des choses ainsi que le rapport au passé. Le méridien du foie régit la capacité à mettre les choses en route, à aller de l'avant, à dépasser les frustrations et le méridien de la vésicule biliaire exécute les décisions du foie et régit le moral et la combativité. Rappelez-vous, le ki du foie répond à la question « qui suis-je ? » et le ki de la vésicule à la question « quelle est ma place ? ». Si je sais qui je suis (si j'ai confiance en moi) et que je sais quelle est ma place, il y a peu de chances pour que je sois dépressif. Êtes-vous dans une phase de remise en cause personnelle ? Vous avez l'impression que vous n'êtes pas à votre place, qu'on ne vous donne pas cette place ou que l'on ne vous reconnaît pas pour votre vraie valeur ? Cela vous fait ressasser des schémas du passé ? Vous avez du mal à prendre des décisions ? Vous êtes frustré de ne pas pouvoir transformer vos rêves en réalité ? Vous avez l'impression de n'avoir aucun but dans la vie ? Vous n'êtes plus en phase avec votre cœur ? Prenez le temps de vous retrouver en traitant les points d'acupuncture du tableau 8.5 (que vous retrouvez dans les figures 8.1, 8.2 et 8.3 plus haut dans ce chapitre) à l'aide du protocole qui suit.

Tableau 8.5 : Les points d'acupuncture pour diminuer l'anxiété

Abréviation du point	*Nom du point*	*Localisation*	*Avantages*
1F	Suprême assaut	Sur le gros orteil du pied, à l'angle de l'ongle côté externe.	Point qui redonne au foie son énergie d'impulsion, qui redynamise et donne à nouveau envie d'« y aller ».
3F	Suprême assaut	Sur le dessus du pied, entre le gros orteil et le deuxième orteil. Remontez jusqu'à l'endroit où se trouve un creux, là où se rejoignent les métatarses.	Point d'équilibre qui harmonise le méridien du foie, lequel contribue à un bon flux de ki dans tout le corps. Produit un effet apaisant.
5F	Creux du sillon	Sur la face interne de la jambe, cinq *chon* au-dessus de la malléole interne, contre le bord interne du tibia.	Diminue la dépression, la peur et les palpitations.
6 RP	Suprême assaut	Sur le gros orteil du pied, à l'angle de l'ongle côté externe.	Point qui redonne au foie son énergie d'impulsion, qui redynamise et donne à nouveau envie « d'y aller ».
20VB	Étang du vent	Sur l'arête de votre os occipital, à l'arrière de la tête, à mi-chemin entre l'oreille et la colonne vertébrale ; entre les deux muscles qui se rejoignent.	Soulage l'irritabilité et éclaircit l'esprit.
21VB	Puits de l'épaule	Sur le dessus de l'épaule, entre deux faisceaux du muscle trapèze, à mi-chemin entre la pointe de l'épaule et la base du cou. Dans le corps du muscle.	Diminue la frustration, l'irritabilité et la fatigue. Sert à diminuer les raideurs et les douleurs au niveau du cou, des épaules et de la partie supérieure du dos.
1P	Résidence centrale	Ce point est situé sur le côté externe du thorax, entre les première et deuxième côtes, à six *chon* (deux largeurs de main) du sternum. Appuyez sur ce point avec vos pouces vers le sternum.	Sert à ouvrir la poitrine et favorise une respiration profonde. Contribue à équilibrer et à libérer les émotions.
27R	Palais de correspondance	Sous la clavicule, dans la dépression près du sternum.	Sert pour les maux de tête dus à la tension mentale, pour la fatigue mentale, la désorientation, l'anxiété, les palpitations et l'irritabilité.

Tableau 8.5 : Les points d'acupuncture pour diminuer l'anxiété

Abréviation du point	*Nom du point*	*Localisation*	*Avantages*
17VC	Centre du thorax	Allez en plein centre du sternum, presque au milieu du torse, puis descendez légèrement. C'est le point d'alarme du maître cœur.	Sert à se calmer et à se centrer sur soi. Utilisé pour la nervosité, l'anxiété et la dépression.
14VC	Porte du grand palais	Juste au bout de l'appendice xiphoïde (extrémité en cartilage souple qui se situe au bout du sternum). C'est le point d'alarme du cœur. Appuyez sans forcer.	Calme les émotions. Sert pour les palpitations et l'anxiété, l'hystérie, la peur, la démence et la dépression.

Utilisez le protocole suivant pour vous redonner un coup de fouet émotionnel ou exécutez-le régulièrement afin de diminuer la dépression :

1. **Préparez-vous en faisant des exercices de respiration, d'ancrage, de centrage sur soi et d'étirements (voir le chapitre 2).**
2. **Traitez bilatéralement le point 1F, puis les points 3F, 5F, 20VB, 21VB, 1P et 27R.**

   Exercez une pression continue (ou tournez dans le sens des aiguilles d'une montre) ou rythmique (ou tournez dans le sens inverse des aiguilles d'une montre) comme indiqué précédemment.
3. **Terminez en traitant le point 17VC d'une main et le point 14VC de l'autre main.**
4. **Restez allongé quelques instants et familiarisez-vous avec la libre circulation du ki.**

Faire passer le blues grâce à la réflexologie

La réflexologie peut également contribuer à améliorer votre humeur et à diminuer la dépression. Si vous avez le moral dans les chaussettes et aimez vous adonner à la réflexologie, essayez le protocole suivant :

1. **Commencez par vous laver les pieds, vous centrer sur vous-même et vous échauffer.**

2. **Sollicitez les zones réflexes du pied correspondant à la rate, au foie, à la vésicule biliaire et au cœur (voir la figure 8.7).**

   Faites une « ascension du dragon » (ou reptation des pouces) et des rotations afin de détecter et de remédier aux éventuels déséquilibres.

3. **Travaillez sur les zones de la colonne vertébrale, des épaules et du cou.**

   La colère et la dépression s'expriment souvent par une tension au niveau des muscles posturaux. Si vous souffrez de ces affections, penchez-vous donc sur ces zones.

   Comme toujours, si vos émotions s'expriment d'une façon particulière, veillez à prêter attention aux zones réflexes associées.

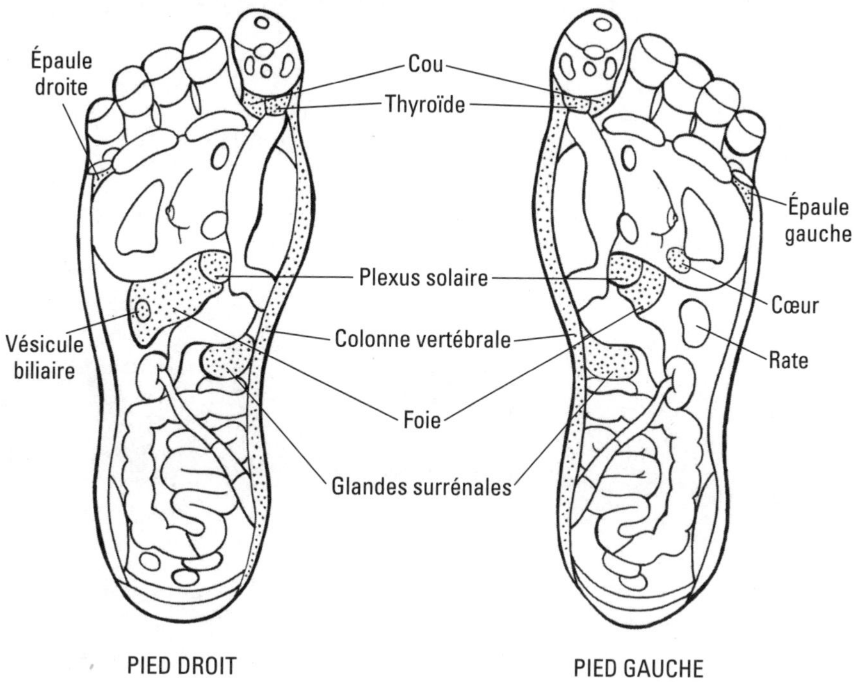

Figure 8.7 : Les zones permettant de vous redonner le moral, illustrées sur cette carte de réflexologie des pieds.

4. **Faites une « ascension du dragon » (ou reptation des pouces) et des rotations sur les zones réflexes de la thyroïde et des glandes surrénales, ainsi que sur celle du plexus solaire, l'un des refuges préférés de la colère.**

5. **Répétez le protocole sur l'autre pied.**

6. **Prenez le temps d'apprécier la tranquillité qui vous envahit.**

Troisième partie

Ça vous fait mal où ? Soigner les douleurs et maux courants

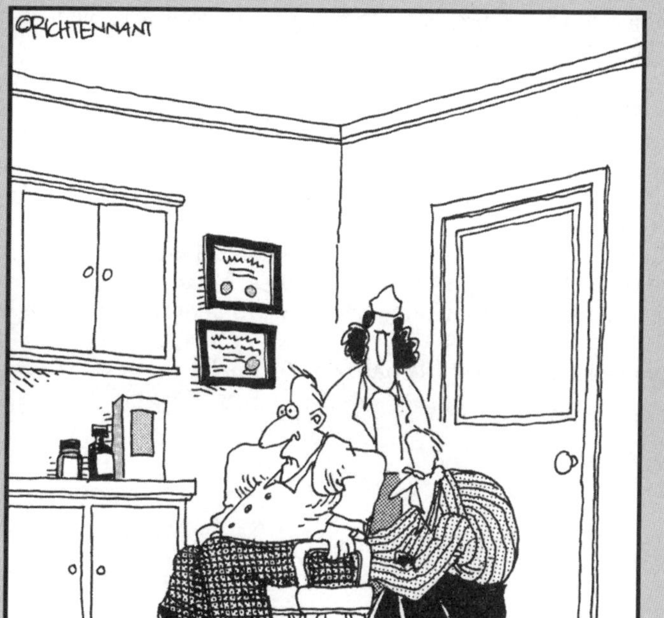

« Je pense que le craquement que vous avez entendu dans le bas de votre dos n'est pas aussi grave que vous ne le craigniez. Détendez-vous, je vais maintenant retirer le paquet de chips de votre poche arrière de pantalon. »

Dans cette partie...

Dans la troisième partie, nous nous concentrons sur certaines parties du corps susceptibles de vous faire souffrir ou de vous causer des ennuis. Quel que soit votre problème le plus urgent, vous avez de fortes chances de trouver une réponse utile dans cette partie.

Nous commençons par les pieds, puis remontons vers les jambes jusqu'aux hanches. Des talons sensibles aux ischio-jambiers douloureux, vous trouverez dans cette partie les clés pour vous soulager. Le mal de dos est un souci majeur pour un grand nombre de personnes. Nous en parlons donc également ici. Vous avez mal aux mains ou aux bras ? Nous traitons également de ces membres. Et si vous avez des maux d'estomac ou la poitrine douloureuse, plongez-vous dans les sections correspondantes. Nous parvenons ensuite au sommet du corps avec les maux de tête et les problèmes concernant le visage.

Oui, vous pouvez le dire, c'est « la partie de toutes les parties… de votre corps ».

Chapitre 9

Bon pied… bon œil

Dans ce chapitre :

- Savoir pourquoi ses pieds sont douloureux
- Prendre conscience de l'importance de prendre soin de ses pieds
- Passer en revue les causes courantes des douleurs aux pieds
- Soulager les douleurs et les entorses

Quelle que soit leur taille, tous les pieds ont un point commun : très simple d'apparence, le pied est étonnamment complexe. 25 % de tous les os de votre corps se trouvent dans vos pieds, auxquels s'ajoutent plus de 20 muscles, de nombreux tendons et ligaments, ainsi que tout un assortiment de pièces d'anatomie. Autrement dit, vos pieds possèdent des composants complexes et souvent négligés et surmenés. Il existe donc des tas d'endroits où la douleur peut apparaître et entraver leur bon fonctionnement, parfois même dans des hurlements de douleur.

Dans la mesure où vos pieds sont constitués de nombreux éléments cohabitant dans un espace relativement restreint, une petite douleur peut rapidement s'étendre sur une zone de plus en plus grande. En outre, vos pieds et vos chevilles sont les fondations sur lesquelles repose votre corps car ils supportent tout votre poids. Ainsi, par exemple, si une douleur au pied vous fait marcher bizarrement ou modifie la répartition de votre poids sur vos jambes, il est possible que cela déclenche des douleurs dans les jambes et dans le dos.

Petites articulations par rapport au reste de votre corps, les chevilles doivent être solides afin de pouvoir supporter un poids considérable. Il est donc essentiel de régler le problème au plus tôt en traitant dès leur apparition les douleurs concernant les pieds et les chevilles.

Nous pouvons fort heureusement vous donner espoir. Le shiatsu peut libérer le ki stagnant dans les nombreuses articulations de vos pieds et de vos chevilles et redonner ainsi souplesse et amplitude à vos mouvements. Mais la réflexologie sera peut-être votre choix de prédilection car le fait de déplacer, de stimuler et d'appuyer sur le pied soulage directement la tension musculaire et agit sur le ki.

Trouver la source (l'origine)

Avant de soigner votre douleur au pied, vous devez d'abord découvrir son origine. Éliminer la douleur sans intervenir sur la source revient à appliquer un pansement temporaire : la douleur ne manquera pas de réapparaître. Une foule de facteurs, des gênes légères aux sérieux problèmes de santé, peuvent causer des douleurs ou des gênes au niveau du pied et de la partie inférieure de la jambe. Dans certains cas, il n'est pas possible de résoudre le problème à l'origine de la douleur (des nerfs endommagés par exemple). Mais vous pouvez toujours utiliser le shiatsu et la réflexologie pour diminuer la gêne et ralentir le processus de dégénérescence.

La cause d'une douleur au pied est souvent évidente. Si, au travail, vous passez dix heures par jour debout sur du ciment, il ne faut pas sortir de Polytechnique pour en conclure que vos pieds sont à l'agonie. Pour que le shiatsu et la réflexologie produisent un effet durable, il convient de modifier vos conditions de travail. Il en va de même avec la douleur qui naît juste après la fracture d'un orteil. Elle demeurera pendant la guérison. Mais nous avons une bonne nouvelle pour vous : ces techniques de travail corporel vont contribuer à accélérer la guérison et à diminuer la douleur en favorisant la circulation du ki bienfaiteur.

Il arrive que l'origine de la douleur soit un peu plus mystérieuse. Vous avez par exemple mal au pied dès le réveil, avant même de le poser par terre. L'état de vos pieds ne s'améliore pas, quelle que soit la durée des bains que vous leur offrez. Dans ce genre de cas, la prudence doit être de mise jusqu'à l'établissement d'un diagnostic. Il ne faudrait pas que les pressions exercées endommagent un peu plus les tissus.

Les deux scénarios sont traités dans cette section.

Identifier les causes courantes d'une douleur

Plusieurs situations rencontrées dans la vie courante sont à l'origine de douleurs aux pieds. Nous allons passer en revue quelques-unes des coupables les plus connues :

- **Les contraintes quotidiennes :** certains problèmes de pied sont dus aux kilomètres parcourus, fatalement nuisibles à la longue. Malheureusement, ces kilomètres sont souvent incontournables, à moins que vous ne décidiez de passer le restant de vos jours au lit. La marche fait partie intégrante du quotidien, particulièrement pour les citadins. Et le simple fait de rester debout est parfois plus redoutable pour les pieds que de marcher car la station debout immobile exerce une pression continue sur le même groupe musculaire et accroît la fatigue.

En outre, le fait de rester debout toute la journée affaiblit vos veines et crée une accumulation de fluide dans les chevilles, appelée « œdème », qui peut accroître la rigidité des articulations. Le shiatsu et la réflexologie peuvent stimuler le retour veineux et la circulation lymphatique. Les protocoles concernant les chevilles que nous présentons plus loin dans ce chapitre peuvent donc être également très utiles pour traiter les œdèmes.

- **Les chaussures à la mode mais qui font mal aux pieds :** il se peut que vous maltraitiez vos pieds en leur faisant subir des tâches et en leur infligeant des conditions pour lesquelles ils ne sont pas faits. Les talons hauts et les chaussures pointues, ça vous dit quelque chose ? Les talons hauts sont souvent responsables de problèmes de chevilles, mais d'autres types de chaussures (tels que les sabots) peuvent exercer des contraintes sur les pieds et les chevilles. Quand vous décidez de souffrir pour suivre la mode, vos pieds le paient souvent cher. (Les femmes souffrent bien plus souvent de problèmes de pieds que les hommes, ce qui n'a rien d'étonnant.)

NOTE TECHNIQUE

Selon l'American Podiatric Medical Association (APMA – association américaine de pédicurie-podologie), des talons de plus de 5 cm de haut modifient la démarche naturelle d'une femme et, avec des talons supérieurs à 7 cm, la pression exercée sur la plante du pied est sept fois supérieure à la normale ! En outre, le creux des reins pâtit de la modification de la position du corps.

- **Les cors et les oignons :** ces problèmes de pieds gênants sont une autre cause de gêne. Ils peuvent tous deux être dus à une modification de la répartition du poids quand vous marchez mais les cors changent encore plus votre démarche, entraînant un mauvais alignement des différentes parties du corps et l'apparition de douleurs osseuses et articulaires.
- **Les passe-temps et autres activités :** certaines habitudes en font voir des vertes et des pas mûres à vos pieds. Si vous faites beaucoup de randonnée ou d'escalade (même s'il s'agit de « grimper » des escaliers), vous infligez une contrainte énorme à vos pieds.
- **La façon de s'asseoir :** si vous êtes souvent assis les pieds croisés ou repliés sous votre chaise, vos pieds subissent des contraintes importantes, surtout si vous maintenez longtemps cette position.
- **Les accidents et les blessures :** les pieds n'ont pas de chance car ils sont souvent au mauvais endroit, au mauvais moment ou doivent subir les conséquences de la maladresse et de la négligence de leur propriétaire. Résultat ? Fractures, entorses et foulures de la cheville, et coups sur les orteils à gogo.

- Complication observée, les blessures au pied guérissent parfois lentement ou mal car les gens souffrant de ce genre de maux ne sont souvent pas en mesure, ou désireux, de ménager suffisamment longtemps leurs pieds pour s'offrir une convalescence correcte.

Les problèmes de pieds sont extrêmement courants. Une étude menée par l'American Podiatric Medical Association (APMA – association américaine de pédicurie-podologie) en 2004 a révélé que 31 % des personnes sondées avaient eu des problèmes de pieds ou de chevilles dans les douze derniers mois.

Lever le mystère d'une douleur

La cause d'une douleur aux pieds est souvent limpide. Mais, quand l'origine ne saute pas aux yeux, il faut passer un peu de temps à évaluer vos antécédents médicaux et ceux de votre famille. Voici certaines causes auxquelles vous n'avez peut-être pas pensé :

- **L'hérédité :** il arrive que les gens aient de naissance des particularités à l'origine de douleurs aux pieds (pieds plats ou creux par exemple).
- **Les problèmes de santé d'ordre général :** les personnes ayant du diabète et des problèmes de circulation souffrent souvent des pieds. (Elles doivent alors signaler un éventuel accroissement de la douleur ou l'apparition de nouvelles douleurs car cela pourrait cacher un grave problème.)
- **Les excroissances osseuses :** elles peuvent créer des douleurs à cause de frottements sur des nerfs et d'autres os. Elles sont généralement un signe de vieillissement mais peuvent également être dues à diverses affections telles que l'arthrose et l'aponévrosite plantaire.
- **L'orteil en marteau :** la phalange médiane de l'orteil s'allonge, produisant une déformation douloureuse, la situation se compliquant généralement avec l'apparition d'un cor.

Il va sans dire que vous ne pouvez pas faire grand-chose pour remédier à des caractéristiques de naissance (même si une intervention médicale peut un peu aider dans certains cas). Le mieux est alors de procéder comme suit :

- Conservez des pieds dans le meilleur état possible en leur offrant des séances de prévention et d'entretien.
- Résolvez rapidement tout problème et traitez dans les meilleurs délais les nouvelles douleurs.

Si vous êtes victime de douleurs apparues avec le temps, demandez conseil à votre médecin et lisez l'encadré intitulé « Conseils pour soulager les douleurs au pied (en dehors du travail corporel) ».

Conseils pour soulager les douleurs au pied (en dehors du travail corporel)

Vous ne pouvez bien entendu pas changer la forme (ou la taille) de vos pieds mais il existe plusieurs mesures pour être plus à l'aise :

- Les supports plantaires peuvent contribuer à résoudre divers problèmes de pied, dont les pieds plats. Dans les cas les plus sérieux, il faut qu'un podologue confectionne un support sur mesure, mais, en règle générale, un support vendu sans ordonnance peut faire l'affaire ;
- Les semelles orthopédiques apportent souvent un confort, appréciable en fin de journée, surtout si vous marchez beaucoup. Nombreux sont ceux qui affirment que les semelles dotées d'un coussin rempli de gel sont les plus efficaces.
- L'exercice physique et les étirements permettent d'étirer les muscles du pied, particulièrement ceux situés autour de la cheville, ce qui peut élever considérablement votre niveau de confort.
- les crèmes apaisantes et les analgésiques vendus sans ordonnance apportent souvent un soulagement temporaire mais il n'est pas conseillé de les utiliser sur le long terme (surtout les médicaments).

Soulager les douleurs des pieds

Les protocoles suivants sont excellents pour diminuer les douleurs, les gonflements et les raideurs de cheville ainsi que les douleurs et les gênes au niveau des pieds. Ils peuvent également favoriser la guérison d'entorses, ce qui est important car des blessures à la cheville mal soignées risquent de fragiliser votre articulation. Une faiblesse à ce niveau se traduit par des contraintes sur les genoux et les hanches entraînant également des douleurs au niveau de ces articulations.

L'efficacité de ces protocoles est bien entendu limitée pour traiter des « problèmes de surface » tels que les ampoules et les cors (dans ces cas, le meilleur remède est d'appliquer des pommades et des crèmes spécialement conçues pour ce genre de phénomène). Malgré tout, en diminuant la douleur et en rendant un peu de confort à vos pieds, ces exercices peuvent grandement améliorer leur état général. Quand un mauvais alignement entraîne l'apparition de cors, les étirements peuvent être bénéfiques, accompagnés d'une évaluation et d'une correction biomécanique de votre démarche. Ce traitement nécessite l'intervention d'un kinésithérapeute, d'un orthopédiste ou d'un spécialiste de la médecine physique.

Chevilles et pieds : les points d'acupuncture à traiter pour un soulagement rapide

Les principaux points utilisés dans les protocoles de cette section sont ceux liés aux chevilles et aux pieds, situés sur les méridiens du rein, de la vessie, de l'estomac, de la rate-pancréas et de la vésicule biliaire. Le fait d'éliminer les blocages présents au niveau des chevilles permet également au ki stagnant de sortir de la zone des pieds. Nous vous montrons les points (voir les figures 9.1 et 9.2) puis nous vous suggérons des façons de les utiliser.

Gardez à l'esprit que chaque point a plusieurs fonctions. Nous utilisons d'ailleurs un même point dans plusieurs optiques et pour différents traitements. Le tableau 9.1 vous renseigne sur les points et leurs avantages (si vous ne connaissez pas le système de mesure reposant sur le *chon*, reportez-vous au chapitre 3). L'utilisation des points du tableau 9.1 peut porter ses fruits pour n'importe quel problème de pied ou de cheville. Nous vous conseillons de les utiliser tous pour ressentir un bien-être au niveau des chevilles et des pieds, mais, si vous n'en avez pas le temps, contentez-vous d'intervenir sur les points permettant de traiter les maux mentionnés dans le tableau.

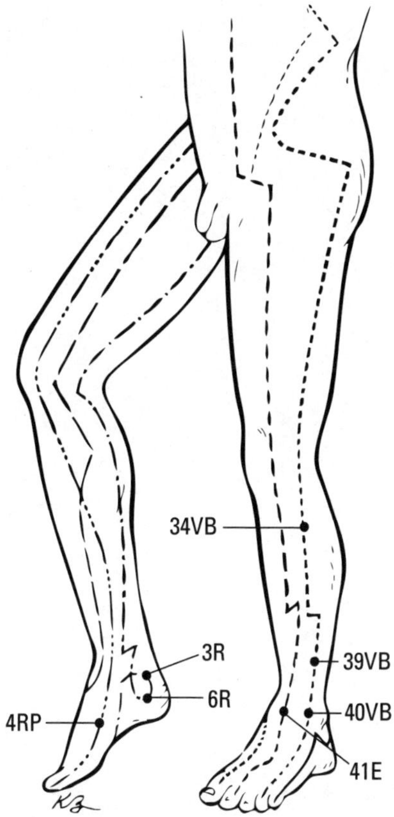

Figure 9.1 : Les points d'acupuncture des jambes et des pieds (vues de face et de côté).

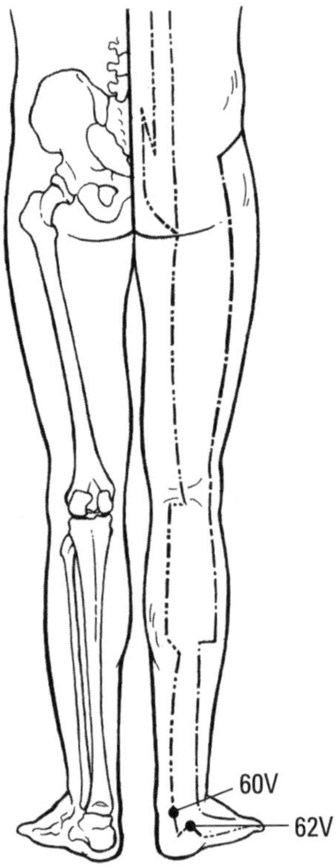

Figure 9.2 : Les points d'acupuncture des jambes et des pieds (vue de dos).

Tableau 9.1 : Les points des chevilles et des pieds pour soulager la douleur

Abréviation du point	*Nom du point*	*Localisation*	*Avantages*
3R	Suprême vallée	Sur le bord interne du pied, entre la malléole et le tendon d'Achille, là où l'on sent battre l'artère tibiale.	Point d'équilibre du rein. Diminue le gonflement et la douleur. Renforce le méridien du rein, lequel régit les jambes et les os.
6R	Mer rayonnante	Dans le creux qui se situe à un *chon* à la verticale sous la malléole interne.	Diminue les gonflements et soulage les douleurs au niveau des talons et des chevilles.

Tableau 9.1 : Les points des chevilles et des pieds pour soulager la douleur

Abréviation du point	*Nom du point*	*Localisation*	*Avantages*
41E	Torrent libéré ou vallée séparée	Sur le cou de pied, au milieu du pli de flexion de la cheville, entre les deux tendons (extenseur du pied et extenseur du gros orteil).	C'est le point de tonification de l'énergie de l'estomac qui a la charge du mouvement des jambes. Utilisé pour les douleurs et les entorses de la cheville ou les pieds tombants. Diminue la chaleur et l'inflammation.
60V	Monts Kunlun	Sur le côté externe de la cheville, à mi-chemin entre le tendon d'Achille et la malléole externe.	Détend les tendons. Améliore le flux de ki dans les jambes et les chevilles. Diminue la douleur au niveau des talons et des chevilles. Peut être utile en cas d'arthrite à la cheville.
62V	Vaisseau étendu	Sur la face externe de la cheville, juste au-dessous de la malléole externe.	Détend les tendons et les muscles.
34VB	Source de la colline yang	Ce point est sur le côté de la jambe, sous votre genou, légèrement en avant et en dessous de la tête de l'os externe de la jambe (péroné).	Envoie le ki vers les tendons et les ligaments. Utilisé pour remédier aux faiblesses et diminuer les inflammations.
39VB	Cloche suspendue	Deux *chon* au-dessus de la malléole externe sur l'arrière du péroné.	Accroît le flux de ki et la circulation sanguine au niveau de la jambe.
40VB	Grand tertre	Dans un creux en dessous et en avant de la malléole externe.	Point d'équilibre de la vésicule biliaire. Favorise la guérison des entorses de la cheville.
4RP	Grand-père et petit-fils	Ce point est situé sur la face interne du pied, deux *chon* derrière la base du gros orteil, contre l'articulation du premier métatarse, juste à la jonction de la peau du dessus du pied (blanche) et du dessous du pied (plus rouge).	Stimule la circulation du ki de la jambe et libère les tensions au niveau de la voûte plantaire.

Tableau 9.1 : Les points des chevilles et des pieds pour soulager la douleur

Abréviation du point	*Nom du point*	*Localisation*	*Avantages*
5RP	Colline du marchand (ou du métal)	Ce point est situé dans le creux juste en avant et en dessous de la malléole interne. Ce creux devient évident si vous tournez le pied vers l'intérieur. C'est le point de dispersion de la rate-pancréas.	Favorise la guérison des entorses de la cheville avec douleurs sur la face interne.

Voici un exercice pour le bien-être des chevilles et des pieds :

1. **Respirez par le ventre tout en vous centrant sur vous-même et en vous ancrant (voir le chapitre 2).**
2. **Étirez la cheville en procédant comme suit (exercices à proscrire en cas d'entorse à la cheville et bien entendu de fracture, que ce soit à la cheville, au pied ou à un orteil) :**
   - Faites-lui décrire un mouvement circulaire, d'abord dans le sens des aiguilles d'une montre puis dans le sens contraire.
   - Assis à même le sol ou sur un lit, tendez une jambe, redressez la pointe du pied et essayez d'attraper vos orteils. Si vous n'y parvenez pas, faites passer une serviette sous la voûte plantaire et tirez sur les deux extrémités. Penchez-vous doucement en arrière afin d'étirer légèrement la cheville. Si vous souffrez d'une blessure à la cheville, soyez prudent et n'allez jamais jusqu'à la douleur. Vous pouvez même sauter l'étape des étirements si nécessaire.
   - Si vous intervenez sur une personne, c'est vous qui étirez ses chevilles. Veillez à ce qu'elle se laisse faire complètement, sans participer. Soyez très prudent si elle souffre d'une blessure. Vous pouvez même sauter l'étape des étirements si nécessaire.
3. **Pour le bien-être général, exercez une pression sur chaque point du tableau 9.1, en vous concentrant sur les zones douloureuses. Si vous êtes pressé par le temps, passez directement à l'étape 4.**

   Dispersez les points qui vous semblent très pleins ou stagnants en procédant à une pression rythmique (ou tournez dans le sens inverse des aiguilles d'une montre). Optez pour la pression continue (ou tournez dans le sens des aiguilles d'une montre), afin de tonifier ou d'envoyer le ki vers les points vides, jusqu'à ce que ces derniers se remplissent.

   En cas d'inflammation, la pression exercée sur la zone touchée doit être légère. Si vous souffrez d'une blessure à la cheville, appuyez sur les points situés au-dessus et en dessous afin de favoriser l'apport du ki vers la zone endommagée. Vous pouvez effectuer cette manipulation quotidiennement jusqu'à la guérison de la blessure.

4. **Si vous êtes pressé par le temps ou souhaitez simplement traiter un problème particulier, concentrez-vous sur les points clés suivants :**

   - **Cheville gonflée :** 3R, 6R, 41E, 4RP, 5RP
   - **Entorse de la cheville :** 3R, 6R, 5RP, 41E, 34VB, 40VB

     NB : sur une entorse récente, n'exercez que des pressions légères, en respectant le seuil de la douleur. Ne faites aucune manipulation d'aucun ordre.

   - **Affaissement de la voûte plantaire :** 39VB, 4RP
   - **Aponévrosite plantaire :** 41E, 60V, 62V, 4RP
   - **Arthrite :** 3R, 6R, 41E, 60V, 62V

5. **Profitez de vos 5 à 10 minutes de relaxation bien méritées. Ne pensez qu'à votre respiration et à la chaleur qui envahit vos pieds détendus et stimulés.**

Réflexologie : rotation, friction et frottement

La réflexologie peut contribuer à soigner les blessures et à diminuer les gonflements des pieds et des chevilles. Notre coauteur Synthia a vu des gonflements diminuer de 25 % après une séance grâce à la stimulation des vaisseaux lymphatiques. Elske Miles, formatrice à l'institut de Michel, a également obtenu des résultats stupéfiants sur des problèmes de gonflement des pieds, des chevilles et des jambes. Le système lymphatique débarrasse une partie du corps de l'excès de fluide, contribuant à empêcher le gonflement dû à une station debout prolongée ou à l'inflammation d'une zone blessée. La réflexologie est particulièrement utile lorsque la cheville est trop douloureuse pour être traitée directement. Outre l'aide à la guérison de blessures qu'elle apporte au corps, elle permet d'améliorer le flux de ki dans une zone en diminuant la stagnation, les douleurs et les raideurs.

Voici un protocole utile :

1. **Asseyez-vous sur une chaise confortable et mettez votre pied sur le genou.**

   Si cette position vous est inconfortable, servez-vous d'un accessoire. Essayez une balle de tennis placée dans une chaussette ou un autre accessoire (voir le chapitre 2).

2. **Effectuez votre échauffement (lavage des pieds, respiration par le ventre, *foot rolling* et *foot stripping*).**
3. **Effectuez une « ascension du dragon » (reptation des pouces) sur toute l'extrémité du talon, au niveau de la zone réflexe du pied.**
4. **Remontez toute la zone correspondant au système lymphatique (voir la figure 9.3) en faisant une « ascension du dragon » (ou reptation des pouces ou des doigts), du talon vers l'orteil.**

   Répétez plusieurs fois ce mouvement, du talon vers l'orteil.
5. **Faites à l'aide de vos pouces des rotations sur le talon (zones réflexes correspondant aux pieds, aux chevilles et au nerf sciatique) et la zone lymphatique.**

   Il peut être difficile de trouver les points de la cheville car celle-ci n'est pas désignée sur la carte. On considère généralement qu'elle fait partie de la zone réflexe des pieds, à l'extrémité des deux talons. La cartographie de l'école sud-africaine, élaborée par Chris Stormer, les situe juste à l'aplomb et en dessous de la malléole externe, à mi-distance entre cette malléole et le sol (figure 9.4).

   Insistez sur les endroits où vous sentez une douleur ou des cristaux.
6. **Terminez, si cela est nécessaire, par une reptation des pouces à plusieurs reprises sur la zone lymphatique, de bas en haut et inversement.**
7. **Si vous utilisez un outil, mettez-le au sol et placez le pied dessus. Ensuite, faites rouler votre pied dessus de façon à stimuler les zones réflexes visées. Arrêtez-vous sur les endroits douloureux et insistez bien.**

   La pression doit être maximale sans que cela devienne insupportable.
8. **Répétez le protocole avec l'autre pied (sauf si la blessure ne concerne qu'un seul pied).**

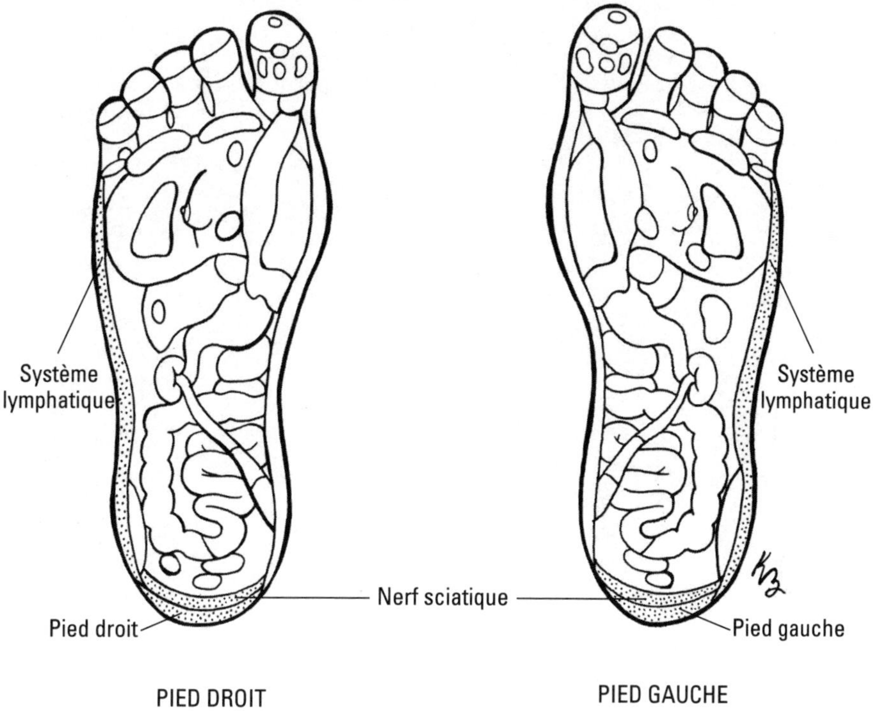

Figure 9.3 : La carte de réflexologie pour traiter une douleur au pied.

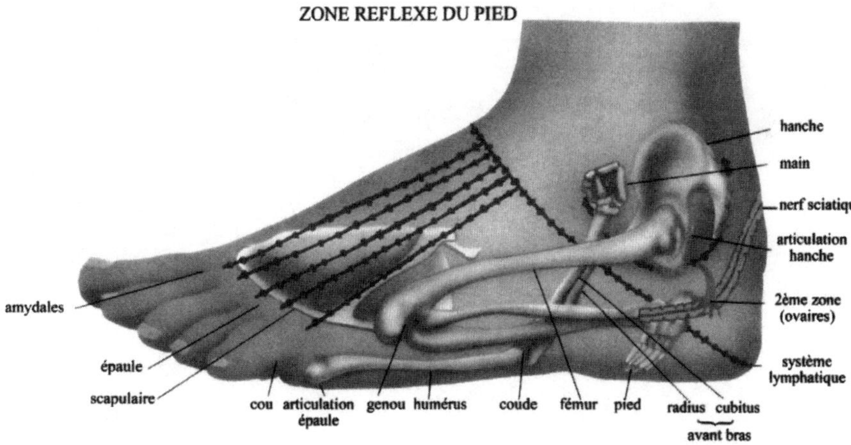

Figure 9.4 : La carte de réflexologie sud-africaine pour les épaules, les bras et les mains.

Chapitre 10

Traiter les jambes et les hanches

Dans ce chapitre :

- Observer l'origine de la douleur à la jambe
- Prendre en compte les affections touchant spécifiquement les jambes et les hanches
- Tenir compte de l'importance de ces parties du corps
- Protocoles de traitement pour les hanches douloureuses

Si les pieds sont les fondations du corps (voir le chapitre 9), les jambes et les hanches en sont les murs porteurs. Imaginez : chaque fois qu'un pied fait un pas, la jambe à la fois induit ce mouvement mais également le suit.

Nous parlons dans ce chapitre des problèmes de hanches et de jambes les plus courants. Nous détaillons les techniques de travail corporel contribuant à traiter (et, nous l'espérons, à corriger) tout déséquilibre susceptible d'être à l'origine de la douleur ou de l'aggraver. En veillant à ce que votre flux énergétique soit synchrone, vous pouvez également réunir les conditions idéales pour vous débarrasser d'une maladie ou pour soigner une blessure source de douleurs.

Les affections courantes de la jambe

Les jambes sont vraiment sollicitées sur l'ensemble de la journée. Quand vous marchez, que vous êtes que vous debout, que vous conduisez, que vous dansez ou effectuez n'importe quelle autre activité courante, vos jambes supportent au minimum une contrainte d'ampleur moyenne. Sans oublier le fait de soulever des choses. Aujourd'hui, tout le monde a déjà entendu le conseil suivant : « Soulevez avec vos jambes, pas avec votre dos. » Eh bien, si cette consigne est excellente pour votre dos, ce sont maintenant vos pauvres jambes qui trinquent.

Hanches et genoux ont aussi leur lot de problèmes. Pour que vous puissiez vous déplacer dans toutes les directions, vos hanches doivent avoir une grande liberté de mouvement. Pour n'importe quelle articulation, le plus dur est d'être très stable tout en étant extrêmement mobile, deux besoins opposés. Pas étonnant que les hanches fatiguent et soient douloureuses. Douleurs et raideurs au niveau des hanches (qui augmentent souvent avec l'âge) peuvent rendre difficiles les tâches effectuées au quotidien, voire carrément le moindre mouvement. Bien que le genou semble être une simple articulation, c'est en fait une merveille d'équilibre entre des forces opposées qui alignent des segments et génèrent le mouvement. Bien entendu, vu la multitude de forces en présence, il faut s'attendre à des tas de problèmes différents. Il n'est pas surprenant que les sportifs, mais aussi les personnes moins actives, se plaignent souvent des genoux.

La liste suivante récapitule quelques-unes des affections les plus courantes de la jambe. Elles peuvent toutes être traitées par le shiatsu et la réflexologie (bien entendu, en plus de traitements médicaux le cas échéant) :

- **Les crampes et les blessures musculaires :** les douleurs aux jambes résultent souvent de crampes majoritairement localisées au niveau des mollets et des cuisses et qui surgissent pendant ou après un exercice physique. Les muscles sont également sujets aux blessures dues à des accidents ou à une sollicitation excessive. Quiconque a déjà eu un muscle déchiré ou froissé sait à quel point ce genre de blessure est douloureux. La réflexologie et le shiatsu déplacent le ki vers ces zones douloureuses, font disparaître la stagnation d'énergie, améliorent l'alimentation et la circulation vers les tissus.

  La déshydratation peut être à l'origine des crampes aux jambes ou faire empirer la situation. Veillez toujours à boire de l'eau en quantité suffisante, surtout pendant et après l'exercice. Mais attention, beaucoup d'inexactitudes sont dites ou écrites sur ce sujet. En dehors de situations exceptionnelles (effort physique intense, maladie particulière ou cure d'élimination limitée dans le temps), il est totalement inutile, voire néfaste de boire plus de 1 litre d'eau par jour et en dehors des repas. Au-delà, vous fatiguez inutilement vos reins et vous déminéralisez votre corps.

- **Les problèmes de genou :** les problèmes de genou peuvent être incroyablement douloureux et handicapants. Malheureusement, ils sont également assez courants, plus particulièrement chez les personnes très actives ou sportives. La plupart des sports et des autres activités sportives sollicitent les genoux. Les personnes s'intéressant au sport connaissent la fréquence d'indisponibilité des athlètes à cause de blessures aux genoux. Le fait d'accroître l'apport en ki peut aider à la guérison, en accélérer le processus et faire en sorte qu'elle soit la plus totale possible.

- **Les problèmes veineux :** nombre des problèmes de santé les plus courants (et les plus graves) touchant les jambes concernent les veines. Les veines sont les vaisseaux qui font remonter le sang vers le cœur. Les artères, quant à elles, acheminent le sang du cœur vers tout le corps. Les veines jouent un rôle très important pour la circulation du sang, même si celui-ci est souvent perçu comme passif. De ce fait, leur bonne tonicité est essentielle. Le shiatsu et la réflexologie ont un impact direct sur la circulation : là où le ki va, le sang va. Ces arts de la guérison sont idéaux pour aider le corps à résoudre certains types d'affections circulatoires. Soyez toujours prudent si une grave affection est suspectée et n'exercez jamais directement une pression sur une veine douloureuse. Deux affections touchent particulièrement l'être humain :

  - **Les varices** sont probablement les problèmes veineux touchant les jambes les plus connus. Les veines gonflent et grossissent. On les voit généralement ressortir au niveau de la peau, de couleur bleue. Les varices touchent souvent les femmes. C'est un mal héréditaire mais les femmes sont également plus sujettes à cette affection pendant et après la grossesse.

    Les varices ne posent pas seulement problème sur le plan esthétique. Elles peuvent altérer la circulation sanguine et générer des problèmes de circulation. Le shiatsu et la réflexologie sont parfaits pour aider à la circulation du ki et du sang. N'appuyez jamais sur les varices. Contentez-vous d'un contact léger sans pression sur les points situés sur une veine plus grosse que la normale, gonflée ou douloureuse.

NOTE TECHNIQUE

  - **La thrombose veineuse profonde (ou phlébite)** est une affection au cours de laquelle un caillot sanguin se forme en profondeur au niveau d'une veine de la jambe ou de la région pelvienne. Si cette affection peut occasionner des crampes et des problèmes de circulation, le risque est que le caillot éclate et remonte jusqu'au poumon, ce qui peut entraîner la mort de la personne. Les individus restant longtemps assis (plus particulièrement lorsqu'ils sont à l'étroit) ou allongés sur un lit présentent plus le risque de développer une thrombose veineuse profonde. Il s'agit d'une affection grave parfois mortelle qui ne doit pas être traitée, ni par le shiatsu ni par la réflexologie. Une pression sur le caillot pourrait le faire remonter. Seuls les professionnels qualifiés peuvent travailler en présence de cette affection qui reste sinon, pour toute autre personne, une proscription absolue.

- **Les impatiences :** ce problème de jambes courant touche jusqu'à 10 % de la population à un moment ou à un autre de sa vie. Non mortelle, cette affection n'en est pas moins parfois très douloureuse et perturbante, surtout dans les cas sérieux. Les premiers symptômes sont une envie irrépressible de bouger les jambes et une sensation étrange, souvent décrite comme une « chair de poule » ou des fourmillements, qui vont et viennent dans les jambes. Ces symptômes se font souvent sentir quand vous êtes allongé. Résultat, il est parfois impossible aux personnes qui souffrent d'impatiences de bien dormir. La médecine chinoise traite les impatiences en redirigeant le ki indiscipliné et en rétablissant l'harmonie du flux de ki. Le shiatsu et la réflexologie peuvent y parvenir. Si vous consultez un professionnel, il est possible qu'il utilise également des herbes chinoises.

NOTE TECHNIQUE

La caféine, le chocolat et l'alcool aggravent souvent les symptômes des impatiences. De même, certains médicaments (tels que ceux prescrits pour soigner l'hypertension et la dépression) aggravent parfois les symptômes. Si vous souffrez d'impatiences, demandez à votre médecin quelles substances sont à éviter.

Remonter à l'origine de la douleur

Le fait de connaître l'origine de la douleur aide à déterminer l'axe de travail des séances. Par exemple, si votre douleur à la hanche est due à un fonctionnement mécanique défectueux des pieds, votre séance sera axée sur les pieds et les hanches. Mais, au final, votre corps met en œuvre ses propres plans de guérison. Le fait d'acheminer le ki vers la zone concernée offre au corps de la matière et de l'aide.

Plusieurs facteurs peuvent être à l'origine de douleurs dans les jambes et les hanches ou accroître des douleurs existantes :

- **L'âge :** avec l'âge, le risque d'être victime d'une blessure sérieuse à la hanche à cause d'une chute « anodine » augmente. Le pouvoir de guérir du corps diminue également avec l'âge. L'intervention du ki, pour maintenir son équilibre et sa stabilité, et si nécessaire pour réparer, est donc la bienvenue.

- **L'activité physique :** si vous êtes très actif (surtout si vous faites soudain bien plus d'exercice physique qu'à l'accoutumée), il va falloir que vos jambes et vos hanches s'habituent à ce nouveau niveau d'activité physique et vous risquez de leur infliger une pression considérable. À l'inverse, si vous êtes particulièrement inactif, des tensions peuvent apparaître en raison d'un manque de mouvement et d'un affaiblissement des muscles. Cette « immobilité » favorise les affections se caractérisant par la stagnation du ki telles que l'arthrite et les pertes musculaires. Les techniques de tonification peuvent être utiles dans ces cas-là.

- **Les accidents ou blessures :** nombre de problèmes de jambe résultent d'accidents, par exemple une fracture de la jambe chez un skieur s'étant risqué sur une piste dangereuse ou suite à une glissade sur une plaque de verglas. Ce type de blessures nécessitent des soins médicaux et une période de convalescence. La vitesse et la plénitude de la guérison dépendent du niveau de ki. Vos compétences en matière de shiatsu et de réflexologie sont alors très utiles, non pas pour travailler directement sur la fracture ou la blessure (à proscrire totalement), mais pour stimuler les capacités de cicatrisation.

- **Les affections :** de nombreuses affections occasionnent des douleurs au niveau des hanches et des jambes : arthrite, lupus, diabète, entorses, fractures, etc. Dans ce cas, il faut connaître la cause sous-jacente afin de faire des progrès notables. Le travail corporel sur les hanches et les jambes apporte alors un soulagement temporaire, mais il faut traiter la cause afin de bénéficier d'un effet plus durable.
- **Les gènes :** par exemple, la dystrophie musculaire et les malformations congénitales. Le travail corporel peut alors servir à diminuer la gêne et à améliorer considérablement le confort de la personne.
- **Le mode de vie :** par exemple, faire beaucoup de sport peut augmenter les risques de problèmes de jambes et de hanches. Les activités professionnelles qui imposent des stations debout longues peuvent également générer des problèmes aux jambes et aux hanches.
- **Certains médicaments :** certains médicaments peuvent accroître la probabilité d'avoir des crampes, des gonflements et d'autres maux douloureux au niveau des jambes. Pour éviter des interactions indésirables, il est important que vous sachiez si votre receveur suit un traitement médical. Par exemple, dans la mesure où le travail corporel diminue la tension artérielle, une séance de guérison peut avoir un effet cumulatif et synergique sur un individu prenant des médicaments contre l'hypertension.

Il est parfois difficile de déceler la cause d'une douleur à la hanche ou à la jambe. Bien entendu, si vous vous êtes fracturé la jambe, la cause de la douleur est évidente. Mais, si vous souffrez d'une douleur sur la partie inférieure de la jambe qui s'accroît progressivement, vous aurez peut-être du mal à en identifier la cause. Pour essayer de déterminer la cause d'une douleur à la jambe, gardez ceci à l'esprit :

- **La plupart des problèmes de hanche** proviennent de l'une des trois situations suivantes : une chute ou une blessure, un problème chronique (par exemple de l'arthrite) ou un mauvais fonctionnement biomécanique dû à des problèmes de pied, de genou ou de déplacement du bassin.

  Les hanches et les jambes faisant partie d'un ensemble de muscles, d'os, d'articulations, de ligaments et d'autres parties du corps tellement complexes, un problème concernant à l'origine une zone limitée peut rapidement toucher les zones voisines.

- **La plupart des problèmes de genou** proviennent des hanches ou des chevilles et des pieds, à moins que vous ayez été victime d'un traumatisme à cette articulation, tel qu'un choc direct ou une torsion lors d'une chute.

  Si vous êtes sportif, vous avez peut-être des problèmes de genou à cause d'une activité trop intensive, de mouvements axés sur le pivot du genou ou d'une sollicitation répétitive (répéter encore et encore le même mouvement). Si vous n'êtes pas sportif, vos problèmes de genou sont peut-être dus à un déséquilibre musculaire qui altère le bon alignement de l'articulation. Dans les deux cas, quand vous essayez de soulager la gêne occasionnée, n'oubliez pas de travailler également la cheville et la hanche.

ASTUCE

Il faut naturellement informer votre médecin de toute douleur soudaine, vive ou anormale. Il sera peut-être en mesure de diagnostiquer le problème et d'en trouver la cause.

Les protocoles de guérison pour les genoux, les hanches et les jambes

Quand vous effectuez un travail corporel, l'idéal est de rechercher les éventuels facteurs de complication et d'essayer de traiter ceux que vous pouvez. Agissez sur les causes sous-jacentes si vous les connaissez. Le shiatsu et la réflexologie ne soignent pas les maladies ou les affections, mais les déséquilibres du flux de ki. En régularisant ce dernier, vous permettez au corps d'accéder à ses vertus curatives et d'optimiser ses efforts de guérison. Demandez-vous quels sont les points vides et les points pleins. (Voir le chapitre 4 pour en savoir plus.)

N'OUBLIEZ PAS !

Vous devez bien entendu avoir des attentes réalistes. Par exemple, le travail corporel ne peut pas à lui seul reconstituer un os brisé. Mais le fait de remédier aux déséquilibres en termes de flux énergétique peut contribuer à diminuer la douleur due à des problèmes articulaires en favorisant une bonne circulation sanguine. L'efficacité de la thérapie curative est grandement conditionnée par le type et la gravité du problème à l'origine de la douleur.

Faire du bien à ses jambes grâce au shiatsu

Voici le protocole de traitement pour les genoux et les hanches. Les méridiens les plus utilisés sont ceux de la vésicule biliaire, de la vessie, de l'estomac, du foie et de la rate-pancréas. Ces points favorisent surtout le flux de ki dans toute la jambe. Vous pouvez donc les solliciter pour n'importe quelle affection touchant celle-ci. Ils sont très efficaces pour soulager les bursites, les tendinites ou les entorses. Ils servent à favoriser la guérison, la récupération après une course sur route ou un événement sportif, ou simplement à soulager les maux occasionnés par une station debout prolongée. Vous pouvez intervenir uniquement sur les points d'acupuncture de l'articulation concernée mais il est toujours préférable de travailler sur les points des deux articulations lors d'un protocole complet. Comme d'habitude, n'intervenez pas directement sur une blessure et veillez à bénéficier d'une aide médicale adaptée pour n'importe quel problème dont vous souffrez. Vous trouverez ces points dans les tableaux 10.1 et 10.2 et sur les figures 10.1 et 10.2.

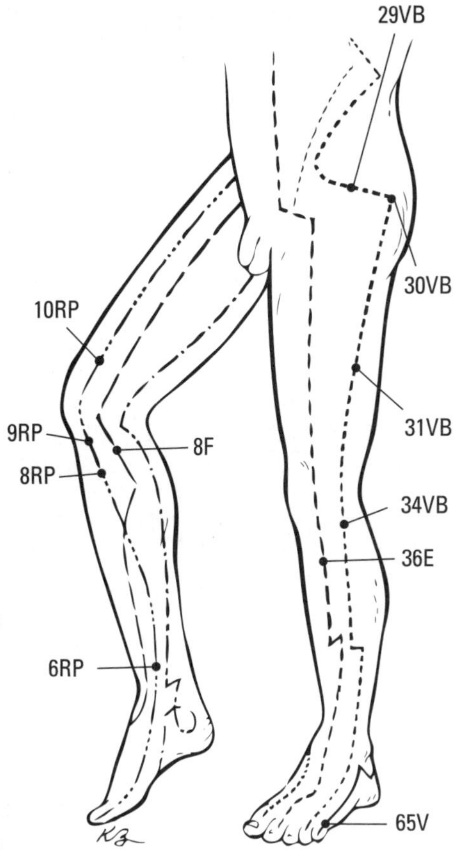

Figure 10.1 : Les points d'acupuncture situés sur les jambes (vues de face/dos).

La légende du point d'acupuncture 36 Estomac

Il existe une légende intéressante à propos du point d'acupuncture 36 Estomac : dans l'Antiquité, les troupes d'un général de l'armée chinoise devaient marcher une très longue distance pour parvenir à leur destination. Les soldats étaient tous fatigués par les nombreuses semaines de combat et de marche. À un moment, les troupes s'arrêtèrent de marcher, ayant l'impression de ne pas pouvoir aller plus loin. Le général ordonna au médecin de la garnison d'utiliser l'acupuncture en se concentrant sur le point 36E. La légende dit que les troupes se remirent en route pour trois miles et atteignirent leur destination. C'est depuis ce jour l'une des explications pour lesquelles ce point d'acupuncture porte le nom de « trois mesures de la jambe ». Une autre explication, moins anecdotique, est que c'est parce qu'il se situe à trois *chon* sous la rotule.

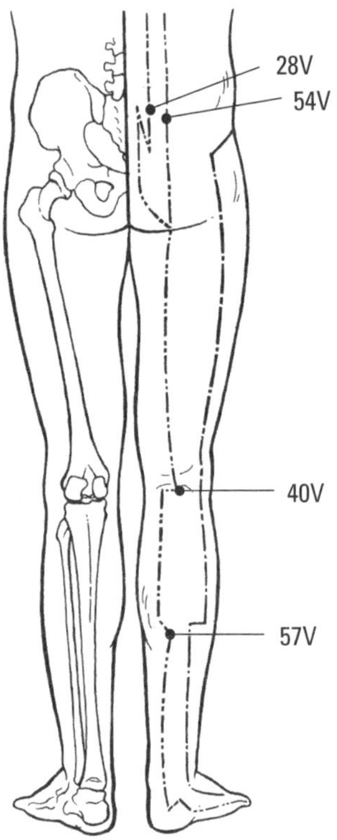

Figure 10.2 : Les points d'acupuncture situés sur les jambes et la partie inférieure du dos (vue de dos).

Si, en lisant les tableaux 10.1 et 10.2, vous avez des doutes sur la mesure du *chon*, reportez-vous au chapitre 3.

Tableau 10.1 : Les points d'acupuncture de la hanche et du bassin

Abréviation du point	*Nom du point*	*Localisation*	*Avantages*
29VB	Creux pour s'asseoir	Placez les mains sur les hanches et tournez les poignets de façon à ce que vos doigts pointent vers le bas. Pliez votre majeur. Il doit se situer à peu près sur le point en question, à un ou deux *chon* au-dessus de l'os de la hanche, au niveau de l'articulation. Vous le trouverez facilement en vous accroupissant et en plaçant votre pouce sur la ligne médiane de votre flanc, en plein dans le pli formé par votre jambe.	Utile dans le cas d'une inflammation de la hanche. Soulage les lésions et les douleurs musculaires. Utilisé pour les sciatiques. Diminue les spasmes musculaires dans les cuisses. Soulage les douleurs lombaires et celles du bas-ventre.
30VB	Cercle bondissant	Divisez le sacrum en deux dans le sens de la hauteur. Trouvez le bord du sacrum avec vos pouces et glissez de trois quarts vers les muscles fessiers en partant du milieu du sacrum.	Diminue les inflammations de la hanche. Soulage les lésions, les douleurs et les spasmes musculaires, surtout au niveau des fessiers. Sert pour les sciatiques. Soulage les douleurs lombaires et celles du bas-ventre.
31VB	Cité du vent	Vous trouverez ce point sur le côté de la cuisse, à mi-chemin entre l'os de la hanche et le genou. Si vous vous mettez « au garde-à-vous » et laissez tomber votre bras le long de la jambe, votre majeur tombe directement dessus. Faites attention, il peut être vraiment sensible.	Sert pour les faiblesses au niveau des cuisses et des genoux. Améliore la circulation du ki dans la jambe. Est utilisé pour les douleurs lombaires et les sciatiques.
34VB	Source de la colline yang	Ce point est sur le côté de la jambe, sous votre genou, légèrement en avant et au-dessous de la tête de l'os externe de la jambe (péroné).	Stimule le ki de la jambe. Renforce les extrémités faibles. Soulage les spasmes et la sciatique. Diminue les douleurs et les inflammations au niveau de la hanche et du genou.

Tableau 10.1 : Les points d'acupuncture de la hanche et du bassin

Abréviation du point	*Nom du point*	*Localisation*	*Avantages*
28V	Cavité de la vessie	À un *chon* et demi de chaque côté de la deuxième vertèbre sacrée, dans l'articulation sacro-iliaque.	Sert pour les douleurs lombaires et du sacrum, ainsi que la sciatique.
54V (parfois numéroté 48V sur certaines cartes de méridiens)	Parties essentielles de la vessie	À trois *chon* du sacrum, sur le côté, en plein dans les muscles fessiers. Point très sensible.	Sert pour les douleurs lombaires, aux fessiers, au sacrum et pour la sciatique.

Tableau 10.2 : Les points d'acupuncture du genou et des jambes

Abréviation du point	*Nom du point*	*Localisation*	*Avantages*
40V (parfois numéroté 54V sur certaines cartes de méridiens)	Commerce du milieu	En plein milieu du pli, à l'arrière du genou.	Soulage les douleurs, les raideurs et les tensions lombaires. Sert pour les sciatiques et les hernies discales. Fait passer le ki par le genou, diminuant ainsi les spasmes musculaires, les douleurs et les raideurs.
57V	Montagne du soutien	À l'arrière du mollet, à un tiers de distance entre le genou et la cheville, dans le creux où le muscle du mollet se divise en V.	Diminue les spasmes musculaires dans le mollet. Soulage les crampes.
36E*	Trois mesures de la jambe	Trois *chon* en dessous de la pointe de la rotule et un *chon* à l'extérieur de l'arête du tibia.	Sert pour la faiblesse, la fatigue générale et l'épuisement. Stimule le ki de la jambe et améliore l'endurance.
10RP	Mer de sang	Deux *chon* au-dessus du genou, sur la face légèrement interne de la jambe. Placez votre paume sur la rotule pour l'envelopper, votre pouce vient se placer sur le point.	Fait passer le ki dans la jambe.

Tableau 10.2 : Les points d'acupuncture du genou et des jambes

Abréviation du point	*Nom du point*	*Localisation*	*Avantages*
9RP	Source de la colline Yin	Sur la face interne du genou, sur le bord du plateau tibial interne.	Calme le feu de la rate et les douleurs inflammatoires du genou.
8RP	Mécanisme de la terre	Trois *chon* sous la tubérosité tibiale sur la face interne du tibia (environ une paume de main sous la rotule, côté interne).	Soulage les douleurs lombaires et les raideurs et douleurs au niveau du genou.
6RP*	Croisement des trois yin	Trois *chon* au-dessus de la malléole interne en arrière et contre le tibia.	Ce point a de nombreuses fonctions. C'est là que se croisent les trois principaux méridiens yin de la jambe. Sert à dynamiser le ki de la jambe et a une forte action sur le système hormonal, notamment sur les œstrogènes.
8F	Source de l'articulation	Sur le bord interne du genou, à l'extrémité du pli de flexion, lorsque la jambe est pliée à angle droit. Dans la dépression en avant des deux muscles de la cuisse (demi-tendineux et demi-membraneux).	Calme le feu du foie et les douleurs inflammatoires du genou.
65V	Gerbe osseuse	Avant l'articulation du petit orteil, sur la face externe du pied, contre le métatarse.	Disperse la vessie et calme la sciatique.

* Ne jamais utiliser ce point chez une femme enceinte et en cas de cancer.

Voici un protocole souvent utile pour les jambes, les genoux et les hanches. Les articulations des jambes et des hanches étant interdépendantes, faites si possible toutes les séquences de l'étape 3. Mais, si vous n'avez pas le temps, vous pouvez utiliser uniquement les séquences spécifiques aux zones que vous souhaitez équilibrer.

1. **Respirez par le ventre tout en vous centrant sur vous-même et en vous ancrant (voir le chapitre 2).**

2. **Étirez vos ischio-jambiers (muscles de l'arrière de la jambe), vos quadriceps (muscles de l'avant de la jambe) et vos adducteurs (muscles de l'intérieur de la jambe).**

   Si vous avez des étirements préférés pour ces zones, utilisez-les. Sinon, voici des idées (maintenez l'étirement pendant au moins 20 secondes, à trois reprises, pour qu'il soit total) :

   - Asseyez-vous sur le sol les deux jambes tendues devant vous. Levez les bras au-dessus de la tête puis penchez le buste vers l'avant, sur vos jambes tendues. Essayez de garder le dos bien droit, sans plier le buste. Pour vous aider, vous pouvez attraper vos orteils avec vos mains. Si vous ne parvenez pas à toucher vos orteils, utilisez une serviette que vous faites passer sous la plante de vos pieds.

   - Étirez les adducteurs en vous asseyant, jambes tendues et écartées au maximum que vous pouvez. Levez les bras au-dessus de la tête et penchez le buste entre vos deux jambes. Gardez le dos bien droit. Vous pouvez reculer vos hanches afin de bien étirer la partie supérieure de vos cuisses.

   - Pour étirer les quadriceps, allongez-vous sur le côté, pliez la jambe qui n'est pas en contact avec le sol, en ramenant le pied vers la fesse. Attrapez ensuite votre cheville et tirez-la vers la fesse afin d'optimiser l'étirement. Faites la même chose de l'autre côté.

3. **En utilisant l'approche bilatérale ou en travaillant sur un méridien à la fois, équilibrez les points par une pression continue (ou tournez dans le sens des aiguilles d'une montre), afin de tonifier les points vides ou par une pression rythmique (ou tournez dans le sens inverse des aiguilles d'une montre) pour disperser les points pleins (voir le chapitre 4). Procédez comme suit :**

   - **Pour traiter des problèmes de hanche et de fesses ainsi que ceux situés au niveau de la partie externe du genou,** tels que des entorses où le ligament latéral externe est touché, exercez une pression continue (ou tournez dans le sens des aiguilles d'une montre), sur le point 29VB ou 30VB (ce dernier est plus douloureux). Exercez une pression rythmique (ou tournez dans le sens inverse des aiguilles d'une montre) sur les points 31VB et 34VB. Cet ensemble de points est lié aux fesses, au bassin et à la partie externe de la cuisse.

   - **Pour vous concentrer sur les lombaires et le sacrum (qui sont liés aux hanches et aux jambes et vice versa) et/ou soulager** les douleurs à l'arrière du genou, exercez une pression continue (ou tournez dans le sens des aiguilles d'une montre), sur le 28V. Exercez une pression rythmique (ou tournez dans le sens inverse des aiguilles d'une montre) sur les points 54V, 40V et 57V. En cas de sciatique, vous pouvez ajouter le 65V.

- N'oubliez pas d'être prudent avec l'arrière du genou et optez pour une pression légère sur le point 40V.
- **Pour traiter l'intérieur de la jambe et du genou et soulager les problèmes tels que les entorses où le ligament latéral interne est touché,** exercez une pression continue sur le point 36E. Exercez une pression en tournant dans le sens inverse des aiguilles d'une montre sur les points 6RP, 8RP, 9RP, 10RP et 8F.

4. **Terminez la séance allongé sur le dos dans le calme ou assis confortablement sur une chaise, une main sur le bas-ventre et l'autre sur le plexus solaire.**

   Détendez-vous et laissez les bienfaits de la séance vous envahir.

Soulager ses jambes à l'aide d'un protocole de réflexologie original

Ce protocole de réflexologie vous aide à soulager les douleurs dans les hanches et les genoux :

1. **Pour commencer, lavez-vous et séchez-vous les pieds.**
2. **Si vous n'avez pas encore effectué les étirements et les exercices de respiration profonde, respirez profondément par le ventre à plusieurs reprises.**
3. **Asseyez-vous sur une chaise ou un lit et croisez une jambe de façon à ce que votre pied repose sur le genou de l'autre jambe.**
4. **Échauffez, étirez et ouvrez vos pieds en effectuant un *foot rolling* avec vos mains, puis en faisant un *foot stripping* de haut en bas (cette technique est expliquée dans le chapitre 4).**

   Répétez la séquence trois ou quatre fois afin de réduire les blocages.

5. **Entourez votre pied de vos mains, les majeurs sur le cou de pied et les pouces sur la plante de pied. Faites doucement une dorsiflexion (orteils redressés), puis faites une flexion plantaire (orteils vers la plante de pied).**

   Répétez plusieurs fois les deux mouvements alternativement. Vous stimulez ainsi les points réflexes situés sur le dessus de la cheville et favorisez le déplacement du ki.

6. **Mettez les pouces sur votre talon et faites une « ascension du dragon » (ou reptation des pouces) sur les points réflexes des hanches, du nerf sciatique et des genoux (voir la figure 1.3).**

   - Si certains points sont douloureux, faites des mouvements circulaires.
   - Si une inflammation touche des articulations, faites une reptation des pouces sur la zone lymphatique (face externe du pied), suivie de rotations sur les zones douloureuses.

7. **Faites des rotations sur la zone réflexe correspondant aux glandes surrénales afin de faire disparaître toute mollesse.**

   La stimulation des glandes surrénales favorise également la guérison. Les points réflexes des glandes surrénales sont situés sur la face interne de la voûte plantaire.

8. **Répétez le protocole sur l'autre pied.**

9. **Détendez-vous.**

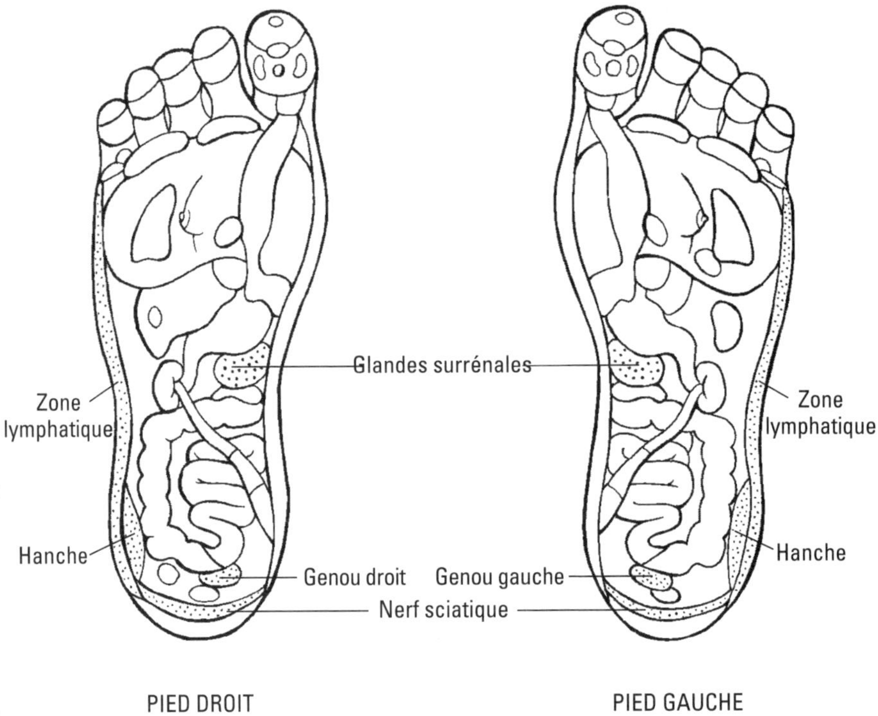

Figure 10.3 : Les zones de réflexologie permettant de traiter les douleurs aux hanches.

Chapitre 11

Soulager le mal de dos

Dans ce chapitre :

- Analyser les problèmes de dos
- Savoir pourquoi le dos est douloureux
- Soigner son dos douloureux
- Traiter les tensions au niveau du dos

Pour la plupart des gens, fort heureusement, le mal de dos est en principe temporaire et limité, souvent causé par une activité épuisante ou du surmenage. Mais certaines personnes doivent faire face à un mal de dos permanent. Chaque journée est alors une lutte continue contre les douleurs et les tensions. Selon le problème de dos, la tâche la plus simple, telle que s'asseoir ou s'allonger dans un lit, peut devenir pénible.

De nombreuses personnes sont soulagées de découvrir l'efficacité du shiatsu et de la réflexologie pour éliminer ou diminuer leurs douleurs au dos. Dans ce chapitre, nous vous aidons à identifier l'origine de votre mal de dos afin que vous puissiez appliquer les principes du shiatsu en toute sécurité et solliciter les points les plus efficaces. Avec certaines causes de douleur, telles que la tension musculaire, les étirements et les pressions profondes sur les points d'acupuncture concernés sont vraiment efficaces. Mais d'autres causes, telles les hernies discales, demandent beaucoup plus de précautions et de faire appel à un praticien professionnel qui sera mieux à même d'exercer les étirements et les pressions qui conviennent. Dans tous les cas, le shiatsu et la réflexologie sont d'excellents outils pour traiter les problèmes de dos. Utilisez ces deux disciplines conjointement ou individuellement afin de diminuer les douleurs dues aux tensions musculaires, de contribuer à la guérison des muscles froissés ou des disques touchés, de diminuer les raideurs dues à l'arthrite, de soulager la pression exercée sur les nerfs comprimés et de réduire ou faire disparaître la douleur. Dans ce chapitre, nous expliquons comment le shiatsu et la réflexologie peuvent aider et nous fournissons quelques protocoles afin de traiter la douleur comme il convient et *a minima* de vous soulager un peu !

Comprendre l'origine des douleurs de dos

« Douleur de dos » est une sorte de terme fourre-tout pour exprimer la douleur, la gêne ou la sensibilité dans la région de la colonne vertébrale, voire parfois au niveau des hanches, du cou et des épaules. Mais, dans le présent chapitre, nous nous concentrons sur les douleurs situées au niveau de la colonne. Nous traitons d'autres régions (hanches, cou, etc.) dans d'autres parties de cet ouvrage. Nous vous aidons ainsi à vous concentrer sur les techniques les mieux à même de traiter votre douleur.

Puisque le dos occupe une surface importante du corps, il est logique que de nombreux problèmes aient des répercussions sur lui. La liste suivante décrit ces problèmes particuliers :

- **Les accidents et les blessures :** dans certains cas, il est possible de déceler le moment exact où la douleur au dos apparaît. Il est alors facile d'en déceler la cause. Par exemple, si vous commencez à avoir mal dans la partie supérieure du dos juste après avoir repeint votre plafond ou rangé des étagères, la raison de la douleur coule de source. En revanche, il arrive que l'événement semblant occasionner la douleur ne soit qu'un élément déclencheur, la goutte d'eau qui fait déborder le vase. Dans ce cas, vous avez un problème sous-jacent, qui peut dormir depuis longtemps puis se réveiller à la suite d'un effort supplémentaire, pas nécessairement surhumain : se pencher pour ramasser une chaussette, s'endormir dans un canapé confortable ou ouvrir une porte coulissante récalcitrante.

- **Les déficiences ou anormalités :** il ne faut parfois pas chercher très loin pour découvrir l'origine d'une douleur au dos : nerfs pincés, hernies ou ruptures discales, arthrite, spasmes musculaires et courbure anormale du dos.

  Un médecin est souvent capable de diagnostiquer ces types de maux grâce à un éventail de tests (par exemple, une IRM ou un scanner). Le médecin peut vous recommander un traitement susceptible de contribuer à soulager certaines douleurs. Dans les cas graves, la chirurgie est parfois nécessaire. (Heureusement, les douleurs au dos nécessitent rarement de parvenir à de telles extrêmes.) En revanche, essayer le shiatsu et la réflexologie pendant la poursuite de votre traitement, en accord avec votre soignant, peut permettre de soulager la douleur.

- **Les problèmes concernant d'autres parties du corps :** dans certains cas, l'origine de votre douleur au dos ne saute pas aux yeux et pour une bonne raison : il se peut qu'elle n'ait rien à voir avec le dos. Le dysfonctionnement d'un organe produit souvent des douleurs dans le dos. Par exemple, les problèmes de vésicule biliaire et de foie génèrent une douleur entre l'omoplate droite et la colonne vertébrale, au niveau des rhomboïdes. Les troubles de la vessie peuvent se manifester par une douleur sur l'os iliaque et le sacrum, et les problèmes d'estomac peuvent se faire sentir dans les parties supérieures du dos, côté gauche. Selon les principes de base du shiatsu et de la réflexologie, la douleur ressentie dans une zone du corps peut voyager par le méridien et atterrir dans une autre zone. Si vous pensez que le dysfonctionnement d'un organe est à l'origine de vos douleurs au dos, faites-vous établir un diagnostic médical avant d'avoir recours aux approches alternatives. Quand vous connaissez le problème et que vous bénéficiez d'un traitement médical, vous pouvez utiliser le shiatsu et la réflexologie afin de soulager votre gêne et de permettre au flux énergétique de se répandre dans la zone touchée.

ASTUCE

Si vous ne souffrez pas d'une blessure ou d'une maladie qui pourrait toucher votre dos et que vous essayez de découvrir ce qui cause vos douleurs, réfléchissez aux endroits où vous vous asseyez et à votre façon de le faire. Rester longtemps sur une chaise ou un banc déclenche souvent un mal de dos. Une mauvaise ergonomie de votre poste de travail, une posture ou des chaussures de mauvaise qualité et des mouvements répétés sont autant de facteurs susceptibles d'alimenter votre gêne. En outre, si vous avez souvent des objets encombrants et/ou lourds (portefeuille, outils, etc.) dans les poches arrière de votre pantalon, cela peut vous forcer à vous asseoir de travers ou le fait de vous asseoir dessus peut comprimer le muscle piriforme et générer une sciatique et des douleurs. Bien que le shiatsu et la réflexologie puissent aider, les bienfaits ne dureront pas tant que la cause ne sera pas éliminée.

Soigner son dos douloureux

Le méridien de la vessie vous amènera au nirvana si vous souffrez du dos, car c'est le principal méridien à parcourir ce dernier. Il démarre du coin interne de l'œil, part vers la tête et descend dans le dos et les jambes pour finir sa course sur le côté extérieur du petit orteil. Plus long méridien de votre corps, il décrit quelques courbes curieuses. Par exemple, lorsque le méridien de la vessie atteint la base de votre cou, il se divise en deux et descend dans le dos, une branche de chaque côté de la colonne vertébrale. Les branches suivent les muscles spinaux, situés à côté de votre colonne, qui contribuent à maintenir votre dos droit. Une branche du méridien parcourt la face interne des muscles spinaux (entre les muscles et la colonne) et l'autre branche est située sur la face externe. On les appelle sans surprise les « branches interne et externe » du méridien de la vessie.

La numérotation des points varie d'un système à l'autre :certains prennent d'abord la ligne externe en descendant la jambe avant de remonter afin de reprendre la ligne interne ; d'autres systèmes, tels que celui que nous utilisons, numérotent la ligne interne puis passent à la ligne externe et descendent ainsi la jambe. Peu importe la méthode retenue, mais nous nous devions de vous faire part de ces variantes.

Les points du tableau 11.1 contribuent à soulager la douleur dans les parties supérieure et médiane du dos, dans les épaules et au niveau du cou. Dans le tableau 11.1, vous découvrez les points utilisés pour les douleurs lombaires et les sciatiques. La figure 11.1 illustre les points détaillés dans les deux tableaux.

En regardant le tableau 11.1, vous vous demandez peut-être quels sont ces points entre parenthèses. Il s'agit de l'autre mode de numérotation évoqué plus haut. Vous pouvez les ignorer. Nous les avons mentionnés au cas où vous consulteriez également d'autres ouvrages.

Avant de localiser les points, vous souhaitez peut-être revoir votre anatomie au chapitre 3. Nous utilisons de nombreux termes d'anatomie pour localiser les points le long du dos. En outre, si vous avez des doutes sur la signification du terme *chon* (ou sur la façon de le mesurer), reportez-vous également au chapitre 3.

Tableau 11.1 : Les points situés sur les parties supérieure et médiane du dos

Abréviation du point	*Nom du point*	*Localisation*	*Avantages*
13V	Cavité pulmonaire	Sur la branche interne du méridien de la vessie, à un *chon* et demi de la pointe de la troisième vertèbre thoracique, dans le troisième espace intercostal.	Soulage les spasmes musculaires dans le cou et le haut du dos, diminue la douleur et la gêne.
43V	Point Gaohuang	Sur la branche externe du méridien de la vessie, à trois *chon* de la pointe de la quatrième vertèbre dorsale, dans le quatrième espace intercostal. Il est à mi-chemin entre l'omoplate et la colonne vertébrale, sur le bord des muscles spinaux.	Soulage les douleurs dans les épaules et le haut du dos et diminue la tension et les douleurs au niveau des rhomboïdes.

Tableau 11.1 : Les points situés sur les parties supérieure et médiane du dos

Abréviation du point	*Nom du point*	*Localisation*	*Avantages*
18V	Cavité du foie	Sur la branche interne du méridien de la vessie, deux *chon* sous l'angle inférieur de l'omoplate, sur le bord interne des muscles spinaux.	Excellent pour soulager les spasmes musculaires au niveau des trapèzes inférieurs et des spinaux.
47V	Porte de l'âme	Ce point est situé à trois *chon* (une largeur de main) du centre de la colonne vertébrale, à l'horizontale de la neuvième vertèbre dorsale, dans le neuvième espace intercostal.	Sert pour les douleurs du milieu du dos, le stress postural et les raideurs au niveau du dos.
11IG	Rassemblement céleste	En plein milieu de l'omoplate.	Soulage les tensions dans les épaules.
10IG	Point de la racine de l'omoplate	Sur le côté externe de l'omoplate, sous le point de l'épaule où le bras et l'épaule se rejoignent.	Soulage les maux de tête, les douleurs aux épaules et dans le cou.
23V	Cavité des reins	Sur la branche interne du méridien de la vessie, au milieu de la taille, à mi-chemin entre la cage thoracique et l'os de la hanche, sur le bord intérieur des muscles spinaux.	Soulage les douleurs lombaires et diminue les tensions musculaires.
52V	Chambre de la volonté	Sur la branche externe du méridien de la vessie, au milieu de la taille, sur le bord externe des muscles spinaux.	Soulage les douleurs lombaires et diminue les tensions musculaires au niveau du carré des lombes.
28V	Cavité de la vessie	À un *chon* et demi de chaque côté de la deuxième vertèbre sacrée, dans l'articulation sacro-iliaque.	Sert pour les douleurs lombaires, sur les fessiers et le sacrum. Soulage la sciatique.
54V (parfois numéroté 48V sur certaines cartes de méridiens)	Parties essentielles de la vessie	À trois *chon* du sacrum, sur le côté, en plein dans les muscles fessiers. Point très sensible.	Sert pour les douleurs lombaires, aux fessiers et au sacrum. Soulage la sciatique.

Tableau 11.1 : Les points situés sur les parties supérieure et médiane du dos

Abréviation du point	*Nom du point*	*Localisation*	*Avantages*
40V (parfois numéroté 54V sur certaines cartes de méridiens)	Commerce du milieu	En plein milieu du pli, à l'arrière du genou.	Soulage les douleurs, les raideurs et les tensions lombaires. Sert pour les sciatiques et les hernies discales. Fait passer le ki par le genou, diminuant ainsi les spasmes musculaires, les douleurs et les raideurs.
30VB	Cercle bondissant	Divisez le sacrum en deux dans le sens de la hauteur. Trouvez le bord du sacrum avec vos pouces et glissez de trois quarts vers les muscles fessiers en partant du milieu du sacrum, à environ une largeur de paume ou quatre *chon*.	Diminue les inflammations de la hanche. Soulage les étirements et les douleurs musculaires. Sert pour les sciatiques. Diminue les spasmes musculaires. Soulage les douleurs lombaires et celles du bas-ventre.
60V	Monts Kun Lun	Sur le côté externe de la cheville, à mi-chemin entre le tendon d'Achille et la malléole externe.	Soulage les douleurs dans le dos et les raideurs dans le cou, le haut et le bas du dos et les jambes.
4VG	Porte de la vie	Entre les vertèbres, sur la taille, au même niveau que le point 23V.	Soulage les douleurs lombaires.

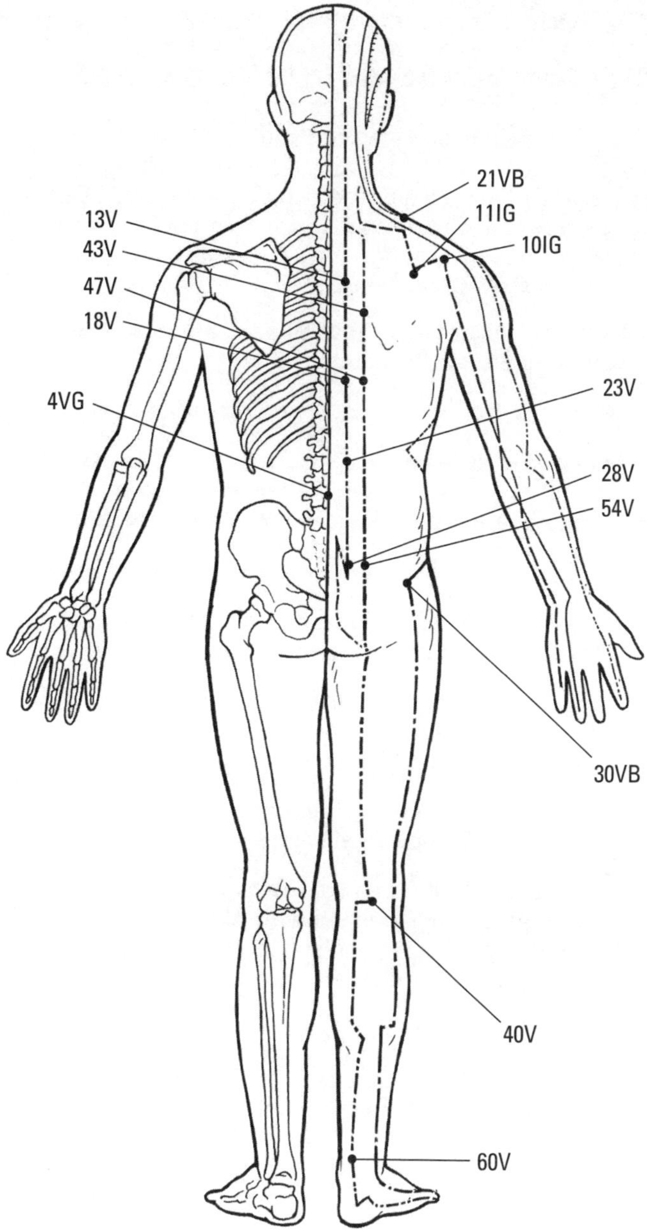

Figure 11.1 : Le méridien de la vessie et les points d'acupuncture correspondants.

Protocole de shiatsu pour soulager les tensions et les douleurs au dos

Voici un excellent protocole pour soulager le stress et les tensions musculaires dans tout le dos. Nous avons ajouté à la fin certains points destinés à traiter la douleur liée à une sciatique. Avant de démarrer, mettez deux balles de tennis dans une chaussette ou prenez les outils vous permettant d'atteindre les points du dos (voir le chapitre 2). Vous utiliserez également les points illustrés par la figure 11.1.

1. **Respirez par le ventre tout en vous ancrant et en vous centrant sur vous-même (voir le chapitre 2).**

2. **Faites des étirements pour le méridien de la vessie et le dos.**

   Faites votre étirement du dos préféré ou choisissez l'un des suivants mais, dans tous les cas, ne forcez pas. Respectez absolument le seuil de la douleur et servez-vous de la respiration pour détendre vos muscles :

   - **Tenez-vous les jambes écartées d'une largeur d'épaules.**

     Inspirez et levez les bras au-dessus de la tête, et étirez doucement le buste en vous penchant vers l'arrière.

     Expirez et penchez-vous en avant de façon à ce que vos mains touchent le sol. Essayez de mettre vos mains à plat au sol en relevant la tête afin d'accroître l'étirement du méridien de la vessie.

     Tenez-vous comme une poupée de chiffon en respirant normalement et en sautillant pour relâcher tous les muscles de votre dos.

     Étirez le côté droit en vous penchant au-dessus de la jambe droite. Maintenez la position pendant 20 secondes. Faites ensuite passer vos mains sur le sol vers la jambe gauche et étirez votre côté gauche, en maintenant là aussi la position pendant 20 secondes.

   - **Asseyez-vous sur le sol, les jambes tendues devant vous.**

     Levez les bras au-dessus de la tête en inspirant puis expirez en penchant le buste vers l'avant, sur vos jambes tendues. Essayez de garder le dos bien droit, sans plier le buste. Pour vous aider, vous pouvez attraper vos orteils avec vos mains. Si vous ne parvenez pas à toucher vos orteils, utilisez une serviette que vous faites passer sous la plante de vos pieds.

3. **Sollicitez tous les points des branches interne et externe du méridien de la vessie.**

Vous pouvez le faire de différentes manières :

- **Allongé sur le dos, utilisez votre chaussette gonflée des deux balles de tennis selon les instructions suivantes :**

  Allongez-vous sur le dos et mettez la chaussette sous votre nuque.

  Pliez les jambes de façon à ce que vos pieds soient bien à plat sur le sol. Soulevez doucement les hanches et le dos pour que vous reposiez de tout votre poids sur les balles de tennis.

  Progressez sur le dos en poussant sur les pieds, afin d'exercer une pression sur les points successifs du méridien de la vessie.

  Arrêtez-vous dès que vous tombez sur une zone douloureuse et faites des mouvements d'avant en arrière et d'arrière en avant afin de libérer la tension décelée.

  Une fois la branche interne du méridien de la vessie parcourue, écartez un peu les balles dans la chaussette afin qu'elles soient moins serrées. Elles doivent se séparer de façon à pouvoir être en contact avec les deux branches externes sur le bord extérieur des muscles spinaux, de chaque côté de la colonne vertébrale.

- **Debout, utilisez votre chaussette gonflée des deux balles de tennis selon les instructions suivantes :**

  Tenez-vous debout adossé à un mur, les jambes écartées d'un peu plus d'une largeur d'épaules, les jambes pliées à 90 degrés, comme si vous étiez assis sur une chaise.

  Penchez-vous en avant et mettez la chaussette sous vos épaules, sur la branche interne du méridien de la vessie.

  Appuyez-vous contre la chaussette tout en dépliant lentement les jambes. Vous faites ainsi passer les différentes parties de votre dos sur les balles. Comme précédemment, arrêtez-vous sur chaque point douloureux et massez-le en faisant rouler les balles d'avant en arrière et d'arrière en avant.

  Faites la même chose avec la branche externe du méridien de la vessie.

- **Vous pouvez également travailler ces points assis sur une chaise avec un dossier qui monte haut.**

  Commencez par placer la chaussette sous votre nuque. Faites des rotations afin de libérer les tensions.

  Penchez-vous légèrement vers l'avant afin que la chaussette descende un peu dans le dos. Souvenez-vous que les points du méridien de la vessie sont proches les uns des autres. Ne descendez donc pas les balles de plus de deux centimètres.

Appuyez-vous contre le dossier et faites tourner les balles sur les points suivants.

Continuez jusqu'à ce que vous ayez parcouru tout le dos.

Faites la même chose avec les points de la branche externe du méridien de la vessie.

- **Si vous pratiquez le shiatsu sur un receveur.**

  Appuyez successivement sur les différents points des deux branches du méridien de la vessie et stimulez-les un par un. Vous pourrez faire cela en appuyant sur la première branche, proche de la colonne vertébrale, avec vos pouces et sur la deuxième branche avec vos autres doigts (dressés comme indiqué dans le chapitre 4 figure 4-8). Vous appuyez ainsi à la fois sur tous les points des deux branches du méridien de la vessie. Cette méthode peut prendre un certain temps mais est particulièrement efficace. Faites le travail bilatéral et privilégiez les points vraiment douloureux !

4. **Soulagez-vous encore plus en sollicitant les points du tableau 11.1 avec la méthode de votre choix (bilatérale ou méridien par méridien) (voir le chapitre 4).**

   Vous n'avez pas besoin de traiter tous les points. Et n'oubliez pas d'essayer également ce protocole sur un(e) ami(e).

La réflexologie pour les tensions et les douleurs de dos

Le protocole de réflexologie suivant peut s'avérer efficace pour soulager les douleurs et les raideurs au niveau du dos. Les zones réflexes de la figure 11.2 y sont sollicitées :

1. **Pour commencer, lavez-vous et séchez-vous les pieds.**
2. **Si vous n'avez pas encore effectué les étirements et les exercices de respiration profonde, respirez profondément par le ventre à plusieurs reprises.**
3. **Asseyez-vous sur une chaise ou un lit et croisez une jambe de façon à ce que votre pied repose sur le genou de l'autre jambe.**
4. **Échauffez, étirez et ouvrez vos pieds en effectuant un *foot rolling* avec vos mains, puis en faisant un *foot stripping* de haut en bas.**

   Répétez la séquence trois ou quatre fois afin de réduire les blocages.

5. **Mettez les pouces sur votre talon et faites une « ascension du dragon » (ou reptation des pouces) sur les points réflexes de la colonne vertébrale et du nerf sciatique (voir la figure 11.2).**

   La colonne est représentée par la bande étroite située à l'intérieur de votre pied, qui va du talon au gros orteil. La partie de la bande située sur le talon représente le creux des reins. La partie du milieu, sur la voûte plantaire, reflète la taille. La partie supérieure de la bande devant votre gros orteil représente la partie supérieure du dos. La base des orteils correspond au cou. Le nerf sciatique est localisé sur le talon.

6. **Si vous tombez sur des points douloureux, utilisez des rotations.**

7. **S'il y a une inflammation sur une articulation, procédez à une reptation des pouces en remontant la zone lymphatique de la partie externe du pied, suivie de rotations sur les zones douloureuses.**

8. **Répétez le protocole sur l'autre pied.**

9. **Détendez-vous en position allongée et sentez le flux énergétique envahir votre dos. L'équilibrage du flux de ki peut provoquer une sensation de chaleur et des picotements.**

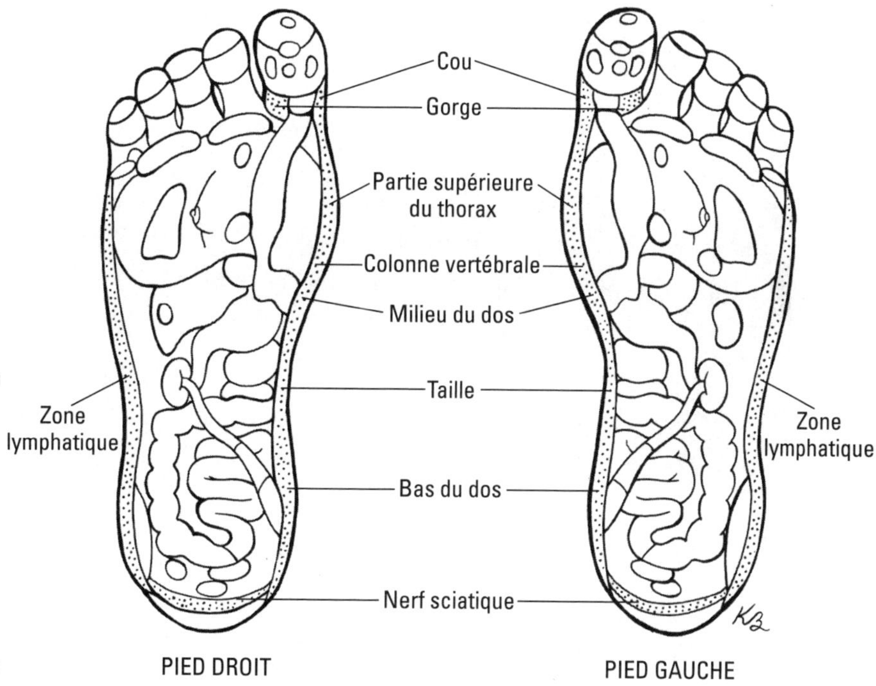

Figure 11.2 : Les zones de réflexologie permettant de traiter les douleurs au niveau de la colonne vertébrale.

Chapitre 12

Soulager les maux de tête et les douleurs au cou

Dans ce chapitre :

- Prendre conscience du caractère banal des maux de tête
- Savoir que le stress peut déclencher des douleurs dans la tête et le cou
- Faire passer les douleurs aux yeux et dans les oreilles
- Calmer les douleurs à la mâchoire

La zone située au-dessus de vos épaules représente une portion plutôt modeste de votre corps mais elle est le théâtre d'un nombre considérable d'affections chroniques et douloureuses qui empoisonnent quotidiennement votre vie.

Vous connaissez ces maux de tête qui se déclenchent invariablement tous les après-midi, généralement après une longue journée de travail stressante. Cette douleur sourde dans votre mâchoire surgit si souvent qu'elle fait maintenant partie intégrante de votre quotidien. Vos oreilles vous font mal depuis tellement longtemps que vous pensez n'avoir jamais vécu sans cette douleur. Pour une zone relativement petite, la tête et la région du cou ont le chic pour être le siège de problèmes douloureux capables de nuire sensiblement à votre qualité de vie.

Voilà pour les mauvaises nouvelles. Et maintenant, les bonnes : les problèmes affectant cette partie du corps sont si souvent liés à une tension musculaire excessive et à un déséquilibre vasculaire qu'ils réagissent très bien au shiatsu et à la réflexologie. Les points de shiatsu situés dans cette partie du corps sont facilement accessibles et ne demandent pas une pression trop importante. En fait, nombre de gens souffrant de ces affections douloureuses font appel au travail corporel pour obtenir le soulagement tant espéré qui leur permet de vivre une vie relativement agréable et heureuse. Nous décrivons dans ce chapitre les problèmes les plus couramment associés à ces parties du corps et vous enseignons les techniques susceptibles de vous aider à gérer la douleur qui accompagne ces maux.

Tordre le cou aux problèmes de tête

Comment gérez-vous les tâches et les responsabilités quotidiennes quand votre tête et/ou votre cou vous font un mal de chien ? Avec difficulté et très probablement sans votre attention et votre soin coutumiers. Les douleurs touchant ces zones sont très handicapantes car elles peuvent complètement anéantir votre capacité de concentration. En outre, les douleurs localisées à ces endroits peuvent altérer votre vue, votre ouïe et d'autres sens nécessaires pour intégrer et traiter des informations élémentaires. C'est la raison pour laquelle vous trouverez plus loin dans ce chapitre des traitements contre ces problèmes. Résultat, les maux de tête et les douleurs au cou peuvent vraiment perturber sérieusement votre vie. Dans cette section, nous nous penchons sur les types de problèmes existants et, chose plus importante, sur la façon d'y remédier.

Distinguer les différents maux de tête

Il existe de nombreux types de maux de tête, avec leurs propres causes. La cause élémentaire d'un mal de tête est généralement la constriction des vaisseaux sanguins et des muscles (principalement de la tête) qui déclenche une douleur dans la zone touchée. Dans certains cas, surtout avec les céphalées dues à une sinusite, la douleur peut avoir comme origine une infection ou une blessure. Bien entendu, le stress émotionnel, l'anxiété, la dépression et d'autres facteurs situationnels peuvent également provoquer (ou aggraver) un mal de tête.

- **Les céphalées de tension :** ce type de mal de tête semble souvent causé par le stress ou la frustration. L'éventail de douleurs associées va de « sourde » à « vive ». On la décrit souvent comme une oppression. Ces maux de tête sont généralement dus à une tension musculaire excessive au niveau du cou qui comprime les nerfs (notamment au niveau des cervicales) et les artères, ce qui diminue l'afflux sanguin dans la tête et accroît ainsi la douleur. Le shiatsu et la réflexologie sont bénéfiques car ils permettent de diminuer la tension musculaire en faisant baisser la pression au niveau des terminaisons nerveuses et en augmentant la circulation.

  Les céphalées de tension sont extrêmement courantes. En fait, selon la National Headache Foundation, près de 80 % de la population en souffre à un moment de sa vie.

- **Les migraines :** il s'agit d'un mal de tête aigu, souvent handicapant, rendant pratiquement impossible l'exécution des tâches habituelles. La migraine peut occasionner des nausées ou des vertiges, accompagnés de douleurs vives sur un côté de la tête ou les deux. L'individu est alors souvent sensible au bruit et aux lumières vives. Des études laissent penser qu'il s'agit d'une affection héréditaire. Les facteurs déclencheurs de ces migraines sont nombreux : le stress, un déséquilibre hormonal, un éclairage intermittent, l'alimentation, la caféine, l'alcool, les allergies, etc., mais aussi de grandes frustrations, des colères rentrées ou des traumatismes émotionnels très importants (abus sexuels, trahison grave, etc.) dont la mémoire est refoulée. La cause mécanique de ces maux de tête est vasculaire (trop ou trop peu de sang dans la tête), contrairement à la tension. Cependant, une extrême tension musculaire dans le cou peut perturber le flux sanguin dans la tête, contribuant ainsi à l'apparition de la migraine. Les migraines ont souvent plusieurs facteurs déclencheurs. Il peut cependant être intéressant de prendre en compte la piste énergétique. Regardez sur les planches d'acupuncture, le trajet particulier du méridien énergétique de la vésicule biliaire, au niveau du crâne. Reportez-vous avec intérêt à l'illustration 12-3. Ce trajet doit être très parlant pour tous les migraineux, non ? On peut mieux comprendre pourquoi ces migraines s'accompagnent de nausées, voire de vertiges (problème de place ?) et sont aggravées par tout ce qui surcharge le foie et la vésicule. Alors, qu'est-ce qui nous prend la tête ? Vivons-nous un sentiment d'injustice ou une grande frustration ? Avons-nous une grande colère que nous gardons en nous, que nous nous interdisons ? Le shiatsu et la réflexologie contribuent à équilibrer le ki, la circulation sanguine et à diminuer le stress et la tension musculaire. L'équilibre hormonal généré par le shiatsu et la réflexologie peut également être utile.

En France, 12 % des adultes souffriraient de migraines.

- **Les céphalées dues à une sinusite :** elles ont souvent pour origine une infection des sinus, des allergies ou des affections liées. Précision logique, ce type de mal de tête s'accompagne de douleurs près des sinus (nez, pommettes, front) et peut causer des douleurs dentaires, au front et dans les yeux. Le shiatsu et la réflexologie peuvent être utiles à long terme en aidant le système immunitaire à combattre l'infection. À court terme, ces deux disciplines permettent de diminuer la douleur grâce à la libération d'endorphines et à l'ouverture des sinus.

- **Les algies vasculaires de la face :** ce type de mal de tête est très intense et apparaît par série (une personne peut souffrir de plusieurs crises dans une journée). Il s'accompagne souvent d'une douleur insoutenable sous ou autour d'un œil, qui irradie jusqu'à la tempe du même côté, et parfois de larmoiements. Classées parmi les pires douleurs, elles peuvent être associées, à l'instar de la migraine, à des vomissements et à une sensibilité à la lumière. Les algies vasculaires de la face surgissent à la même heure plusieurs jours d'affilée ou le même jour à la même heure à une semaine d'intervalle. Personne ne sait quelle en est la cause, mais la régularité de ses apparitions laisse penser qu'elles sont liées à l'horloge biologique de la personne ou rythme circadien. Le rythme circadien est le cycle de 24 heures au cours duquel s'exécutent des processus physiologiques liés à la lumière du jour et à la saison. C'est également le cycle de distribution du ki dans le circuit des méridiens. Il peut être intéressant de faire un lien avec le méridien énergétique auquel correspond la phase horaire où se déclenche l'algie. Cela facilitera d'autant plus le choix d'action par le shiatsu ou la réflexologie.

Tableau 12.1 : Cycle de distribution du ki dans les méridiens

Méridien	*Heure solaire de charge*
Poumon	3 à 5 heures
Gros intestin	5 à 7 heures
Estomac	7 à 9 heures
Rate Pancréas	9 à 11 heures
Cœur	11 à 13 heures
Intestin grêle	13 à 15 heures
Vessie	15 à 17 heures
Rein	17 à 19 heures
Maître cœur	19 à 21 heures
Triple foyer	21 à 23 heures
Vésicule biliaire	23 heures à 1 heure
Foie	1 heure à 3 heures

NOTE TECHNIQUE

- Les maux de tête sont peut-être courants mais ils vne doivent pas être pris pour autant à la légère, surtout s'ils semblent inhabituels. Parmi les signes de troubles figurent les vertiges, les nausées, les problèmes de vue et les défauts d'articulation. Si vous avez mal à la tête et présentez l'un de ces symptômes (surtout dans le cas d'une céphalée très vive ou qui survient brutalement), consultez un médecin immédiatement. De même, un avis médical s'impose si vos maux de tête font suite à une chute, à une blessure à la tête ou à tout traumatisme au niveau de la tête ou du cou.

Comprendre la cause d'une douleur au cou

Descendez un peu et vous tombez sur le cou. Cela peut être une zone exceptionnelle à plus d'un titre. C'est une magnifique vitrine vous permettant d'arborer le nouveau collier éclatant que vous adorez tant. C'est également l'endroit autour duquel votre cher et tendre met ses bras pour vous enlacer voluptueusement.

Malheureusement, gênes et douleurs sont également très courantes sur cette partie du corps. La douleur est parfois due à une chose bénigne, voire stupide. Vous vous êtes par exemple endormi sur votre chaise longue dans une mauvaise position. Vous avez peut-être dormi comme un bébé mais cela peut vous coûter cher et provoquer des douleurs au cou pendant des jours.

Les raisons des douleurs au cou sont nombreuses, d'insignifiantes (dormir dans une position tordue) à sérieuses ou graves (arthrite, méningite et autres choses désagréables). Les blessures, les accidents et les soucis musculaires sont également des causes courantes de douleurs au cou. À moins que ce ne soit quelque chose que vous ayez en travers de la gorge, de la difficulté à accepter ou à refuser ?

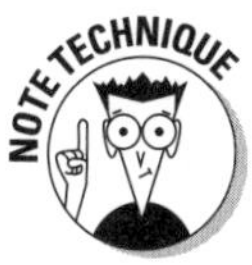

Si vous avez mal au cou, demeurez vigilant à tout signe inhabituel de trouble éventuel : mauvais fonctionnement de la vessie ou des intestins (qui exprime des problèmes neurologiques ou vertébraux). Un autre signal d'alarme ? Une nuque raide qui déclenche une douleur quand vous laissez tomber le menton sur la poitrine peut être le signe d'une méningite. Si la douleur au cou s'accompagne d'un engourdissement ou d'une douleur lancinante qui se propage dans les bras ou les jambes, ce peut être le signe de problèmes graves à traiter sur-le-champ. Si vous êtes dans l'une de ces situations, consultez immédiatement votre médecin.

Les points yang pour se soulager de douleurs à la tête et au cou

Tous les points de la tête et du cou sont des points yang qui peuvent tendre à présenter trop d'énergie. Trois méridiens yang démarrent dans la tête et au niveau du visage, descendent dans le dos et sur la face latérale avant et arrière des jambes. Tous les points au-dessus de la clavicule sur le devant du corps et au-dessus de l'épaule dans le dos sont situés sur des méridiens yang. Cela signifie qu'ils sont susceptibles d'être actifs et remplis de ki. Pour une explication détaillée de la différence entre les points yin et les points yang, rendez-vous au chapitre 1.

Dans cette section, nous proposons un protocole destiné à traiter tous les vilains maux de tête abordés dans ce chapitre et les douleurs au cou qui en sont souvent à l'origine. Les différents types de maux de tête ont de nombreux points communs et il est possible de soulager la douleur qui les accompagne grâce au protocole suivant. Les figures 12.1, 12.2 et 12.3 vous montrent où résident ces points et le tableau 12.2 vous explique les bienfaits et la localisation de chacun d'eux.

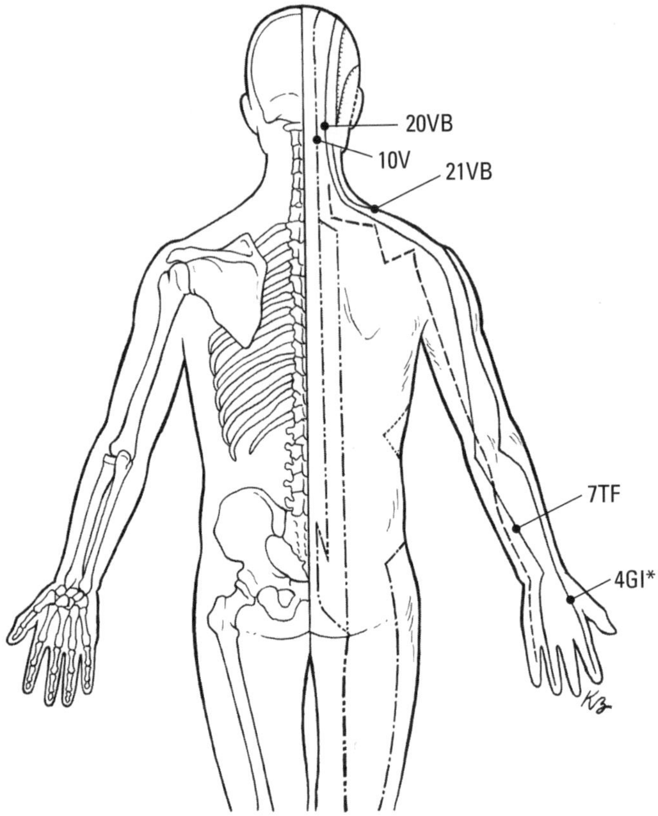

Figure 12.1 : Les points d'acupuncture des bras, des mains et de la partie supérieure du torse (vue de dos).

* Ne jamais utiliser ce point chez une femme enceinte.

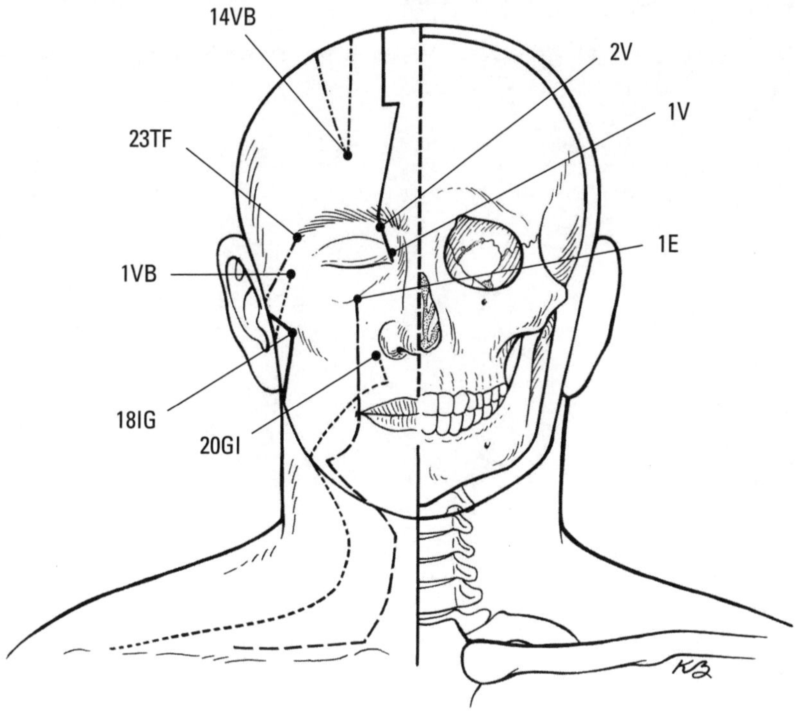

Figure 12.2 : Les points d'acupuncture du visage (vue de face).

La fibromyalgie peut vraiment être pénible

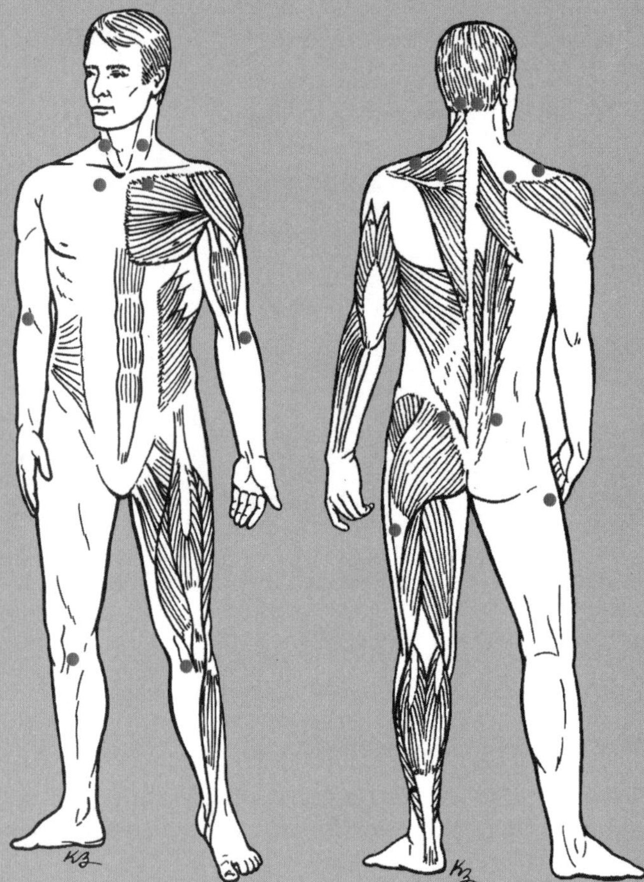

Si vous avez souvent mal au cou (et peut-être aux épaules, aux coudes, aux genoux et dans le haut du dos) et que vous ne parvenez pas à en déterminer la cause, vous souffrez peut-être de fibromyalgie.

La fibromyalgie est un syndrome (qui touche le plus souvent les femmes) qui provoque une douleur diffuse, de la fatigue et tout un éventail de symptômes tels que le syndrome du côlon irritable. La douleur est généralement plus vive sur 18 points précis (généralement appelés « points sensibles » car le simple fait de toucher la peau à ces endroits peut être source de douleur), puis elle irradie sur toute une région du corps. Pour que l'on diagnostique une fibromyalgie, il faut que la douleur se manifeste sur au moins 11 de ces points sensibles.

Cette douleur apparaît souvent au niveau des épaules et du cou. Elle ne s'accompagne pas de gonflements ou de l'apparition de protubérances, mais parfois de raideurs aux endroits touchés. Les personnes souffrant de fibromyalgie ont souvent des insomnies, sont fatiguées et connaissent d'autres problèmes liés au sommeil. Elles peuvent également avoir vécu de gros traumatismes psychiques (abus sexuel, trahison grave, etc.).

La cause de la fibromyalgie est inconnue et, malheureusement, il n'existe, à ce jour, aucun remède. Cependant, chez de nombreuses personnes, le shiatsu, la réflexologie, les massages, la chiropraxie et les analgésiques vendus sur ou sans ordonnance apportent un certain soulagement.

Le diagnostic, le traitement et même l'existence de la fibromyalgie font débat. Il y a encore vingt ans, on pensait que tous les symptômes étaient en fait « situés dans la tête ». Aujourd'hui encore, de nombreux médecins estiment qu'il ne s'agit pas d'une affection à part entière car son diagnostic repose sur un ensemble de symptômes n'ayant pas de cause physiologique. Les recherches actuelles indiquent néanmoins que la fibromyalgie pourrait être un problème de transmission des signaux de la douleur par les cellules nerveuses. Il faudra d'autres travaux pour déterminer la cause de ce syndrome et pour que la communauté médicale reconnaisse l'existence de cette affection chronique handicapante.

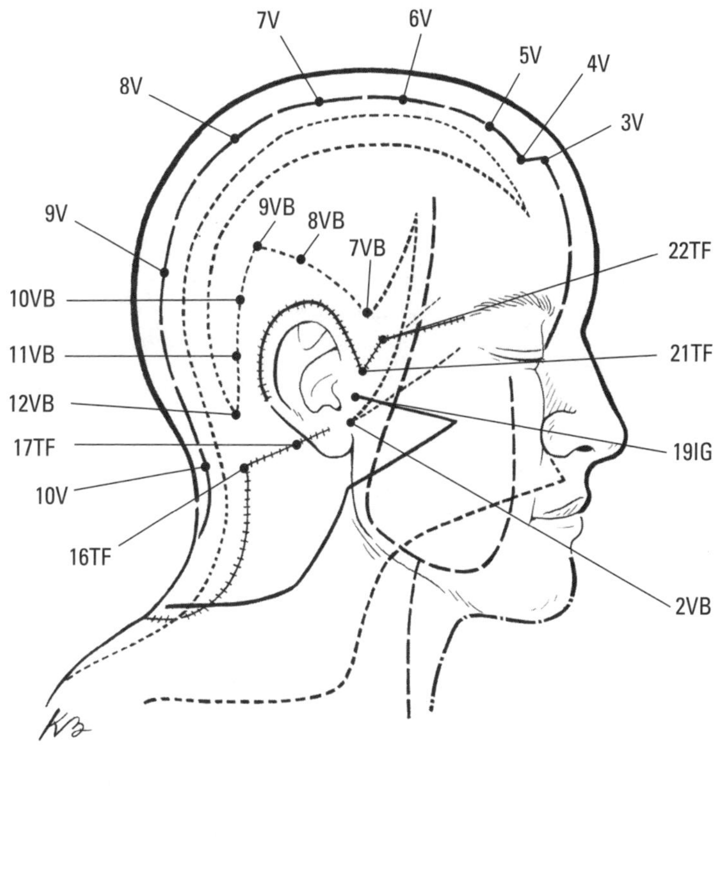

Figure 12.3 : Les points d'acupuncture du visage (vue de côté).

Tableau 12.2 : Les points d'acupuncture permettant de libérer la tête et le cou

Abréviation du point	*Nom du point*	*Localisation*	*Avantages*
21VB	Puits de l'épaule	Sur le dessus de l'épaule, entre deux faisceaux du muscle trapèze, à mi-chemin entre la pointe de l'épaule et la base du cou. Dans le corps du muscle.	Sert à diminuer les raideurs et les douleurs dans le cou, les épaules et le haut du dos.
20VB	Étang du vent	Sur l'arête de l'os occipital, à l'arrière de la tête, à mi-chemin entre l'oreille et la colonne vertébrale ; entre les deux muscles qui se rejoignent (muscle sterno-cléido-mastoïdien et trapèze).	Contrôle le méridien du foie ; utilisé pour les maux de tête.
12VB	Os fini	Sur l'arête de l'os occipital, dans le creux situé derrière l'oreille, dans le muscle sterno-cléido-mastoïdien.	Sert pour les maux de tête, les douleurs au cou et les vertiges.
6VB 7VB 8VB 9VB 10VB 11VB	Balance suspendue Courbe de la tempe Menant à la vallée Assaut céleste Flottement du blanc Cavité du yin	Rangée de points entourant l'oreille qui commence par le 12VB. Cette rangée est à environ un *chon* de l'oreille. Traitez tous les points simultanément. Vous saurez que vous les avez atteints car ils sont douloureux.	Servent pour les maux de tête avec douleur au niveau des tempes et les migraines.
10V	Pilier céleste	Sur l'arête de l'os occipital, au niveau du tendon à côté duquel la colonne vertébrale entre dans le crâne.	Sert pour les céphalées avec douleurs à l'arrière de la tête, les douleurs et les raideurs au cou.

3V	Écoulement des sourcils	Rangée de points située sur la tête, à un *chon* et demi de la ligne médiane. Commencez par le point 10V et exercez une pression rythmique (ou tournez dans le sens inverse des aiguilles d'une montre) sur tous les points, du dessus du crâne jusqu'au front.	Soulagent les maux de tête avec douleur au niveau de l'os occipital et du front, ainsi que les douleurs au cou causées par l'arthrite.
4V	Divergence		
5V	Cinquième place		
6V	Support de la lumière		
7V	Atteint le ciel		
8V	Déclin		
9V	Coussin de jade		
1VB	Creux de la pupille	Sur le coin externe de l'œil.	Contribue à diminuer la sensibilité à la lumière et améliore l'héméralopie. Calme les migraines ophtalmiques.
14VB	Yang blanc, également appelé aussi « tête claire »	Placez-vous au milieu de votre sourcil et remontez d'un *chon* sur le front.	Soulage les maux de tête se manifestant au niveau du front, ainsi que les céphalées dues à une sinusite.
2V	Vue claire	Au coin du sourcil, contre la racine du nez.	Soulage les maux de tête se manifestant au niveau du front, les céphalées dues à une sinusite et les symptômes allergiques.
20GI	Accueil des parfums	Juste contre la narine, au niveau de l'attache de l'aile du nez. Appuyez vers le nez.	Libère les sinus et soulage les céphalées dues à une sinusite et les symptômes allergiques.
16TF	Fenêtre du ciel	Dans le muscle, sous et légèrement derrière le lobe de l'oreille.	Diminue les raideurs et les douleurs au cou, et soulage les maux de tête.
4GI*	Torrent harmonisateur	Sur le sommet de l'éminence qui se forme lorsque vous serrez le pouce et l'index. Une fois le point repéré, détendez la main. Le point se trouve contre et légèrement sous le métacarpien de l'index.	Diminue les tensions dans la tête et le cou.

* Ne jamais utiliser ce point chez une femme enceinte.

Dans le protocole suivant, utilisez la technique de pression alternative expliquée dans le chapitre 4 afin de disperser l'énergie dans ces points. Vous pouvez également utiliser la technique de pression en tournant dans le sens inverse des aiguilles d'une montre. Si vous n'avez pas le temps de traiter tous les points, allez directement à la fin du protocole. Vous y trouverez des miniséances pour certains types de maux de tête.

1. **Respirez par le ventre tout en vous ancrant et en vous centrant sur vous-même (voir le chapitre 2).**

2. **Libérez vos tensions en procédant comme suit :**

   - Entourez votre cou d'une serviette pour le soutenir.
   - Étirez-le en décrivant des cercles avec votre tête, trois dans chaque sens.
   - Arrêtez-vous aux endroits douloureux et maintenez la position pendant 20 secondes.

3. **Sollicitez les points du tableau 12.2, en commençant par des pressions bilatérales sur les points 21VB, 20VB et 12VB.**

4. **Écartez les doigts et appuyez sur tous les points du méridien de la vésicule biliaire qui entourent l'oreille (6VB à 11VB).**

   Exercez une pression rythmique(ou tournez dans le sens inverse des aiguilles d'une montre) jusqu'à ce que ces points ne soient plus douloureux.

5. **Appuyez sur les deux points 10VB à la fois.**

6. **Écartez les doigts et appuyez sur les points du méridien de la vessie situés sur le dessus de la tête (3V à 9V).**

   Exercez une pression rythmique (ou tournez dans le sens inverse des aiguilles d'une montre) simultanée sur un maximum de points jusqu'à ce qu'ils ne soient plus douloureux. Déplacez-vous sur toute la ligne de façon à traiter tous les points. Parcourez l'intégralité de la ligne au moins trois fois.

7. **Exercez une pression bilatérale sur les points 14VB, 2V, 20GI et 16TF.**

8. **Traitez le point 4GI* sur chaque main.**

9. **Effectuez les miniséances décrites ci-dessous pour les maux de tête suivants :**

   - **Les céphalées de tension :** exercez une pression bilatérale sur les points 21VB, 20VB et 12VB. Écartez les doigts de façon à couvrir la

* Ne jamais utiliser ce point chez une femme enceinte.

zone allant du point 6VB au point 11VB, puis pour couvrir celle allant du point 3V au point 9V, en agissant bilatéralement. Terminez par le point 4GI* sur chaque main. Cette miniséance diminue les tensions dans le cou et les muscles de la tête susceptibles d'être à l'origine des céphalées de tension.

- **Les migraines :** appuyez bilatéralement sur les points 10V, 16TF et 12VB. Écartez les doigts de façon à couvrir la zone allant du point 6VB au point 11VB et exercez une pression rythmique (ou tournez dans le sens inverse des aiguilles d'une montre) jusqu'à ce que la sensibilité diminue. Placez vos pouces ou vos majeurs sur le point 1VB puis exercez une pression tournante pendant 30 secondes. Faites-le trois fois. La pression ne doit être trop forte ni trop longue. Terminez par le point 14VB, suivi du point 4GI* sur chaque main. Vous contribuez ainsi à équilibrer le flux sanguin dans la tête et à réguler le ki dans le méridien de la vésicule biliaire. (Si vos migraines s'accompagnent de nausées, le point 6MC est excellent pour combattre ce genre de symptôme. Vous le trouverez dans le protocole du chapitre 6 et sur la figure 6.2.)

- **Les céphalées dues à une sinusite :** exercez une pression bilatérale sur les points 20VB et 17VB. Allez et venez sur ces points jusqu'à ce qu'ils soient souples et moins douloureux. Occupez-vous ensuite des points suivants, toujours avec l'approche bilatérale : 18IG, 20IG, 1E, 1V, 2V et 14VB. Terminez par le point 4GI* sur chaque main. Ce protocole contribue à soulager les douleurs d'une céphalée due à une sinusite et libère les sinus.

- **Les algies vasculaires de la face :** avec ce type de mal de tête, les points sont parfois si douloureux qu'il est impossible de les toucher. Dans ce cas, prenez des points au-dessus et en dessous de la douleur afin de rééquilibrer les fonctions nerveuse et vasculaire. Du côté de la douleur, traitez les points 14VB et 20VB, puis 2V et 10V. Écartez les doigts de façon à couvrir la zone allant du point 6VB au point 11VB. Concluez par le point 4GI* sur chaque main. Si la douleur est concentrée autour de vos yeux, consultez le tableau 12.2 pour découvrir comment traiter la fatigue oculaire.

10. **Quelle que soit la miniséance effectuée, terminez par 5 à 10 minutes de relaxation, voire plus si vous avez le temps.**

    En vous détendant, vous favorisez l'équilibrage et la stabilisation du flux de ki et de la circulation sanguine avant de reprendre vos activités. Cela vous permet également d'apprécier l'action des endorphines contre la douleur.

Soulager la fatigue oculaire

La fatigue oculaire peut occasionner des problèmes mineurs au niveau des yeux (vue trouble, douleurs dans les muscles situés autour des yeux, héméralopie, etc.) qui sont parfois non seulement douloureux, mais également très handicapants. Voyez comme vos yeux vous servent pour presque tout ce que vous faites, tout au long de la journée. Le moindre problème, même mineur, peut rendre votre vie bien plus difficile et frustrante.

Heureusement, la simple fatigue et le surmenage sont le plus souvent temporaires et faciles à faire passer.

Les problèmes oculaires flagrants se déclarant soudainement sont à surveiller de près, surtout si leur apparition coïncide avec la naissance d'autres signes tels que des difficultés à articuler ou de vifs maux de tête.

Dans le protocole suivant, vous allez utiliser les points figurant dans le tableau 12.3 à suivre et sur les figures 12.2 et 12.3 plus haut dans ce chapitre.

Tableau 12.3 : Les points pour soulager les yeux

Abréviation du point	*Nom du point*	*Localisation*	*Avantages*
16TF	Fenêtre du ciel	Dans le muscle, sous et légèrement derrière le lobe de l'oreille.	Diminue les troubles de la vue, les douleurs dans les yeux et les larmoiements.
23TF	Creux du bambou soyeux	Sur le côté externe du sourcil.	Utilisé pour les maladies oculaires, pour améliorer les troubles de la vision et diminuer les douleurs oculaires.
1VB	Creux de la pupille	Sur le coin externe de l'œil.	Contribue à diminuer la sensibilité à la lumière et améliore l'héméralopie.
1E	Contient les larmes	Sur l'orbite, juste sous votre pupille quand vous regardez droit devant.	Sert pour les maladies oculaires, diminue les tics oculaires et améliore l'héméralopie.
1V	Yeux brillants	Dans le coin interne de l'œil, au niveau de l'arête du nez.	Diminue les troubles de la vision, aide en cas de glaucome et d'autres maladies oculaires. Améliore l'héméralopie et les problèmes de vue.
2V	Vue claire	Au coin du sourcil, contre la racine du nez.	Améliore la situation en cas de vue trouble, de mauvaise vue, de larmoiements excessifs et de troubles oculaires généraux.

Utilisez le protocole suivant pour atténuer la gêne associée à une fatigue oculaire :

1. **Respirez par le ventre tout en vous ancrant et en vous centrant sur vous-même (voir le chapitre 2).**

2. **Regardez vers le haut, vers le bas, dans toutes les directions.**

   Faites travailler vos yeux en regardant vers la gauche, vers la droite, vers le haut et vers le bas, aussi loin que vous pouvez. Procédez lentement de façon à bien étirer les muscles contrôlant vos yeux. Ensuite, roulez lentement des yeux dans le sens des aiguilles d'une montre, puis dans le sens contraire.

3. **Localisez les points de pression du tableau 12.2 associés à la vue :**

   - Optez pour l'approche bilatérale avec chaque point.
   - Passez le temps nécessaire pour libérer chaque point.

4. **Une fois le protocole terminé, frottez-vous vivement les mains et placez-vous les paumes de main sur les yeux pendant 1 à 3 minutes.**

   Détendez-vous afin de favoriser l'équilibrage du ki et de laisser la tension fuir vos yeux. Vous percevrez ainsi tous les bienfaits de la séance.

Atténuer les acouphènes et les autres problèmes d'oreilles

Les problèmes d'oreilles sont également une source assez courante de douleur et de gêne. Voici quelques-unes des causes typiques :

- **Cérumen et liquide :** la présence de liquide dans l'oreille peut être la source de différences de pression désagréables, surtout en avion mais également en montagne.

- Divers traitements et sprays vendus sans ordonnance peuvent contribuer à éliminer le cérumen et le liquide dans les oreilles. Les infections touchant les oreilles sont plus sérieuses et du domaine de la médecine.

- **Acouphènes :** il s'agit de sons (bourdonnements ou tintements) dans les oreilles, sources de distraction et handicapants. La cause des acouphènes est souvent difficile à identifier, voire inconnue. Mais cela peut être le symptôme d'un problème plus grave. La piste cervicale est souvent suspectée mais il peut aussi s'agir d'une dégradation de l'oreille interne (assèchement). Le shiatsu et la réflexologie peuvent contribuer à diminuer ces sons agaçants.

- **Pertes d'équilibre et vertiges :** la perte d'équilibre peut être due à la présence de liquide dans l'oreille ou à une perturbation de la circulation normale du liquide dans l'oreille interne. Il peut aussi s'agir ici d'un problème cervical. Les vertiges sont une affection très handicapante qui vous fait penser que l'endroit dans lequel vous vous trouvez tourne. Ils génèrent une perte d'équilibre, des nausées et une désorientation. Le shiatsu et la réflexologie peuvent également contribuer à diminuer ces vertiges.

Bien que les traitements médicaux soient généralement nécessaires ou utiles dans le cas de problèmes d'oreilles, les techniques de shiatsu et de réflexologie peuvent s'avérer un complément utile par une diminution de la douleur et des sons.

Si vous avez mal aux oreilles, avec des sécrétions, des saignements, des rougeurs ou des gonflements autour de l'oreille, consultez immédiatement un médecin.

Dans cette section, vous allez utiliser les points figurant dans le tableau 12.4 à suivre et sur les figures 12.1 et 12.3 plus haut dans ce chapitre.

Tableau 12.4 : Les points pour mieux entendre

Abréviation du point	*Nom du point*	*Localisation*	*Avantages*
7TF	Réunion du clan	Sur la face externe de l'avant-bras, à une largeur de paume du pli du poignet, sur le côté extérieur du tendon.	Sert pour la surdité, les acouphènes et les troubles généraux des oreilles.
16TF	Fenêtre du ciel	Dans le muscle, sous et légèrement derrière le lobe de l'oreille.	Sert pour les gonflements du visage, les états de surdité soudaine et les vertiges.
17TF	Protège du vent	Directement sous le lobe de l'oreille, sur l'os du crâne, juste avant la jonction avec la mâchoire.	Sert pour la surdité, les acouphènes, le mal d'oreille et les vertiges.
21TF	Porte des oreilles	Devant et au sommet de l'orifice de l'oreille, dans le creux qui se forme en ouvrant la bouche.	Sert pour la surdité, les acouphènes, les maladies de l'oreille, le mal d'oreille, les infections de l'oreille et les vertiges.

22TF	Creux de l'harmonie	Allez sur l'os, à un demi-*chon* devant l'orifice de l'oreille, puis remontez d'un *chon* sur le muscle situé au-dessus de la pommette.	Sert pour les acouphènes et le mal d'oreille.
19IG	Palais de l'ouïe	Directement devant l'orifice de l'oreille, dans le creux.	Sert pour les troubles de l'oreille, la surdité, les acouphènes, les infections à l'oreille et les vertiges.
2VB	Confluence de l'ouïe	Directement sous le point 19IG.	Bon pour les maladies de l'oreille, la surdité et les acouphènes.

Essayez ce protocole afin d'atténuer la gêne provoquée par les acouphènes et les autres problèmes d'oreille :

1. **Respirez par le ventre tout en vous ancrant et en vous centrant sur vous-même (voir le chapitre 2).**

2. **Attrapez-vous les deux oreilles avec les mains et faites-les pivoter doucement mais fermement.**

   Mettez un doigt dans l'oreille et tirez vers l'extérieur comme pour agrandir l'orifice. Faites le tour de l'orifice en écartant doucement vers l'extérieur.

3. **Appuyez sur les points mentionnés dans le tableau 12.4 :**

   - Exercez successivement une pression rythmique (ou tournez dans le sens inverse des aiguilles d'une montre) sur le point 7TF de chaque bras pendant 3 minutes au maximum.
   - Exercez une pression (approche bilatérale) sur les points 16TF, 17TF, 21TF, 22TF, 19IG et 2VB.
   - Exercez une pression rythmique (ou tournez dans le sens inverse des aiguilles d'une montre) sur chaque point jusqu'à ce qu'ils soient relâchés.
   - Si vous souffrez d'un problème particulier, reportez-vous au tableau 12.3 et traitez les points correspondants.

4. **Une fois le protocole terminé, frottez-vous vivement les mains et placez vos paumes sur les oreilles pendant 1 à 3 minutes.**

   Détendez-vous assis ou allongé dans le calme pendant que le ki stimulé équilibre la zone traitée.

Mâchoire serrée et visage crispé

Vous avez certainement déjà entendu l'expression « souris, t'es filmé ! ». Mais, essayer de paraître heureux est quasiment impossible quand votre visage semble lutter contre votre volonté. En cas de douleurs au visage, sourire relève du défi. Par chance, nous disposons de techniques qui pourraient vous aider à faire disparaître cette mine renfrognée.

En dehors des tensions faciales ordinaires (souvenez-vous de ces séances de photos de classe pour lesquelles vous deviez sourire inlassablement et qui occasionnaient par la suite des courbatures dans les joues), nombreuses sont les personnes à avoir des douleurs dans les mâchoires. Vous êtes doté de deux articulations temporo-mandibulaires (ATM), plus communément appelées « articulations de la mâchoire », une de chaque côté du visage. Elles permettent de relier la mâchoire au crâne et à cette dernière d'effectuer les mouvements nécessaires pour parler, mastiquer, entre autres mouvements de la face.

À l'ATM est associé le syndrome de l'articulation temporo-mandibulaire, terme regroupant des affections de la mâchoire et des muscles et tissus avoisinants. Le diagnostic de ce syndrome est difficile à établir car les douleurs au niveau de la mâchoire et du visage peuvent avoir de nombreuses causes telles que des maux de tête, des problèmes d'oreille, des problèmes dentaires, pour n'en citer que quelques-uns. Outre les douleurs de mâchoire, le symptôme courant du syndrome est un craquement chaque fois que vous ouvrez et fermez la bouche.

Les médecins pensent que le stress est souvent en partie responsable du syndrome de l'ATM ou de l'aggravation de ses symptômes. Par exemple, si une personne a tendance à avoir la mâchoire qui grince ou à serrer les dents quand elle est stressée ou en colère, c'est la mâchoire qui trinque et cela peut déclencher le syndrome de l'ATM.

Les tensions musculaires peuvent exercer des contraintes sur les articulations, le stress peut faire grincer les dents et user ainsi l'articulation, et l'arthrite au niveau de l'articulation est source de douleurs. Le shiatsu et la réflexologie parviennent très bien à atténuer les symptômes du syndrome de l'ATM. Le tableau 12.4 détaille certains points d'acupuncture permettant de traiter les douleurs au visage. Ces points sont illustrés par les figures 12.2 et 12.3 plus haut dans ce chapitre.

Tableau 12.5 : Les points d'acupuncture pour la mâchoire et le visage

Abréviation du point	*Nom du point*	*Localisation*	*Avantages*
17TF	Protège du vent	Directement sous le lobe de l'oreille, sur l'os du crâne, juste avant la jonction avec la mâchoire.	Sert pour les douleurs faciales, les blocages de la mâchoire, les névralgies faciales et les nerfs endommagés.
21TF	Porte des oreilles	Devant et au sommet de l'orifice de l'oreille, dans le creux qui se forme en ouvrant la bouche.	Bon pour le syndrome de l'ATM.
1VB	Creux de la pupille	Sur le coin externe de l'œil.	Sert pour les névralgies faciales, les paralysies faciales et la paralysie de Bell.
2VB	Confluence de l'ouïe	Devant l'orifice de l'oreille, sous le point 21TF.	Bon pour atténuer les effets du syndrome de l'ATM.
18IG	Creux de la pommette	Tracez une ligne horizontale en démarrant sous le nez, jusqu'au creux situé à côté de l'oreille. Puis tracez une ligne depuis le coin externe de l'œil. Le point 18IG se trouve dans le creux, à l'intersection de ces lignes, sur le bord inférieur de la pommette.	Sert pour les paralysies faciales, la paralysie de Bell, les rages de dents et le gonflement de la mâchoire.

Le protocole suivant sollicite des points permettant d'atténuer les tensions musculaires autour de l'articulation et de disperser le ki stagnant favorisant l'arthrite. Tous ces points diminuent également le stress.

1. **Respirez par le ventre tout en vous ancrant et en vous centrant sur vous-même (voir le chapitre 2).**

2. **Faites travailler votre visage en procédant comme suit :**

   - Contractez tous les muscles de votre visage ; plissez la bouche, les yeux et le front. Bandez tous vos muscles aussi fort que vous le pouvez.

   - Ouvrez la bouche, étirez les lèvres et écarquillez les yeux. Ouvrez tout au maximum.

3. **Pour bien vous étirer :**

   - Détendez-vous et placez vos mains sur les côtés de votre visage de façon à couvrir un maximum de surface.
   - Étirez votre peau vers le haut, puis vers le bas, ensuite vers l'avant et enfin vers l'arrière. Tenez chaque étirement pendant une durée de 30 secondes à 1 minute.

4. **Traitez chaque point du tableau 12.5 selon la méthode bilatérale.**
5. **Frottez-vous les mains vivement et placez-les sur votre visage pendant 1 à 3 minutes.**
6. **Détendez-vous afin de profiter des bienfaits du protocole et de laisser le flux de ki retrouver son harmonie.**

La réflexologie pour la tête, le visage et le cou

La réflexologie peut s'avérer très efficace pour soulager de nombreux types de douleur au niveau de la tête, du visage et du cou. Voici un protocole facile à essayer :

1. **Lavez-vous et séchez-vous les pieds.**
2. **Si vous n'avez pas encore effectué les étirements et les exercices de respiration profonde, respirez profondément par le ventre à plusieurs reprises.**
3. **Asseyez-vous sur une chaise ou un lit et croisez une jambe de façon à ce que votre pied repose sur le genou de l'autre jambe.**
4. **Utilisez les zones réflexes du pied associées aux épaules, au cou, à la tête, aux oreilles, aux yeux, à la zone lymphatique et au visage (voir la figure 12.4).**
5. **Massez la partie charnue de l'avant-pied, à la base de chaque orteil, puis progressez jusqu'au bout des orteils.**
6. **Faites une « ascension du dragon » (ou reptation des pouces) et des rotations sur toute la partie charnue de l'avant-pied et sur les orteils afin de détecter et de faire disparaître les éventuels déséquilibres.**

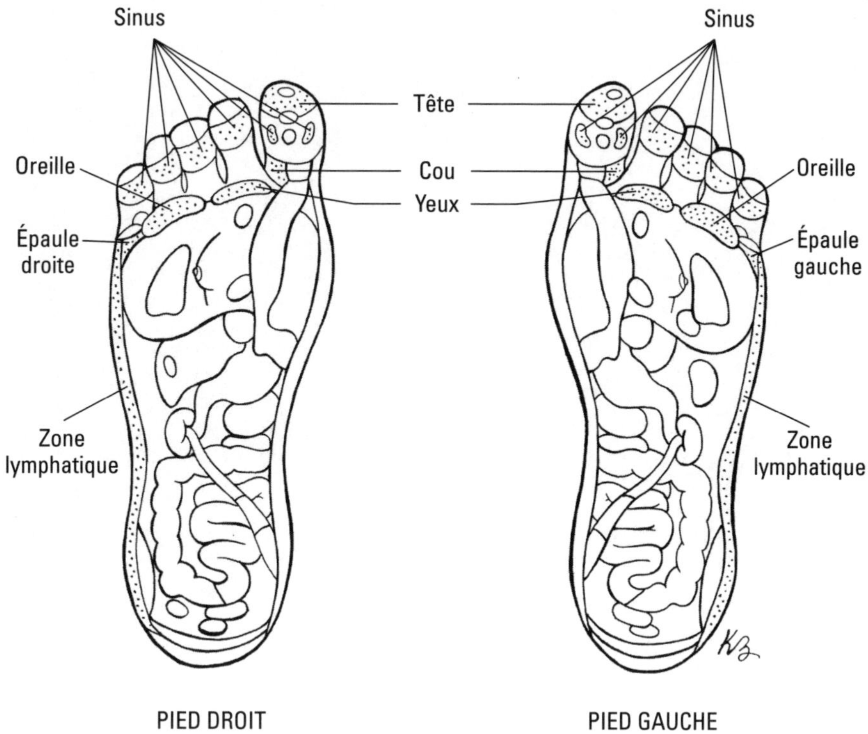

Figure 12.4 : Les zones réflexes associées à la tête et au visage.

7. **Répétez le protocole sur l'autre pied.**
8. **Détendez-vous en vous allongeant dans le calme et en respirant profondément.**

   Laissez votre corps assimiler les bienfaits de votre séance de traitement. Comme lors de toute séance, il est possible que vous ayez une sensation de chaleur au niveau des organes stimulés.

Chapitre 13

Donner un coup de main (et même de bras et d'épaule !)

Dans ce chapitre :

- Pleins feux sur les affections de l'épaule
- Atténuer les problèmes de coude
- Soulager la douleur de l'arthrite
- S'occuper des mains et des doigts

Vos bras et vos épaules exécutent dans une journée un nombre infini de tâches contraignantes (saisir du texte sur un ordinateur, coudre, jouer au tennis, repasser, etc.). La plupart des gens se servent de leurs mains pour faire des choses impliquant des mouvements répétitifs, surtout au travail. Ces gestes répétés sollicitent surtout les mains et les doigts et peuvent générer des affections particulières telles que le syndrome du canal carpien tout en aggravant des maux existants comme l'arthrite.

Malheureusement, si vous êtes comme la majorité de la population, il vous est difficilement possible de ne pas utiliser vos bras ou vos mains afin de leur permettre de se reposer ou de guérir d'une blessure. Résultat, vous aggravez le problème à l'origine de la douleur initiale.

Une gêne au niveau des mains et des bras peut rendre difficiles et épuisantes les tâches quotidiennes les plus élémentaires. Essayez par exemple d'ouvrir un flacon avec une douleur vive dans les doigts. Pensez à la tristesse ressentie quand vous n'êtes pas capable de prendre dans vos bras votre petite-fille car votre épaule vous fait très mal.

Nous avons, par bonheur, de bonnes nouvelles à vous communiquer. Certaines techniques de shiatsu et de réflexologie peuvent améliorer considérablement l'état de vos bras et de vos mains. De nouvelles perspectives s'ouvrent alors à vous, avec la possibilité d'apprécier des activités qui vous étaient auparavant interdites à cause de la gêne qu'elles occasionnaient. Si vous avez un doute sur l'origine de vos douleurs, parlez-en à votre médecin. Il sera peut-être en mesure de vous éclairer (et de vous conseiller un traitement efficace).

Décharger le fardeau de ses épaules

Les douleurs dans les épaules peuvent avoir de nombreuses causes, la plus courante étant la tension musculaire, souvent au niveau des *trapèzes*, les muscles qui remontent vos épaules vers vos oreilles lorsque vous êtes stressé, des *rhomboïdes*, les muscles qui maintiennent les omoplates en arrière et des *pectoraux*, qui combattent les rhomboïdes pour mettre les épaules en avant. (L'action conjointe des deux place vos épaules entre les deux positions, au milieu !) Les rhomboïdes étant situés dans le dos et les pectoraux sur la poitrine, nous proposons des protocoles respectivement aux chapitres 11 et 15. Le protocole du présent chapitre soulage avec efficacité les trapèzes, lesquels sont directement liés à la région de l'épaule.

Ce protocole peut également soulager deux autres affections que sont les blessures à la coiffe des rotateurs et les bursites. La *coiffe des rotateurs* est un groupe de quatre muscles qui font bouger l'épaule, articulation capable de bouger dans toutes les directions. Plus une articulation a d'amplitude de mouvement, moins elle est stable. Ces muscles de l'épaule sont donc beaucoup sollicités pour offrir à la fois mouvement et stabilité. Les causes courantes de blessures à la coiffe des rotateurs sont le surmenage, les gestes répétitifs et les extensions excessives. Il s'agit là également des causes les plus répandues de la bursite, inflammation de la *bourse séreuse*, petit sac rempli de liquide situé à l'intérieur de l'articulation et destiné à protéger des frictions entre les os de cette dernière. Résultat ? Des douleurs et une gêne excessives, ainsi qu'une amplitude de mouvement limitée.

La capsulite rétractile

Il s'agit d'une affection pénible et douloureuse de la capsule de l'épaule qui immobilise partiellement l'articulation. La personne ne peut généralement pas lever le bras plus haut que le niveau de l'épaule dans n'importe quelle direction. Sa cause mécanique exacte est inconnue. Elle peut se produire suite à une blessure, à une extension excessive du bras, au fait de s'être assis trop brusquement sur une chaise, etc. C'est parfois le résultat d'une immobilisation prolongée de l'épaule, comme à la suite d'un accident ou d'une blessure. La capsulite rétractile touche généralement une seule épaule, plus particulièrement les personnes d'âge moyen et plus souvent les femmes que les hommes.

Il est intéressant de noter que cette affection est « récente ». Il y a quelques décennies, les cas de capsulite rétractile étaient très peu connus alors que de nos jours il en est tout à fait autrement. Est-ce un autre mal du siècle ?

La piste psychologique et émotionnelle permet de mettre cette affection, comme d'ailleurs les allergies et neuropathologies, en lien avec nos modes de vie et les tensions et le stress que nous y rencontrons.

La guérison d'une capsulite rétractile demande généralement six mois environ. Les exercices de kinésithérapie contribuent grandement à éliminer les adhérences, à lubrifier la capsule de l'articulation et à renforcer les muscles avoisinants. Le shiatsu soulage souvent les personnes souffrant d'une capsulite rétractile. Le flux de ki aide à la lubrification de l'articulation et à la diminution des tensions musculaires. Après une séance de shiatsu, la douleur est souvent moins forte et la mobilité accrue. Il est également possible d'intervenir sur l'épaule par l'intermédiaire des zones réflexes du pied ou de la main afin de stimuler le processus de guérison.

Les protocoles de shiatsu et de réflexologie de ce chapitre soulagent les tensions musculaires et peuvent accélérer le rétablissement. Ils augmentent la circulation dans la zone touchée et stimulent le processus de guérison du corps. L'amélioration de la circulation permet d'apporter au corps tous les ingrédients dont ce dernier a besoin pour guérir et fait disparaître les produits de l'inflammation nuisant à la réparation des tissus.

Vous pouvez utiliser les techniques de traitement du shiatsu pour contribuer à résoudre (et parfois empêcher) certains problèmes courants de l'épaule. Pour ce faire, sollicitez les points mentionnés dans le tableau 13.1 et illustrés par la figure 13.1.

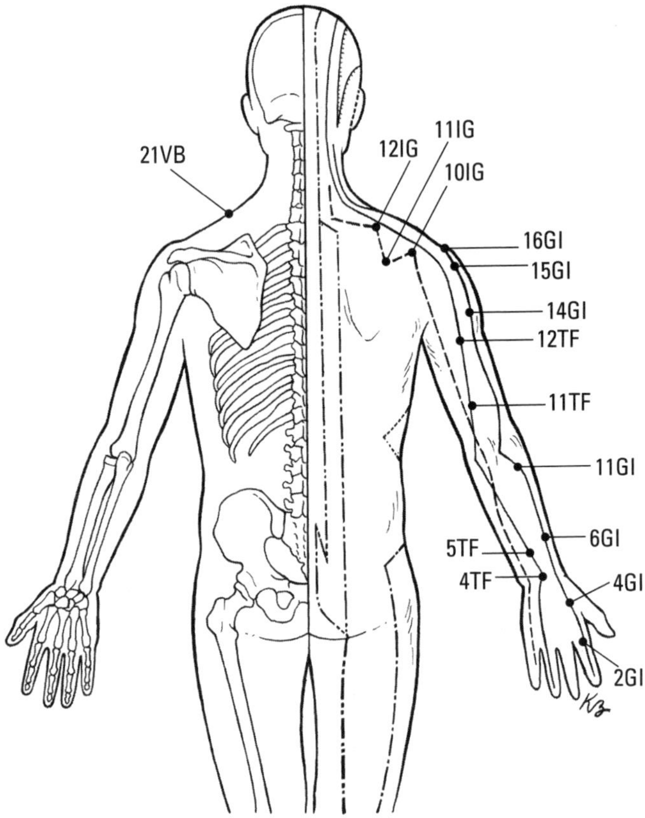

Figure 13.1 : Les points d'acupuncture des épaules, des bras, des mains et de la partie supérieure du torse (vue de dos).

Tableau 13.1 : Les points d'acupuncture pour les raideurs de l'épaule et la bursite

Abréviation du point	*Nom du point*	*Localisation*	*Avantages*
21VB	Puits de l'épaule	Sur le dessus de l'épaule, entre deux faisceaux du muscle trapèze, à mi-chemin entre la pointe de l'épaule et la base du cou. Dans le corps du muscle.	Soulage les raideurs et les douleurs dans les épaules et le haut du dos.
16GI	Grand os	Là où la clavicule rejoint l'acromion, sur l'articulation acromio-claviculaire.	Sert pour les douleurs à l'épaule, les bursites et les blessures à la coiffe des rotateurs.
15GI	Os de l'épaule	Directement sur la pointe de l'épaule. Quand vous levez le bras sur le côté il se forme un creux sur ce point. À un *chon* du point 16GI, du côté du bras.	Aide pour les problèmes touchant l'articulation et les muscles de l'épaule.
14GI	Bras et omoplate	Sur le côté du bras, à une largeur de paume de la pointe de l'épaule, sur le muscle deltoïde.	Soulage les douleurs et les tensions musculaires dans l'épaule et le bras.
10IG	Point de la racine de l'omoplate	Sur le côté externe de l'omoplate, sous le point de l'épaule où le bras et l'épaule se rejoignent (au niveau de l'aisselle).	Atténue les douleurs, les raideurs et les faiblesses au niveau de l'omoplate, de l'épaule et du bras.
11IG	Rassemblement céleste	En plein milieu de l'omoplate.	Soulage les douleurs et les raideurs au niveau de l'omoplate.
12IG	Saisir le vent	Sur le haut de l'omoplate, juste au-dessus de l'arête osseuse et au milieu du muscle, à mi-chemin entre le cou et l'épaule.	Sert pour tous les problèmes d'épaule et d'omoplate (raideurs, douleurs et engourdissements).

Le protocole de shiatsu suivant permet de soulager les contraintes, les tensions et les douleurs dans les épaules :

1. **Respirez par le ventre tout en vous ancrant et en vous centrant sur vous-même (voir le chapitre 2).**

2. **Étirez les méridiens situés sur l'avant et les côtés des bras en procédant comme suit :**

   - Tenez-vous debout les pieds écartés d'au moins une largeur d'épaule.
   - Pliez légèrement les jambes.
   - Inspirez tout en levant les bras à hauteur d'épaule, les paumes tournées vers le sol. Continuez d'inspirer tout en étirant vos bras vers l'arrière au niveau des omoplates et en faisant pivoter les poignets de façon à avoir les paumes tournées vers le ciel. Orientez les pouces vers le sol derrière vous sans vous pencher en arrière. Faites l'ensemble de ces mouvements en veillant à respecter le seuil de la douleur et à ne jamais forcer.
   - Expirez et détendez-vous en ramenant les bras sur les côtés de votre corps.
   - Répétez l'exercice trois fois.

3. **Étirez les méridiens situés sur le côté postérieur du bras, ainsi que les méridiens de l'épaule en procédant comme suit :**

   - Joignez les mains et levez-les devant vous à hauteur d'épaule.
   - Balancez-vous d'un côté sur l'autre au rythme de votre respiration en étirant en même temps vos bras.

4. **Prenez l'épaule à traiter et appuyez avec l'autre main sur les points ci-dessous dans l'ordre suivant :**

   - 21VB, 16GI, 15GI et 14GI,
   - 12IG, 11IG et 10IG,
   - Exercez une pression continue (ou tournez dans le sens des aiguilles d'une montre) sur les points vides et une pression rythmique (ou tournez dans le sens inverse des aiguilles d'une montre) sur les points pleins. Répétez plusieurs fois chaque séquence jusqu'à ce que les points soient moins douloureux.

5. **Répétez l'étape 4 avec l'autre épaule.**

6. **Vous pouvez poursuivre la séance avec les points des coudes et des mains ou vous détendre et apprécier la libre circulation du ki dans vos épaules.**

Une épicondylite latérale (« tennis-elbow ») à déclarer ?

Si vous faites du sport ou sollicitez vos bras et vos mains dans votre travail, vous êtes exposé aux problèmes de coude. Les couvreurs, les menuisiers, les ouvriers travaillant sur les routes et les joueurs de tennis connaissent ce problème. La sollicitation répétée du coude entraîne l'épicondylite latérale (« tennis-elbow ») et l'épicondylite médiale (« mal du golfeur »).

Se cogner le « petit juif »

Cette expression vient du mode de mesure des tissus ou autres cordes (en entourant l'avant-bras) au cours duquel le bras portant l'élément à mesurer faisait des mouvements de haut en bas. Il n'était donc pas rare que le commerçant se cogne le coude contre le comptoir. La référence au « petit juif » viendrait de l'époque où, dans le tissu et l'habillement, les commerçants juifs étaient majoritaires. L'*olécrane* est le nom officiel de cette zone du coude qui semble particulièrement vulnérable aux chocs et à d'autres blessures.

Le « tennis-elbow » est le nom commun de l'*épicondylite latérale*. Cette affection touche les tendons de la face externe du coude. Bien que la cause exacte ne soit pas connue, une sollicitation répétée du coude est probablement à l'origine de cette affection. Cependant, il existe une forte probabilité de lien avec la piste cervicale. La plupart des praticiens shiatsu professionnels et des ostéopathes pratiquent, lors des traitements de l'épicondylite latérale (et également de la médiale), des techniques de repositionnement vertébral qui s'avèrent très efficaces.

Si vous jouez au golf, vous connaissez peut-être une autre blessure, moins fréquente, l'*épicondylite médiale*, qui touche les tendons de la face interne du coude. Là aussi, une sollicitation répétée en est probablement la cause.

De même que pour le genou, pour lequel la plupart des douleurs non traumatiques sont liées à des tensions de hanche, pour le coude, la plupart des douleurs de coude non traumatiques sont liées à des tensions d'épaule. Nous devons donc en tenir compte.

Le shiatsu peut favoriser la circulation et l'afflux de ki bienfaiteur vers les tissus du coude touchés. Le tableau 13.2 répertorie et explique les points de shiatsu bons pour le coude et les figures 13.1 et 13.2 les montrent. Si vous n'avez pas l'habitude d'utiliser le *chon* comme unité de mesure, reportez-vous au chapitre 3.

Tableau 13.2 : Les points d'acupuncture pour le coude

Abréviation du point	*Nom du point*	*Localisation*	*Avantages*
11GI	Étang de la courbe	Au bout du pli de flexion externe du coude, le bras plié à angle droit.	Soulage les douleurs, l'arthrite et l'inflammation touchant le coude. Détend et relâche les muscles crispés.
4GI*	Torrent harmonisateur	Sur le sommet de l'éminence qui se forme lorsque vous serrez le pouce et l'index. Une fois le point repéré, détendez la main. Le point se trouve contre et légèrement sous le métacarpien de l'index.	Soulage la douleur et diminue les tensions excessives.
3C	Mer inférieure	Au bout du pli de flexion interne du coude (côté du petit doigt) à l'endroit sensible.	Particulièrement utile pour les douleurs liées au nerf cubital, que l'on retrouve dans l'épicondylite médiale du golfeur.
4C	Voie de l'éveil	Sur la face interne du bras À un *chon* et demi au-dessus du pli du poignet dans l'alignement du petit doigt.	Sert pour les douleurs et les spasmes musculaires au bras.
11TF	Abîme de fraîcheur	Sur la partie postérieure du bras, dans le tendon du triceps, deux *chon* (trois largeurs de doigt) au-dessus de la pointe du coude.	Sert pour les douleurs à l'épaule, au bras et à l'omoplate.
12TF	Disperse la chaleur	À mi-chemin entre le coude et l'épaule, dans le triceps.	Soulage les douleurs au bras et disperse les blocages dus à la chaleur.

* Ne jamais utiliser ce point chez une femme enceinte.

Voici un protocole utile en cas de problème de coude. Si vous alliez les points du coude et le protocole de libération de l'épaule de la section « Décharger le fardeau de ses épaules » plus haut dans ce chapitre, commencez par le début. Si vous sautez les points du protocole de libération de l'épaule, revenez en arrière et effectuez les étapes 1, 2 et 3 de ce protocole avant de démarrer ici le travail sur les points du tendon du coude.

1. **Prenez le coude à traiter et, avec l'autre main, exercez une pression rythmique (ou tournez dans le sens inverse des aiguilles d'une montre) sur les deux paires de points suivantes :**

Sollicitez chaque paire de points jusqu'à ce qu'elle soit moins tendue, puis passez à la suivante :

- 11GI et 4GI*,
- 3C et 4C,
- 11TF et 12TF.

Exercez une pression continue (ou tournez dans le sens des aiguilles d'une montre) sur les points vides et une pression rythmique (ou tournez dans le sens inverse des aiguilles d'une montre) sur les points pleins.

2. **Faites la même chose avec l'autre coude.**

Il est toujours bon de traiter l'autre coude même s'il ne vous pose pas de problèmes. Cela correspond au principe oriental de travail global et non symptomatique, et contribue à détendre un peu plus le corps et à envoyer le ki vers le côté qui en a besoin.

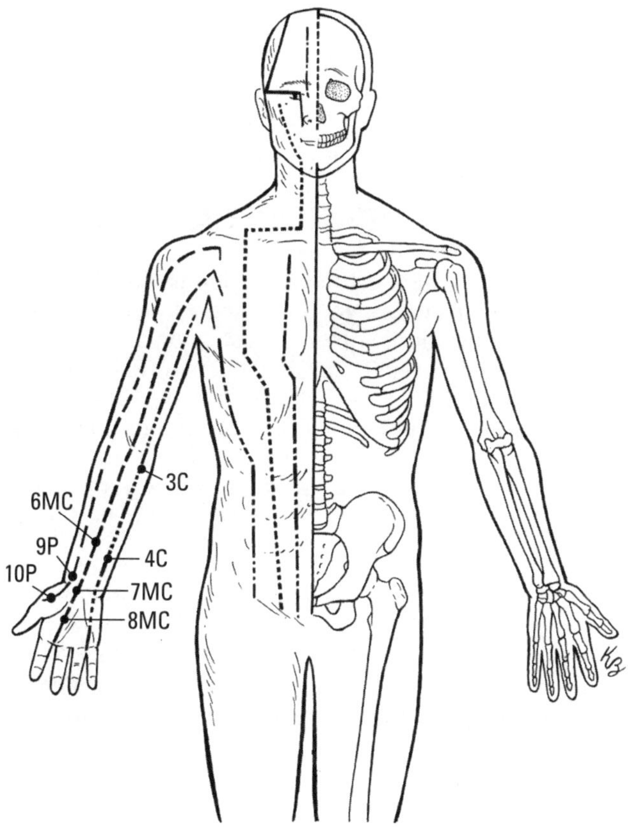

Figure 13.2 : Les points d'acupuncture des bras et des mains (vue de face).

De l'aide pour les poignets et les mains

Les mains sont bien trop souvent une source de gênes et de douleurs liées à des affections de dégénérescence des articulations telles que l'arthrose et la polyarthrite rhumatoïde. Une circulation satisfaisante et l'apport de ki dans la zone touchée peuvent diminuer les raideurs, les inflammations et les douleurs.

ASTUCE

Vous pouvez également essayer l'application de glace préconisée au chapitre 4, mais seulement en cas d'échauffement et d'inflammation des articulations. Veillez à ne pas abuser de la glace. Dans la médecine traditionnelle chinoise, trop de froid peut engendrer des effets secondaires néfastes (ki stagnant, conditions favorisant l'arthrite et d'autres affections qu'il vous faudra alors chercher à atténuer). Vous utilisez trop la glace si vous comptez dessus chaque fois que vous avez mal quelque part. L'employer à bon escient, c'est l'appliquer uniquement quand vous avez une articulation ou une blessure avec échauffement, inflammation et douleur.

Vous faites peut-être partie des nombreuses personnes qui souffrent du syndrome du canal carpien. Dans ce cas, le protocole de la section suivante est susceptible de vous soulager.

Dégager son canal carpien (et autres problèmes de poignet et de main)

Le syndrome du canal carpien est une affection parfois très douloureuse. Le *canal carpien* est un canal du poignet dans lequel passent des tendons, des artères, des veines et des nerfs, qui vont jusque dans les mains. Les causes de ce syndrome sont nombreuses. Le canal peut s'effondrer, rendant parfois ainsi l'intervention chirurgicale ou la kinésithérapie inévitable. Une autre cause de ce syndrome est l'inflammation des tendons allant dans la main, due à un surmenage, surtout lors d'activités sollicitant beaucoup les mains, telles que la couture, la broderie, le travail informatique ou les jeux vidéo. Quand ils sont enflammés, les tendons compriment le nerf médian allant dans la main.

NOTE TECHNIQUE

Vous apprendrez peut-être avec surprise qu'un passe-temps très prisé est de plus en plus considéré comme responsable du syndrome du canal carpien. De quoi s'agit-il ? Des jeux vidéo ! Les médecins font état d'une augmentation du nombre de cas chez les enfants et les adolescents (des groupes rarement touchés par ce syndrome auparavant). Les experts attribuent cette situation au nombre d'heures consacrées par les jeunes aux jeux vidéo demandant des mouvements répétés des doigts.

Dans tous les cas, il existe ici aussi un lien fort avec les tensions musculaires des épaules et les tensions vertébrales (dorsales hautes et cervicales). Un traitement complet et efficace du syndrome du canal carpien par les approches alternatives, lorsqu'il est encore temps, impliquera la consultation chez un praticien shiatsu professionnel ou chez un ostéopathe qualifié. Ils intégreront au travail de libération des tensions et de la circulation du ki, un travail au niveau vertébral qui rendra le traitement efficace et complet.

Le protocole à suivre de soulagement des douleurs dans les mains peut donc être complété par celui de la nuque, de l'épaule et/ou des coudes. Vous trouverez les points correspondants dans les tableaux 12.1 et 13.3 et les figures 12.1, 13.1 et 13.2. Si vous ne savez pas comment mesurer un *chon*, reportez-vous au chapitre 3.

Tableau 13.3 : Les points d'acupuncture pour les poignets et les mains

Abréviation du point	*Nom du point*	*Localisation*	*Avantages*
4GI*	Torrent harmonisateur	Sur le sommet de l'éminence qui se forme lorsque vous serrez le pouce et l'index. Une fois le point repéré, détendez la main. Le point se trouve contre et légèrement sous le métacarpien de l'index.	Soulage les douleurs et les inflammations.
6GI	Passage dévié	Le bras sur le côté, bougez-le de façon à ce que votre pouce soit dans la position « super ! ». Le point est situé sur le dessus du bras, à trois *chon* (une largeur de paume) de votre poignet, dans l'alignement du pouce.	Soulage les maux de la main et du bras.
4TF	Réservoir de yang	Allez sur le dos de la main au niveau du poignet et trouvez le point au milieu du pli, à mi-chemin entre les parties interne et externe du poignet. Ce point est à l'opposé du 7MC.	Point d'équilibre du triple foyer. Sert pour les douleurs dans le bras, l'épaule et le poignet.
5TF	Barrière externe	Sur l'arrière du bras, deux *chon* au-dessus du pli du poignet, entre les deux os (cubitus et radius).	Sert pour les douleurs se manifestant quand vous bougez l'épaule, le coude, le poignet ou les doigts.

* Ne jamais utiliser ce point chez une femme enceinte.

Tableau 13.3 : Les points d'acupuncture pour les poignets et les mains

Abréviation du point	*Nom du point*	*Localisation*	*Avantages*
6MC	Porte interne ou obstruction interne	Sur la face interne du bras, deux *chon* au-dessus du pli du poignet, entre les deux tendons.	Sert pour les douleurs dans le coude, le bras et la main (le long du nerf médian).
7MC	Grandes collines	Sur la face interne du poignet, sur le pli de flexion et entre les deux tendons.	Point d'équilibre et de dispersion du maître cœur. Pour le poignet et le nerf médian.
8MC	Palais du labeur	Au milieu de la paume de la main, là où votre majeur touche quand vous repliez les doigts.	Diminue les sensations de chaleur dans la paume de la main.

Essayez ce protocole de shiatsu afin de diminuer un peu la gêne. Si vous ajoutez le traitement des points du canal carpien au protocole de libération de l'épaule de la section « Décharger le fardeau de ses épaules » plus haut dans ce chapitre, effectuez la séquence suivante. Si vous avez sauté les points du protocole de l'épaule, revenez sur ce dernier et effectuez les étapes 1, 2 et 3 avant de commencer le protocole ci-dessous.

1. **Prenez la main à traiter et, avec l'autre main, exercez une pression rythmique (ou tournez dans le sens inverse des aiguilles d'une montre) ou continue (ou tournez dans le sens des aiguilles d'une montre), selon les besoins, sur les deux paires de points suivantes :**

   Sollicitez chaque paire de points jusqu'à ce que leur état soit satisfaisant, puis passez à la paire suivante :

   - 4GI* et 6GI,
   - 4TF et 5TF,
   - 6MC et 7MC.

2. **Exercez une pression continue simultanée sur les points 4TF et 7MC pendant 3 minutes.**
3. **Traitez simultanément les points 5TF et 6MC pendant 3 minutes.**
4. **Terminez par le point 8MC pendant 3 minutes.**
5. **Détendez-vous et appréciez la circulation libre du ki.**

Calmer les doigts à ressort

Les doigts à ressort se caractérisent par un cliquetis à la flexion ou à l'extension. Cela concerne surtout l'index et le pouce. Si vous souffrez de cette affection, vous savez que,en dehors de ce cliquetis, le doigt peut se bloquer quand il est tendu ou plié.

Vous faites du jardinage, jouez du piano, tricotez ou faites des travaux minutieux avec vos mains ? Vous n'êtes pas à l'abri car cette affection est parfois causée par une sollicitation répétée des articulations. En coulissant dans leur gaine, les tendons gonflent. Cela s'appelle la *péritendinite*. Vous pouvez ressentir des douleurs dans le poignet et sur le dessus du doigt.

Dans cette section, nous vous indiquons un protocole susceptible d'aider les personnes ayant un doigt à ressort. Les points à traiter sont détaillés dans le tableau 13.4 et sur les figures 13.1 et 13.2.

Tableau 13.4 : Les points d'acupuncture pour débloquer la situation

Abréviation du point	*Nom du point*	*Localisation*	*Avantages*
2GI	Deuxième intervalle	Sur la face externe de l'index, au niveau de l'articulation entre le doigt et la main, sur le doigt et contre le bord articulaire de la phalange. C'est le point de dispersion du gros intestin.	Sert à diminuer les douleurs dans l'index.
4GI*	Torrent harmonisateur	Sur le sommet de l'éminence qui se forme lorsque vous serrez le pouce et l'index. Une fois le point repéré, détendez la main. Le point se trouve contre et légèrement sous le métacarpien de l'index.	Disperse la chaleur et libère les tensions dans le pouce.
10P	Bord du poisson	Sur la paume de la main, à mi-chemin entre le bord externe du poignet et la première phalange du pouce, au milieu de la partie charnue de l'attache du pouce. Point très sensible.	Influe sur le nerf radial et libère les muscles de la partie charnue du pouce.
9P	Abîme suprême	La paume de la main tournée vers le ciel, dans le pli du poignet, côté externe, dans le creux formé par le scaphoïde et la styloïde radiale.	Soulage les douleurs dans le poignet et dans les doigts.
8MC	Palais du labeur	Au milieu de la paume de la main, là où votre majeur touche quand vous repliez les doigts.	Diminue les sensations de chaleur dans la paume de la main.

* Ne jamais utiliser ce point chez une femme enceinte.

Vous êtes tracassé par un doigt à ressort ? Voici un protocole qui peut vous aider. Si vous ajoutez le traitement des points pour les doigts à ressort au protocole de libération de l'épaule de la section « Décharger le fardeau de ses épaules » plus haut dans ce chapitre, effectuez la séquence suivante. Si vous avez sauté les points du protocole de l'épaule, revenez sur ce dernier et effectuez les étapes 1, 2 et 3 avant de commencer le protocole ci-dessous. Si vous avez le temps, traitez ces points après le protocole du canal carpien de la section précédente. Cela peut vous être très bénéfique.

1. **Prenez la main à traiter et, avec l'autre main, exercez une pression rythmique (ou tournez dans le sens inverse des aiguilles d'une montre) sur les deux paires de points suivantes :**

   2GI et 4GI*,

   9P et 10P.

2. **Exercez une pression rythmique (ou tournez dans le sens inverse des aiguilles d'une montre) ou continue (ou tournez dans le sens des aiguilles d'une montre), et continuez de traiter ces deux paires de points jusqu'à ce qu'ils soient dans un état normal au toucher.**

3. **Terminez par le point 8MC pendant 3 minutes.**

4. **Détendez-vous et ressentez une diminution de la tension dans vos muscles et vos tendons. Vous pouvez étirer doucement votre doigt à ressort afin de ressentir l'équilibre du flux de ki.**

La réflexologie au secours des épaules, des coudes et des mains

La réflexologie peut s'avérer un excellent moyen de soulager les tensions et les douleurs dans les épaules, les bras et les mains. Comme pour tous les protocoles de réflexologie, vous pouvez utiliser les zones réflexes des pieds ou des mains. Vous remarquerez qu'il n'y a pas de zones réflexes pour les bras et les mains dans les planches de réflexologie chinoise ou occidentale. En revanche, vous trouverez ces zones sur les planches établies par Chris Stormer pour l'école sud-africaine. Le fait de travailler sur les épaules stimule le flux de ki sur tout le membre. Vous préférerez peut-être exécuter ce protocole sur les mains car celles-ci sont directement concernées par le traitement. Mais soyez prudent, ne rendez pas vos mains plus douloureuses qu'elles ne le sont quand vous les sollicitez ! Vous souhaiterez peut-être que quelqu'un d'autre se charge de l'exécution. Vous pouvez tirer parti de l'utilisation de la réflexologie seule ou de son association aux traitements de shiatsu présentés dans ce chapitre.

1. **Lavez-vous et séchez-vous les pieds.**
2. **Si vous n'avez pas encore effectué les étirements et les exercices de respiration profonde, respirez profondément par le ventre à plusieurs reprises (voir le chapitre 2).**
3. **Asseyez-vous sur une chaise ou un lit et croisez une jambe de façon à ce que votre pied repose sur le genou de l'autre jambe.**
4. **Frictionnez-vous le pied avec les mains d'avant en arrière de façon à faire disparaître les résistances. Effectuez un *foot stripping* horizontal (voir le chapitre 4) afin d'ouvrir un peu plus les zones de votre pied.**
5. **Utilisez les zones réflexes du pied associées aux épaules, aux bras et aux mains selon la réflexologie occidentale (voir la figure 13.3) ou selon la réflexologie sud-africaine (voir la figure 13.4).**

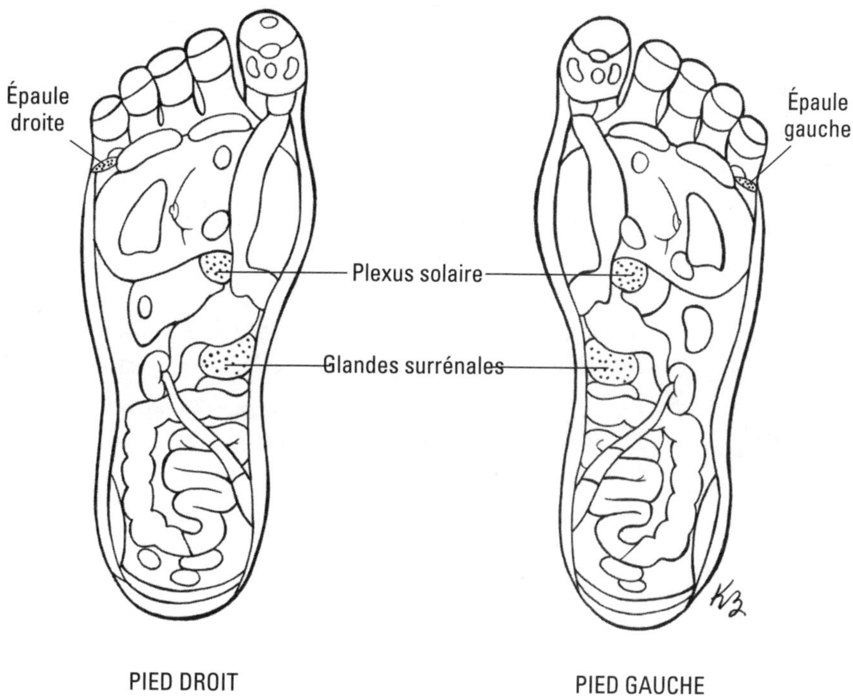

Figure 13.3 : La carte de réflexologie occidentale pour les épaules, les bras et les mains.

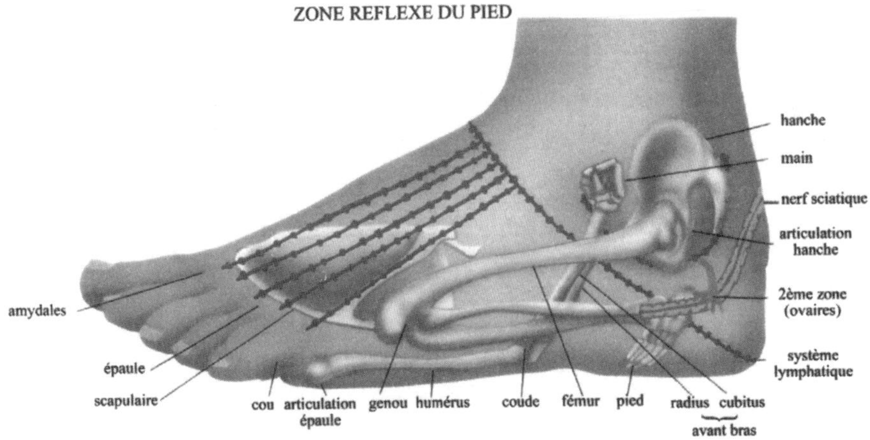

Figure 13.4 : La carte de réflexologie sud-africaine pour les épaules, les bras et les mains.

6. **Faites une « ascension du dragon » (ou reptation) afin de rechercher d'éventuels nodules, endroits douloureux ou craquements, puis faites des rotations pour faire disparaître les tensions.**

7. **Terminez par une « ascension du dragon » (ou reptation) et des rotations sur les zones correspondant au plexus solaire et aux glandes surrénales afin de favoriser un flux de ki harmonieux.**

8. **Répétez le protocole sur l'autre pied.**

9. **Allongez-vous, immobile et dans le calme, et ressentez les bienfaits de la circulation du ki.**

   Il est possible que vous ressentiez des picotements, une chaleur ou une sensation de détente. Plus vous prendrez le temps d'assimiler la séance, plus les résultats seront satisfaisants.

Chapitre 14

Les entrailles passées au crible

Dans ce chapitre :

- Aborder les problèmes digestifs courants
- Mettre fin à l'agonie provoquée par les douleurs à l'estomac
- Connaître l'origine des maux de ventre
- Atténuer les petits soucis intestinaux

La plupart des gens appellent « mal de ventre » n'importe quel type de douleur ou problème abdominal. Mais un large éventail d'affections peut être à l'origine d'une gêne dans cette partie du corps. Nombreuses sont les personnes à souffrir d'un ou de plusieurs groupes de symptômes susceptibles de tomber dans la catégorie des *problèmes digestifs* mais dont elles rechignent plutôt à parler : nausées, gaz, constipation, etc.

Les problèmes digestifs peuvent avoir de multiples causes, dont une mauvaise alimentation fait évidemment partie. Même si, dans l'ensemble, vous mangez plutôt « bien », vous êtes peut-être sensible à un aliment en particulier ou à un type de nourriture. Par exemple, certaines personnes ont du mal à digérer les produits laitiers tandis que d'autres ont l'estomac qui supporte mal les plats épicés. Le stress peut également perturber le processus digestif. Autre cause, l'invasion d'entités microscopiques telles que les bactéries. Bien entendu, les maladies chroniques telles que le syndrome du côlon irritable occasionnent également des douleurs abdominales et des problèmes digestifs. Parfois, ce sont les veilles d'examen important ou les intenses situations de stress qui nous nouent le ventre et génèrent des douleurs insupportables. Ce peut être enfin parce que nous ruminons trop certains vécus, parce que nous « n'arrivons pas à digérer ce qui nous a été fait et que cela nous reste sur l'estomac » !

Il est difficile de déterminer la cause des problèmes digestifs sur la seule base de symptômes. De nombreuses causes produisent le même symptôme, consultez donc votre médecin pour bénéficier d'un diagnostic précis.

La solution idéale aux problèmes d'estomac est d'améliorer son régime alimentaire, ce qui doit vraiment être votre objectif à long terme. Mais, en attendant, les techniques de travail corporel peuvent vous aider à affronter certains de vos maux de ventre. Ce chapitre vous indique comment vous y prendre.

Comment les techniques de travail corporel peuvent soulager les symptômes d'une digestion difficile

Vous connaissez certainement les symptômes des problèmes digestifs. Nous voulons parler de ces vilains maux énumérés dans les publicités pour les antiacides ou autres médicaments contre les maux de ventre. Brûlures d'estomac, acidité, indigestion, constipation, diarrhée et autres problèmes intestinaux font tous partie de cette catégorie.

Pour le meilleur ou pour le pire, ces affections ont tendance à se dévoiler ouvertement. Autrement dit, si vous avez des soucis au niveau du ventre, vous êtes probablement douloureusement au courant, en principe dès leur apparition. La bonne nouvelle, c'est que cela vous permet alors de traiter immédiatement les symptômes, augmentant ainsi les chances de rectifier le problème avant qu'il n'empire.

Les maux de ventre peuvent être le résultat d'une stimulation excessive ou inopportune du tube digestif. La cause ? Vous l'avez devinée : le stress ! Le shiatsu et la réflexologie sont excellents pour diminuer le stress et contribuent également à retrouver une fonction digestive normale par la restauration d'un équilibre. Élément le plus important, le shiatsu aide le corps à parvenir à ses fins : guérir seul. Vous n'avez donc pas besoin d'être un expert en causes de problèmes. Utilisez les protocoles de ce chapitre pour contribuer à restaurer l'équilibre en cas de perturbations digestives.

Même les personnes souffrant de certaines des affections digestives les plus sérieuses telles que la maladie de Crohn et la colite peuvent être soulagées par le shiatsu et la réflexologie. La plupart des troubles digestifs altèrent la paroi du tube digestif et créent des inflammations, nuisant à la digestion et à l'absorption des nutriments. Le shiatsu et la réflexologie peuvent aider le corps dans ses efforts pour reconstituer la paroi digestive et diminuer l'inflammation en augmentant la circulation et en favorisant le retour d'un flux de ki harmonieux.

Remédier aux troubles digestifs grâce au shiatsu

Dans la médecine chinoise, les troubles sont traités en équilibrant le ki dans les zones perturbées. L'approche du shiatsu peut faire des merveilles par le soulagement de la gêne digestive.

Pour le protocole de shiatsu de cette section, concentrez-vous sur les points des figures 14.1, 14.2 et 14.3 (expliqués dans le tableau 14.1) afin de traiter les problèmes digestifs.

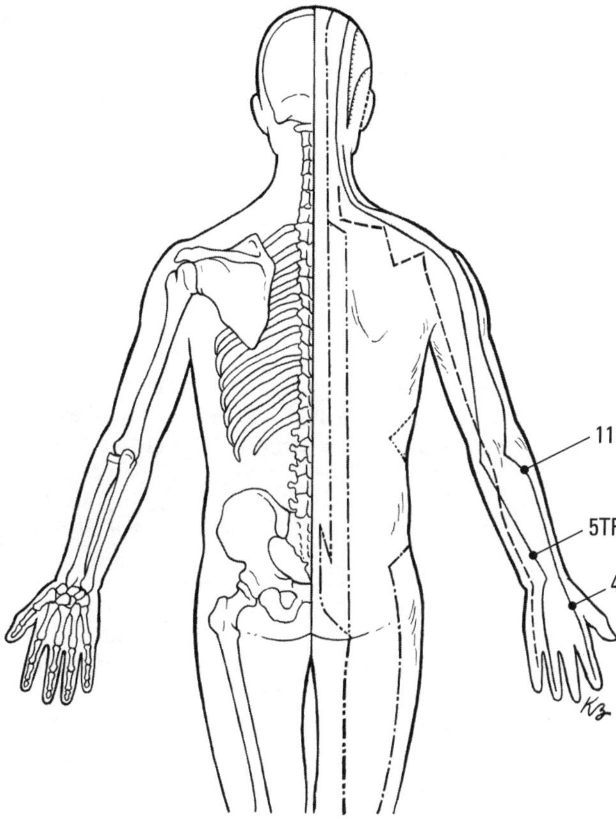

Figure 14.1 : Les points d'acupuncture des bras et des mains (vue de dos).

Tableau 14.1 : Les points d'acupuncture pour améliorer la digestion

Abréviation du point	*Nom du point*	*Localisation*	*Avantages*
4GI*	Torrent harmonisateur	Sur le sommet de l'éminence qui se forme lorsque vous serrez le pouce et l'index. Une fois le point repéré, détendez la main. Le point se trouve contre et légèrement sous le métacarpien de l'index.	Bon pour améliorer la fonction intestinale générale et les problèmes de diarrhée, de constipation et les douleurs abdominales.
11GI	Étang de la courbe	Au bout du pli de flexion externe du coude, le bras plié à angle droit.	Sert pour la diarrhée, la constipation et les douleurs abdominales.
5TF	Barrière externe	Sur l'arrière du bras, deux *chon* au-dessus du pli du poignet, entre les deux os (cubitus et radius).	Sert à soulager la nausée, les vomissements et l'incontinence urinaire.
6MC	Porte interne ou obstruction interne	Sur la face interne du bras, deux *chon* au-dessus du pli du poignet, entre les deux tendons.	Sert à libérer toutes obstructions. Soulage les maux de ventre, l'indigestion, les nausées, les vomissements et l'anxiété.
36E*	Trois mesures de la jambe	Trois *chon* en dessous de la pointe de la rotule et un *chon* à l'extérieur de l'arête du tibia.	Point qui tonifie le système gastro-intestinal : il est utile pour les ulcères, soulage l'indigestion, les entérites, les nausées, la diarrhée, la constipation, les gaz et les gonflements.
4RP	Grand-père et petit-fils	Ce point est situé sur la face interne du pied, deux *chon* derrière la base du gros orteil, contre l'articulation du premier métatarse, juste à la jonction de la peau du dessus du pied (blanche) et du dessous du pied (plutôt rouge).	Harmonise le ki au niveau du ventre. C'est l'un des meilleurs points pour soulager l'indigestion, les ulcères, les maux de ventre et les nausées.

Tableau 14.1 : Les points d'acupuncture pour améliorer la digestion

Abréviation du point	***Nom du point***	***Localisation***	***Avantages***
6RP*	Croisement des trois yin	Trois *chon* au-dessus de la malléole interne en arrière et contre le tibia.	Ce point a de nombreuses fonctions. C'est là que se croisent les trois principaux méridiens yin de la jambe. Aide pour toutes les maladies du bas-ventre : ulcères, colites et tous les problèmes d'estomac et de rate. Soulage les distensions abdominales, la diarrhée, la constipation et les flatulences.
3F	Suprême assaut	Sur le dessus du pied, entre le gros orteil et le deuxième orteil. Remontez jusqu'à l'endroit où se trouve une dépression, là où se rejoignent les métatarses.	Soulage les nausées, les vomissements, les douleurs et les distensions abdominales. Améliore le fonctionnement de la vésicule biliaire.
12VC	Milieu de l'estomac	Sur la ligne médiane sur le devant du corps, à mi-chemin entre le sternum et le nombril (à quatre *chon* sous le nombril).	Aide pour tous les problèmes abdominaux. Sert souvent pour l'indigestion, les brûlures d'estomac, les douleurs abdominales et la constipation.

* Ne jamais utiliser ce point chez une femme enceinte.

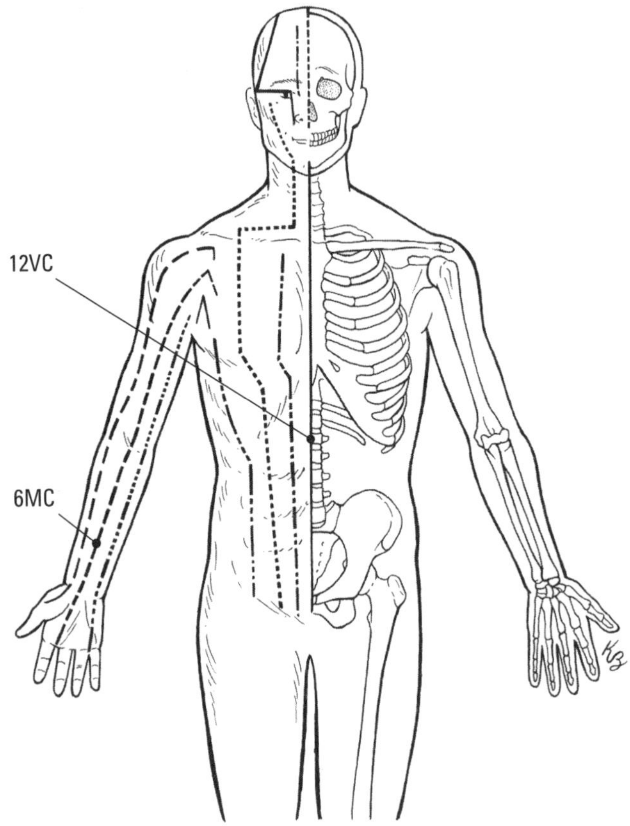

Figure 14.2 : Les points d'acupuncture des bras et du torse (vue de face).

Le protocole de shiatsu suivant se montre efficace quand il s'agit d'« ouvrir » l'appareil digestif et d'atténuer la gêne au niveau du ventre. Le protocole suivant peut vous soulager de n'importe quelle affection touchant le système digestif. Vous pouvez également orienter la séance en ne vous concentrant que sur les points liés à des fonctions directement en prise avec vos soucis.

1. **Respirez par le ventre tout en vous ancrant et en vous centrant sur vous-même (voir le chapitre 2).**

2. **Étirez tout le corps afin d'ouvrir le tube digestif :**

   - Inspirez et levez les bras au-dessus de la tête et étirez doucement le buste en vous penchant vers l'arrière (sans vous faire mal !). Maintenez la position pendant 3 secondes.

- Expirez et penchez-vous en avant de façon à ce que vos mains touchent le sol. Tenez-vous comme une poupée de chiffon pendant 3 secondes.
- Inspirez tout en vous redressant. Levez les bras au-dessus de la tête et penchez-vous sur un côté tout en expirant. Tenez la position.
- Redressez-vous en inspirant et répétez le mouvement de l'autre côté.
- Faites toute la séquence trois fois afin d'ouvrir totalement les méridiens.

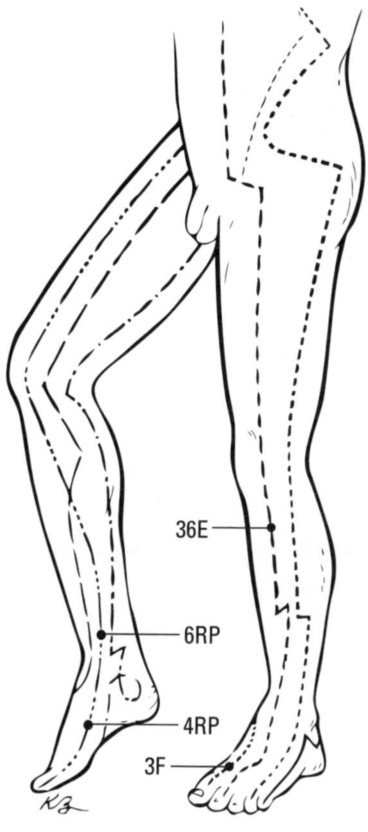

Figure 14.3 : Les points d'acupuncture des jambes et des pieds (vues de face et de côté).

3. **Pour l'état digestif général, sollicitez tous les points du tableau 14.1 en faisant comme suit :**

   - Procédez méridien par méridien (voir le chapitre 4). Traitez les points 4GI*, 11GI, 5TF et 6MC avec une pression rythmique (ou tournez dans le sens inverse des aiguilles d'une montre) ou continue (ou tournez dans le sens des aiguilles d'une montre), pendant 1 à 3 minutes chacun ou jusqu'à ce qu'ils soient libérés et sans tension.
   - Traitez ces mêmes points sur l'autre côté du corps.
   - À l'aide de l'approche bilatérale, traitez les points 36E, 4RP, 6RP et 3F avec une pression continue (ou tournez dans le sens des aiguilles d'une montre) ou rythmique (ou tournez dans le sens inverse des aiguilles d'une montre) pendant 1 à 3 minutes chacun ou jusqu'à ce qu'ils soient libérés et sans tension.
   - Insistez sur les points récalcitrants.
   - Terminez en exerçant une pression sur le point 12VC pendant 1 à 3 minutes.

4. **Si vous n'avez pas le temps d'appliquer un traitement complet ou si vous avez un objectif particulier, traitez les points suivants, *via* l'approche bilatérale ou méridien par méridien (en optant pour la méthode la plus facile pour vous) :**

   - **Traitement général de courte durée :** 36E, 4RP, 11GI, 4GI*.
   - **Nausées :** 36E, 3F, 6MC, 5TF.
   - **Diarrhée :** 4RP, 6RP, 36E, 4GI*, 11GI.
   - **Constipation :** 11GI, 4GI*, 36E, 3F, 12VC.
   - **Gonflements :** 3F, 6RP.
   - **Incontinence urinaire :** 5TF.
   - **Indigestion :** 12VC, 4RP, 36E.
   - **Ulcères :** 36E, 4RP, 6RP.

5. **Reposez-vous et détendez-vous ou passez à une séance de réflexologie.**

   Le fait de se reposer après une séance permet d'équilibrer pleinement le ki et de restaurer l'harmonie. Plus vous vous détendez longtemps, plus la séance est efficace.

La réflexologie pour bien digérer

La réflexologie est un excellent moyen d'atténuer les symptômes d'une mauvaise digestion. Il est possible de stimuler par les mains et par les pieds tous les organes de l'appareil digestif. Vous favorisez ainsi l'équilibre et le bon fonctionnement de ce dernier. En outre, la réflexologie agit par l'intermédiaire du système nerveux. Celui-ci, ainsi que le système endocrinien, sont aux commandes du processus digestif et ce protocole peut aider à réguler le contrôle du système nerveux sur la fonction digestive. Vous trouverez sur la figure 14.4 les points réflexes des organes digestifs traités lors de ce protocole.

1. **Pour commencer, lavez-vous et séchez-vous les pieds.**
2. **Si vous n'avez pas encore effectué les étirements et les exercices de respiration profonde, respirez profondément par le ventre à plusieurs reprises.**
3. **Asseyez-vous sur une chaise ou un lit et croisez une jambe de façon à ce que votre pied repose sur le genou de l'autre jambe.**
4. **Supprimez les résistances en effectuant un *foot rolling* avec vos mains, puis en faisant un *foot stripping* horizontal afin de bien ouvrir les zones de votre pied.**
5. **Localisez les zones réflexes de tous les organes digestifs : estomac, rate, gros intestin, intestin grêle, foie, vésicule biliaire et pancréas.**

   Ils sont à peu près tous situés sur la voûte plantaire.
6. **Faites une « ascension du dragon » (ou reptation des pouces) en cherchant les nodules, les zones douloureuses ou les craquements.**
7. **Si vous tombez sur des points douloureux ou des nodules, utilisez des rotations.**
8. **Répétez le protocole sur l'autre pied.**
9. **Détendez-vous et laissez à votre corps le temps de réagir aux changements que vous avez initiés.**

   Il se peut que vous entendiez des gargouillis et d'autres bruits en provenance de votre tube digestif. C'est bon signe car cela traduit la stimulation d'un fonctionnement normal.

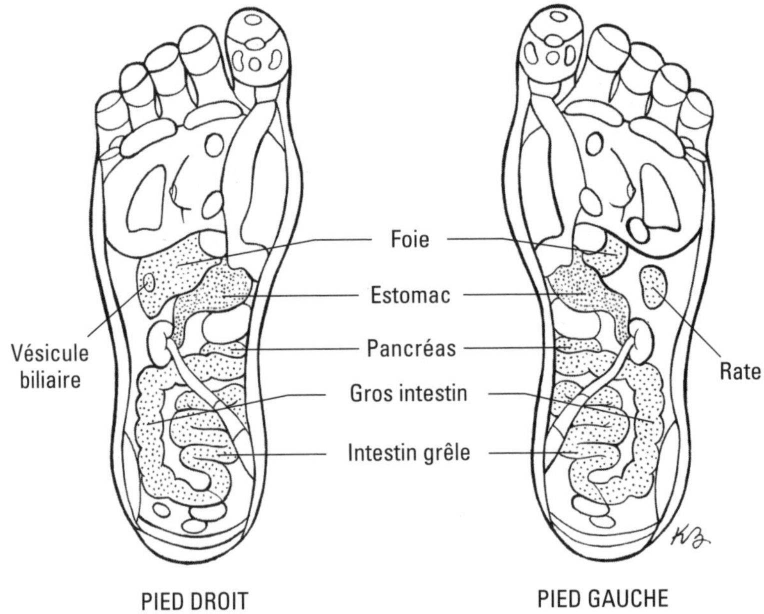

Figure 14.4 : Les zones de réflexologie pour améliorer la digestion.

Chapitre 15

Histoires de poitrine

Dans ce chapitre :

- Principes de base de la respiration
- Respirer plus facilement
- Favoriser une meilleure respiration
- Notions élémentaires pour prendre soin de son cœur

Vous pourriez dire que la poitrine est, au sens propre comme au sens figuré, le cœur et l'âme du corps. C'est avant tout là que réside le cœur et d'où tout s'orchestre. Nous estimons inutile de vous expliquer l'importance du cœur car nous sommes certains que vous êtes bien conscient de son rôle dans le grand ordonnancement de la vie.

La poitrine abrite également les poumons, qui rendent la vie possible grâce à l'oxygène qu'ils fournissent. Vous connaissez pertinemment le caractère essentiel de la respiration. Si une personne cesse de respirer, elle meurt rapidement. Mais ce n'est pas aussi simple que cela. Respirer ne suffit pas. Pour que votre corps fonctionne dans des conditions optimales et soit plein de vitalité, vous devez *bien* respirer. Si votre respiration est entravée d'une quelconque manière, de nombreuses autres fonctions en pâtissent. Votre cœur est amené à fournir plus d'efforts, votre cerveau doit lutter pour fonctionner sans l'apport en oxygène qui lui est nécessaire, sans parler de l'altération d'autres processus anatomiques.

Dans ce chapitre, nous vous parlons de certaines causes courantes des problèmes cardiaques et pulmonaires. Nous vous indiquons en quoi le shiatsu et la réflexologie peuvent atténuer ces problèmes fréquents et vous fournissons des protocoles pour veiller au bien-être de votre cœur et de vos poumons.

La source des problèmes cardiaques et pulmonaires (et en quoi le travail corporel peut aider)

Diverses affections peuvent causer (ou aggraver) des problèmes de cœur et de poumons. Hypertension, asthme, maladies génétiques peuvent tous causer des troubles au niveau du cœur et des poumons, tout comme les problèmes temporaires ou récurrents tels que la bronchite et la pneumonie.

Du point de vue de la médecine traditionnelle chinoise, nombre de ces problèmes sont causés par des blocages ou des déséquilibres énergétiques. Un flux de ki défaillant peut par exemple entraîner une mauvaise circulation, laquelle altère l'efficacité du cœur et force les poumons à fournir plus d'efforts.

La restauration d'un flux énergétique correct et la sollicitation des points correspondant au cœur et aux poumons peuvent grandement améliorer le fonctionnement de votre corps et la façon dont vous vous sentez.

Le travail corporel n'a pas pour vocation de soigner les crises cardiaques et les autres urgences à caractère vital. Si vous êtes soudain pris de douleurs dans la poitrine, d'une augmentation de la tension artérielle ou d'autres symptômes de problèmes cardiaques, appelez immédiatement un médecin.

Quand la pompe s'affaiblit

Nombre des facteurs mettant vos poumons en danger (voir la section suivante) peuvent également menacer la santé de votre cœur (cigarette, polluants). Votre cœur est cependant exposé à d'autres dangers. Il est par exemple bien plus vulnérable aux facteurs alimentaires tels que l'excès de cholestérol, de graisse et de sucre.

Des maladies telles que le diabète, l'hypertension, l'athérosclérose (rétrécissement des artères) et les problèmes rénaux pèsent sur votre cœur, tout comme les gonflements des pieds à cause des varices et des problèmes de circulation. Dans ce cas, le cœur doit fournir des efforts supplémentaires pour déplacer le fluide. En plus de tout ça, certaines personnes naissent avec des maladies du cœur ou peuvent développer des défauts (par exemple, des clapets défaillants ou des arythmies) qui doivent être soignés et surveillés durant toute leur vie.

Les émotions fortes et les stress violents peuvent enfin fragiliser grandement le cœur. Cette idée est très clairement établie en médecine traditionnelle chinoise, qui considère qu'ils affectent le ki et peuvent le faire s'effondrer. Elle est également connue par la médecine occidentale. C'est pour cette raison que l'on déconseille aux cardiaques les situations stressantes et les émotions fortes.

Enfin, un cœur sain traduit un mode de vie sain. Les changements d'habitudes sont essentiels pour corriger ou gérer des problèmes cardiaques. Le shiatsu et la réflexologie sont d'excellents outils pour vous aider, vous et votre cœur, dans ce sens. Ils contribuent à une bonne santé cardiaque :

- **Ils font baisser le tension artérielle.** Ces techniques favorisent le relâchement des muscles des artères, ce qui contribue à diminuer la tension artérielle. Bien que temporaires, les bienfaits peuvent se cumuler grâce à une utilisation régulière.
- **Ils soutiennent le fonctionnement des organes.** Le ki nourrissant aide au fonctionnement de tous les organes et, dans ce cas précis, du cœur et des reins. Le ki génère la vitalité et les blocages dans le flux de ki nuisent au bon fonctionnement du cœur et des reins.
- **Ils améliorent la circulation.** Nous vous indiquons dans le chapitre 3 que le sang va où le ki va. En outre, le système nerveux autonome contrôle le resserrement des artères. Le shiatsu et la réflexologie stimulent la régulation du système nerveux, améliorant ainsi le flux sanguin et le fonctionnement du cœur.
- **Ils diminuent l'inflammation.** L'inflammation attire les cellules et le cholestérol qui forment une plaque sur les parois internes des artères, faisant baisser le flux sanguin. Le shiatsu et la réflexologie ne peuvent directement réduire l'athérosclérose mais sont capables de contribuer à diminuer l'inflammation.

Quand l'air ne circule pas librement

Tout un éventail de facteurs peut nuire à votre respiration. En voici une liste :

- **La cigarette :** c'est peut-être la cause la plus évidente des problèmes respiratoires. Fumer endommage les poumons, rendant plus difficile une respiration profonde et efficace, et peut aller jusqu'à provoquer le cancer. Quand vous arrêtez de fumer, les bienfaits pour vos poumons se font sentir presque immédiatement. Vous recommencez à mieux respirer (et votre tension artérielle baisse) quelques minutes après avoir écrasé votre dernière cigarette.
- **La pollution :** les polluants autres que la fumée de cigarette affectent également vos poumons et compliquent la respiration. On les trouve dans le brouillard de la pollution, dans les gaz, les matières et les

particules rejetées par les tuyaux d'échappement des gros camions et des moteurs diesel, par les cheminées d'usines et dans bien d'autres choses encore.

- **L'asthme et les allergies :** un assez grand nombre de maladies peuvent altérer votre respiration. L'asthme est l'un des plus grands coupables. Cette affection inflammatoire chronique touche les poumons et peut être mortelle dans certains cas. Il existe d'excellents remèdes à base de plantes pour traiter les symptômes des allergies. L'acupuncture aide également un nombre considérable de personnes.
- **Les maladies graves :** à l'extrémité inquiétante du spectre figurent les problèmes de santé lourds tels que le cancer du poumon, l'emphysème et la tuberculose. Ils peuvent gravement endommager les poumons, rendant dans certains cas la respiration pratiquement impossible sans l'aide d'un appareil d'assistance respiratoire.
- **Les affections temporaires :** les affections temporaires telles que la grippe, la bronchite et le rhume peuvent altérer le fonctionnement optimal de vos poumons. En outre, les allergies ont souvent un impact négatif sur votre respiration.

L'utilisation des techniques de shiatsu et de réflexologie qui favorisent la respiration permet à vos poumons de fonctionner de manière optimale. Ce faisant, votre corps apprécie tous les bienfaits d'un apport massif d'oxygène. Ces techniques vous aident de diverses manières :

- Elles ouvrent les voies respiratoires.
- Elles soulagent les tensions et les serrements dans la poitrine.
- Elles rendent la respiration plus profonde.
- Elles améliorent le fonctionnement des cellules. Le flux de ki envahit chaque cellule du corps.
- Elles améliorent le fonctionnement du système immunitaire en répartissant le ki dans tout le corps.

Une séance de traitement pour que votre cœur se détende

Le protocole pour le cœur du présent chapitre sollicite les points illustrés par les figures 15.1 et 15.2 et décrits dans le tableau 15.1. L'objectif est que votre cœur reste en bon état et continue de battre fort. En apprenant à connaître et à localiser ces points avant de commencer le protocole, vous allez acquérir de la confiance et vos gestes seront adéquats le moment venu.

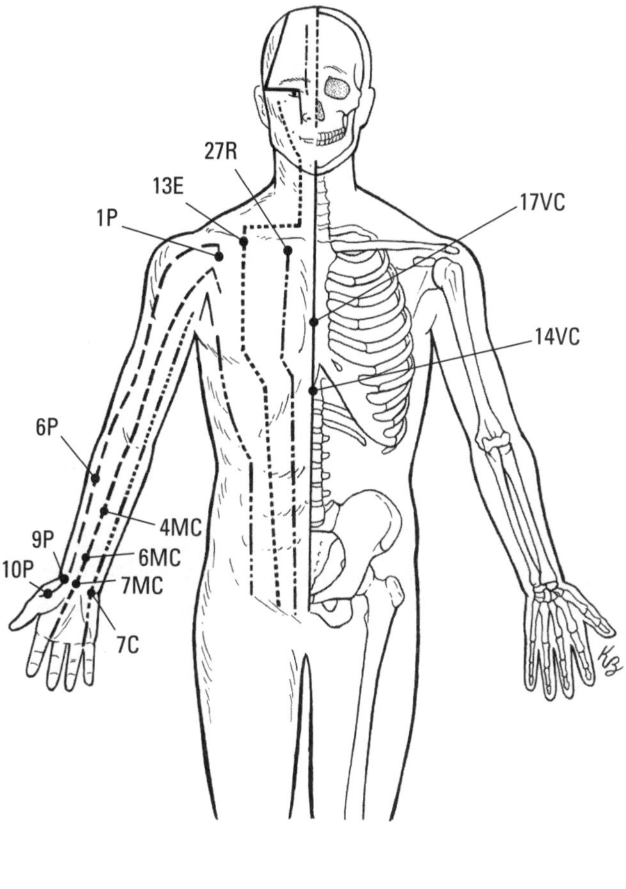

Figure 15.1 : Les points d'acupuncture des bras, des mains et de la partie supérieure du torse (vue de face).

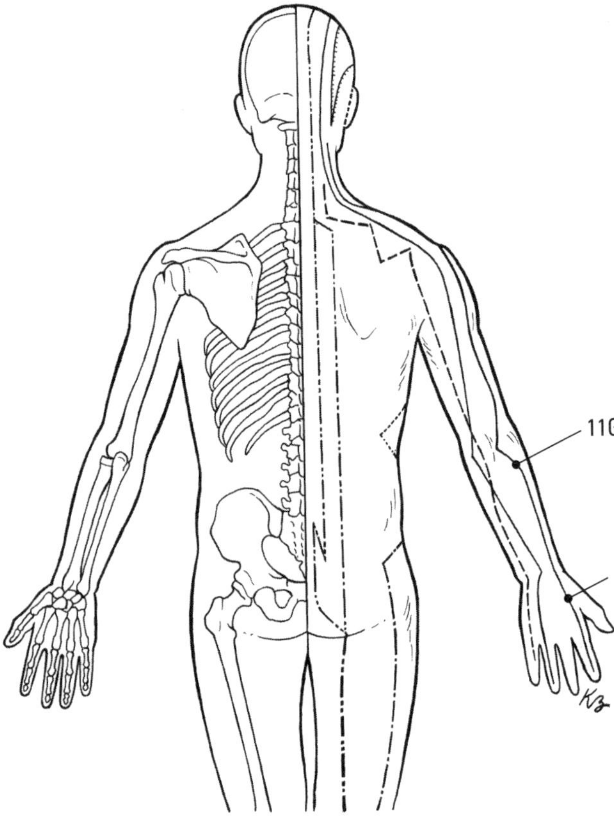

Figure 15.2 : Les points d'acupuncture des bras (vue de dos).

Tableau 15.1 : Les points d'acupuncture salutaires pour le cœur

Abréviation du point	*Nom du point*	*Localisation*	*Avantages*
7C	Porte de l'esprit	Paume tournée vers le ciel, allez jusqu'au bord interne du poignet (côté petit doigt), sur le pli de flexion, entre le cubitus et le carpe. Point d'équilibre et de dispersion du cœur.	Nourrit tous les aspects du cœur. Sert pour tous les syndromes et les maladies cardiaques, l'arythmie, les palpitations et l'angine de poitrine, ainsi que l'hypertension.

Tableau 15.1 : Les points d'acupuncture salutaires pour le cœur

Abréviation du point	*Nom du point*	*Localisation*	*Avantages*
4MC	Porte de la fissure	Sur la face interne du bras, à mi-chemin entre le poignet et le coude, puis un *chon* vers le poignet. Ce point est dans l'alignement du majeur.	Sert pour les rhumatismes cardiaques, l'angine de poitrine, les douleurs dans la poitrine et au niveau du cœur, ainsi que les palpitations.
6MC	Porte interne ou obstruction interne	Sur la face interne du bras, deux *chon* au-dessus du pli du poignet, entre les deux tendons.	Régule, renforce et protège le cœur. Sert pour les douleurs dans la poitrine et au niveau du cœur, les rhumatismes cardiaques, les palpitations et l'anxiété.
7MC	Grandes collines	Sur la face interne du poignet, sur le pli de flexion et entre les deux tendons. Point d'équilibre et de dispersion du maître cœur.	Régule le feu au niveau du cœur et en élimine l'excès. Sert pour les palpitations, les douleurs dans la poitrine et l'anxiété.
11GI	Étang de la courbe	Au bout du pli de flexion externe du coude, le bras plié à angle droit.	Facilite le flux de ki et le flux sanguin. Sert pour l'hypertension.
27R	Palais de correspondance	Sous la clavicule, dans le creux près du sternum. Tonifie les reins en maintenant l'équilibre du volume de liquide.	Ouvre la poitrine et sert pour les douleurs et les serrements dans cette zone, les palpitations et l'anxiété.
14VC	Porte du grand palais	Juste au bout de l'appendice xiphoïde (extrémité en cartilage souple qui se situe au bout du sternum). C'est le point d'alarme du cœur. Appuyez sans forcer.	Calme les émotions. Sert pour les douleurs dans la poitrine, les palpitations et l'anxiété.
17VC	Centre du thorax	Allez en plein centre du sternum, quasiment au milieu du torse, puis descendez d'un *chon*.	Sert pour diminuer les palpitations et les douleurs au niveau du cœur. Sert de point d'alarme pour le maître cœur qui a la charge de la structure du myocarde.

Le protocole suivant aide au bon fonctionnement de votre cœur par l'apport de sang à tous les organes et aux tissus du corps. Si vous avez un problème particulier, vous pouvez raccourcir le protocole et ne traiter que les points liés à votre souci. Les points 7C et 6MC sont essentiels et à utiliser pour toutes les affections. Souvenez-vous que la santé du cœur est souvent une affaire de mode de vie et la correction des problèmes dans ce domaine passe obligatoirement par un changement d'habitudes. (Les problèmes cardiaques sont sérieux, ne négligez pas les soins médicaux !)

1. **Respirez par le ventre tout en vous ancrant et en vous centrant sur vous-même (voir le chapitre 2).**

2. **Étirez les méridiens passant dans les bras et la poitrine en procédant comme suit :**

   - Tenez-vous debout, les pieds écartés au minimum d'une largeur d'épaule.
   - Pliez légèrement les jambes.
   - Levez les bras à hauteur d'épaule en inspirant, les paumes des mains tournées vers le sol.
   - Continuez d'inspirer et étirez les bras vers l'arrière à hauteur d'épaule tout en orientant les paumes vers le ciel.
   - Joignez les pouces en étirant les bras vers le sol derrière vous.
   - Expirez et détendez-vous en ramenant les bras sur les côtés du corps.
   - Faites trois fois l'exercice.

3. **Commencez par le bras droit en exerçant une pression rythmique (ou tournez dans le sens inverse des aiguilles d'une montre) sur les points pleins ou une pression continue (ou tournez dans le sens des aiguilles d'une montre) sur les points vides (pour vous rafraîchir la mémoire, reportez-vous au chapitre 4). Traitez chacun des points suivants pendant 1 à 3 minutes :**

   - En procédant méridien par méridien, traitez les points 4MC, 6MC, 7MC, 7C et 11GI. Répétez toute la séquence deux ou trois fois jusqu'à ce que vous obteniez un *flux égal* (avec des points à la sensibilité et au toucher identiques).
   - Appuyez sur le point 27R en adoptant l'approche bilatérale ;
   - Appuyez en même temps sur les points 14VC et 17VC pendant 3 minutes.

4. **Détendez-vous en position allongée et ralentissez votre rythme respiratoire, ce qui a pour effet d'apaiser l'esprit.**

   Laissez le ki réagir aux instructions données dans le protocole en lui donnant le temps de retrouver son plein équilibre. Il se peut que vous ressentiez une chaleur ou des fourmillements dans tout le corps et plus particulièrement dans la poitrine.

Si vous avez le temps, faites suivre cette séquence du protocole de réflexologie correspondant pour le cœur et les poumons inclus, plus loin dans ce chapitre, au sein de la section intitulée « Réflexologie : masser le cœur et les poumons par l'intermédiaire des pieds ».

Une séance de traitement pour ouvrir les voies respiratoires

Les points du tableau 15.2 sont une vraie bouffée d'air frais pour les personnes dont le système respiratoire ne fonctionne pas aussi harmonieusement qu'il le devrait. Si les instructions vous semblent déroutantes, reportez-vous au chapitre 3 pour une piqûre de rappel à propos de l'utilisation de l'unité de mesure *chon*. Les points utilisés dans le protocole de respiration à suivre sont illustrés par les figures 15.1 et 15.2 (voir plus haut dans ce chapitre), ainsi que par la figure 15.3, dans cette section.

Tableau 15.2 : Les points d'acupuncture pour le système respiratoire

Abréviation du point	*Nom du point*	*Localisation*	*Avantages*
1P	Résidence centrale	Ce point est situé sur le côté externe du thorax, entre les première et deuxième côtes, à six *chon* (deux largeurs de main) du sternum. Appuyez sur ce point avec vos pouces vers le sternum.	Bon pour sentir sa poitrine libre, la pneumonie, la tuberculose, l'asthme, la bronchite, la respiration sifflante et le souffle court.
6P	Point de collecte ou de réunion	Sur la face interne du bras, à mi-chemin entre le poignet et le coude, puis un *chon* vers le coude. Ce point est dans l'alignement du pouce.	Sert pour l'asthme, la toux et les maladies graves des poumons.

Tableau 15.2 : Les points d'acupuncture pour le système respiratoire

Abréviation du point	*Nom du point*	*Localisation*	*Avantages*
9P	Abîme suprême	La paume de la main tournée vers le ciel, dans le pli du poignet, côté externe, dans le creux formé par le scaphoïde et la styloïde radiale.	Soulage la toux, l'asthme, la bronchite, la tuberculose et l'emphysème.
10P	Bord du poisson	Sur la paume de la main, à mi-chemin entre le bord externe du poignet et la première phalange du pouce, au milieu de la partie charnue de l'attache du pouce. Point très sensible.	Sert pour la pneumonie, l'asthme, la fièvre, les douleurs dans la poitrine et le dos, ainsi que le souffle court.
27R	Palais de correspondance	Sous la clavicule, dans le creux près du sternum.	Tonifie les reins en maintenant l'équilibre concernant le volume de liquide. Soulage l'asthme, la bronchite, les douleurs et les congestions à la poitrine, la toux, le souffle court, les allergies se portant sur la poitrine et les difficultés respiratoires.
13E	Entrée du ki	Juste sous la clavicule, au-dessus de la première côte, à quatre *chon* à l'extérieur du milieu du sternum.	Bon pour les lourdeurs dans la poitrine, le souffle court, la toux et les spasmes au niveau du diaphragme.
4GI*	Torrent harmonisateur	Sur le sommet de l'éminence qui se forme lorsque vous serrez le pouce et l'index. Une fois le point repéré, détendez la main. Le point se trouve contre et légèrement sous le métacarpien de l'index.	Soulage l'asthme allergique, la bronchite et les allergies associées au rhume des foins, les éternuements et sert quand les yeux piquent.
11GI	Étang de la courbe	Au bout du pli de flexion externe du coude, le bras plié à angle droit.	Sert pour la bronchite, les douleurs dans la poitrine, les allergies, l'urticaire et les démangeaisons.

Tableau 15.2 : Les points d'acupuncture pour le système respiratoire

Abréviation du point	*Nom du point*	*Localisation*	*Avantages*
20GI	Accueil des parfums	Juste contre la narine, au niveau de l'attache de l'aile du nez. Appuyez vers le nez.	Bon pour le nez bouché et la sinusite.
3E	Creux de l'os en équerre	Faites glisser votre doigt du bord externe de la narine vers le point le plus bas de la pommette. Appuyez sur l'os en remontant.	Bon pour la sinusite, le nez bouché, les brûlures aux yeux dues aux allergies et les éternuements.
2V	Vue claire	Au coin du sourcil, contre la racine du nez. Appuyez sur l'orbite.	Sert pour les maux de tête dus aux allergies, les douleurs dans les sinus et le rhume des foins.
17VC	Centre du thorax	Allez en plein centre du sternum, quasiment au milieu du torse, puis descendez d'un *chon*. C'est le point d'alarme du maître cœur.	Soulage l'asthme, la toux, la bronchite, les douleurs et les distensions au niveau de la poitrine, ainsi que le souffle court. Aide à traiter la tuberculose.

* Ne jamais utiliser ce point chez une femme enceinte.

Bien que la restauration d'un ki équilibré au niveau de la poitrine et des poumons soit favorable à toutes les affections respiratoires, vous souhaitez peut-être vous concentrer sur un objectif précis. Le protocole suivant sert à la fois les buts généraux et spécifiques :

1. **Respirez par le ventre tout en vous ancrant et en vous centrant sur vous-même (voir le chapitre 2).**

2. **Étirez les méridiens passant dans les bras et la poitrine en procédant comme décrit dans l'étape 2 de la précédente section.**

3. **Commencez par le bras droit en exerçant une pression rythmique (ou tournez dans le sens inverse des aiguilles d'une montre) sur les points pleins ou une pression continue (ou tournez dans le sens des aiguilles d'une montre) sur les points vides (pour vous rafraîchir la mémoire, reportez-vous au chapitre 4). Traitez chaque point pendant 1 à 3 minutes :**

   • En procédant méridien par méridien, traitez les points 1P, 6P, 9P et 10P.

   • Faites la même chose sur l'autre bras.

- Appuyez sur les points 27R et 13E en adoptant l'approche bilatérale.
- En procédant méridien par méridien, traitez les points 4GI* et 11GI, en commençant par le bras droit.
- Faites la même chose sur l'autre bras.
- Si vous avez du mal à respirer parce que vous avez le nez encombré ou des problèmes de sinus, appuyez sur les points 20GI, 3E et 2V en procédant de manière bilatérale.

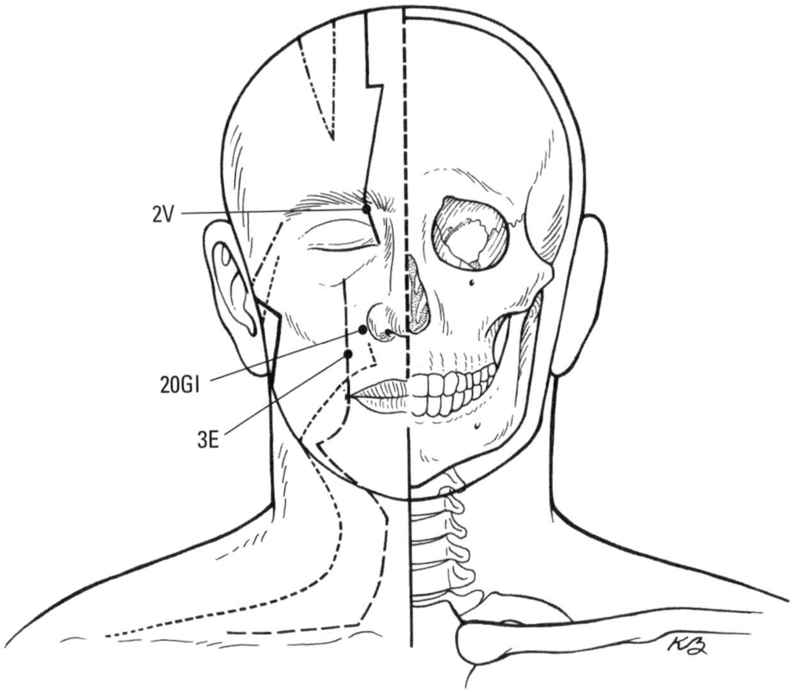

Figure 15.3 : Les points d'acupuncture du visage (vue de face).

4. **Pour vous pencher sur un problème particulier lié à la poitrine, vous pouvez traiter les combinaisons de points suivantes :**
   - **Asthme :** 1P, 6P, 9P, 10P, 27R.
   - **Allergie :** 27R, 4GI*, 3E, 2V.
   - **Bronchite :** 1P, 9P, 27R, 13E.
   - **Emphysème :** 1P, 6P, 9P, 27R, 13E.
   - **Sinusite :** 3E, 20GI, 2V.

5. **Terminez en exerçant une pression continue pendant 3 minutes sur le point 17VC.**

6. **Détendez-vous en position allongée ou assise, dans le calme, et laissez le flux de ki retrouver son équilibre grâce aux bienfaits de la séance.**

   Vous pouvez profiter de ce temps de relaxation pour méditer ou respirer profondément et régulièrement, en calmant votre corps et votre esprit.

Si vous le souhaitez, vous pouvez faire suivre ce protocole d'un protocole de réflexologie destiné au cœur et aux poumons (voir la section suivante).

Réflexologie : « masser » le cœur et les poumons par l'intermédiaire des pieds

On estime que la réflexologie fonctionne par stimulation du système nerveux, lequel contrôle toutes les fonctions du corps. Comme nous l'avons dit plus haut dans ce chapitre, c'est le système nerveux qui est aux commandes des fonctions cardiaque et pulmonaire. La stimulation des zones réflexes correspondantes sur le pied ou la main contribue à équilibrer le contrôle du système nerveux, ce qui a pour effet de calmer et de renforcer le cœur, et d'ouvrir les voies respiratoires.

Servez-vous du protocole suivant pour traiter les problèmes cardiaques et pulmonaires à l'aide de la réflexologie. Le chapitre 4 vous dit comment appliquer ces techniques :

1. **Lavez-vous et séchez-vous les pieds.**

2. **Si vous n'avez pas encore effectué les étirements et les exercices de respiration profonde, respirez profondément par le ventre à plusieurs reprises.**

3. **Asseyez-vous sur une chaise ou un lit et croisez une jambe de façon à ce que votre pied repose sur le genou de l'autre jambe.**

4. **Frictionnez-vous le pied avec les mains d'avant en arrière de façon à faire disparaître les résistances.**

5. **Effectuez un *stripping* horizontal (voir le chapitre 4) afin d'ouvrir un peu plus les zones de votre pied.**

6. **Localisez les zones réflexes du pied associées au cœur, aux poumons et à la poitrine (voir la figure 15.4).**

   Ces zones se trouvent sur la plante de pied. Les poumons se situent sur les deux pieds, mais le cœur a un seul point réflexe, sur le pied gauche, à côté de la zone réflexe du poumon, vers l'intérieur du pied.

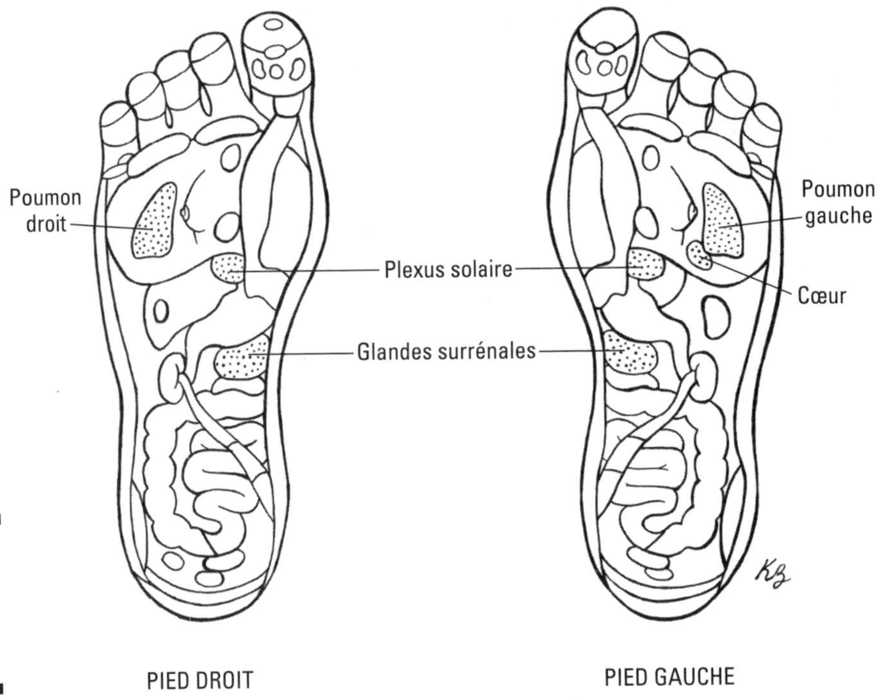

Figure 15.4 : Les zones réflexes du cœur et des poumons.

7. **Faites une « ascension du dragon » (ou reptation des pouces) afin de rechercher d'éventuels nodules, endroits douloureux ou craquements.**

   Faites des rotations pour faire disparaître les tensions.

8. **Terminez par une « ascension du dragon » (ou reptation des pouces) et des rotations sur les zones correspondant au plexus solaire et aux glandes surrénales afin de favoriser un flux de ki harmonieux.**

9. **Répétez le protocole sur l'autre pied.**

10. **Allongez-vous, immobile et dans le calme, et laissez le système nerveux assimiler la stimulation exercée.**

    Il est possible que vous remarquiez chez vous une respiration plus profonde et/ou un rythme cardiaque plus lent.

Quatrième partie

Répondre à des besoins et résoudre des problèmes bien précis

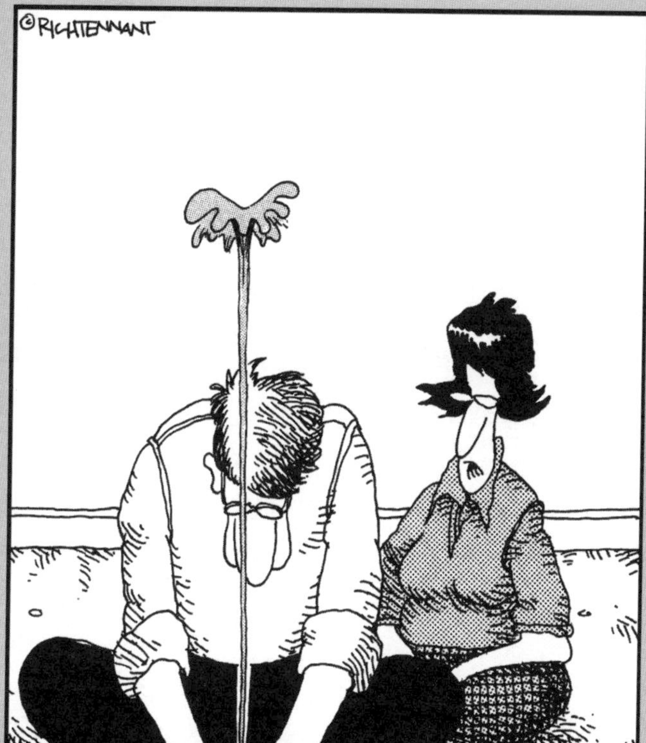

« Je serais *toi*, j'appuierais peut-être moins fort sur le ventre du bébé. »

Dans cette partie...

Vous avez probablement des inquiétudes ou des problèmes particuliers de toute première importance pour vous. Dans cette partie, nous traitons les problèmes inhérents à certains groupes de personnes.

Vous êtes peut-être confronté à une affection liée à l'âge : un problème qui touche votre bébé, votre enfant ou vous-même à cause de la phase de vie dans laquelle vous êtes entré. Quel que soit l'âge concerné, nous passons en revue le problème associé.

Si vous êtes une femme, vous pouvez avoir des types de problèmes et de difficultés qui vous sont propres, allant des douleurs menstruelles à la gêne accompagnant la grossesse. Vous serez soulagée d'apprendre que nous proposons plusieurs traitements et conseils utiles qui vous sont réservés.

Vous redoutez la saison des rhumes et de la grippe ? Vous êtes constamment victime d'affections chroniques ? Vous ne manquerez certainement pas les traitements salutaires fournis dans cette partie.

Qui que vous soyez ou quels que soient vos problèmes, vous devriez trouver des éléments intéressants dans cette partie.

Chapitre 16

Les traitements en fonction de l'âge de l'individu

Dans ce chapitre :

- Favoriser un bon équilibre chez les enfants
- Vaincre les maladies de la cinquantaine
- Aider les personnes âgées grâce au travail corporel
- Pratiquer la réflexologie à tous les âges

Comme le constatent douloureusement la plupart des gens, le corps se modifie (et pas toujours dans le sens que l'on souhaiterait) avec l'âge. Vos difficultés physiques et vos problèmes de santé à l'adolescence sont totalement différents de ceux qui vous assaillent lorsque vous avez dépassé la soixantaine. Par exemple, autour de cinquante ans, des problèmes particuliers apparaissent alors que ces affections ne sont pas un souci pour les jeunes.

Le travail corporel n'est pas nécessairement une solution universelle. Il est pourtant certain que tout le monde est susceptible de tirer parti, d'une façon ou d'une autre, de l'application des techniques de shiatsu et de réflexologie. C'est une solution fantastique car, contrairement aux médicaments ou à des traitements plus contraignants et sources de stress, la pratique est douce dans presque tous les cas. (Face à une personne extrêmement sensible ou frêle, il faut bien entendu être très prudent.) Mais, pour récolter les meilleurs fruits, il est conseillé de se tourner vers les techniques spécialement destinées à traiter les problèmes dont souffrent les individus appartenant à votre tranche d'âge (ou à celle des êtres chers que vous souhaitez aider).

Dans ce chapitre, nous abordons certaines techniques conçues pour les personnes appartenant à des tranches d'âge bien précises, des nouveau-nés aux personnes âgées, en passant par les stades intermédiaires de la vie.

Réservé aux enfants

Les bébés et les enfants ne sont certes pas assez âgés pour souffrir de la litanie de soucis et de douleurs auxquels sont confrontés les adultes (souvent le résultat d'années de travail pénible, de surmenage et de mauvaises habitudes), mais, comme le savent tous les parents, leur liste de problèmes est assez fournie : poussée des dents, problèmes digestifs, mal d'oreille, etc.

En outre, s'ils semblent avoir une réserve d'énergie inépuisable, celle-ci ne circule pas forcément aussi correctement qu'elle le devrait. Les enfants ont besoin de toute cette énergie car leur corps a une somme de travail non négligeable à abattre, et pas simplement pour courir, sauter et jouer. Au quotidien, leur corps change constamment, il grandit et se renforce. Gérer ces douleurs de croissance n'est pas simple et les enfants ont besoin d'un maximum d'aide.

Les nourrissons et les bambins

Il n'y a rien de pire pour un parent que de se sentir impuissant face à un enfant qui souffre. Le shiatsu est un moyen efficace de soulager les douleurs de croissance mais présente certaines difficultés. En effet, les bébés sont petits et fragiles. Il est en outre parfois difficile de localiser les points d'acupuncture. Ne vous inquiétez pas, le fait de solliciter la zone dans son ensemble stimule le flux de ki. Votre enfant tire toujours parti du ki apaisant et nourrissant dans toutes les situations.

Les techniques pures de shiatsu (étirements, type de pression sur les points, durée des pressions, etc.) ne sont pas adaptées aux petits enfants. C'est pourquoi nous ne vous proposons que des techniques légères et sur des points sans risque. Nous préconisons des pressions légères et des séances brèves. Le ki de votre enfant se rééquilibre vite et ce dont il a le plus besoin, c'est que le vôtre soit équilibré et que les techniques que vous lui appliquez le soient avec douceur et tendresse. Le simple contact de votre main sur sa peau est déjà bienfaisant et apaisant. Si cela est en plus effectué sur des zones actives, cela n'en sera que plus efficace.

Vous pouvez travailler sur les points d'acupuncture que nous présentons dans cette section (voir la figure 16.1) chaque fois que votre bébé a une gêne (dans une voiture, un parc, etc.). Pour appliquer un protocole complet, l'idéal est le moment du bain, du massage, quand vous le déshabillez avant de le mettre au lit ou quand vous le bercez.

ASTUCE

Les nourrissons réagissent vite au shiatsu. Des séances de seulement 10 à 15 minutes suffisent donc.

Essayez le protocole suivant en sollicitant les points décrits dans les sections suivantes. Vous contribuerez au bonheur de votre bébé :

1. **Pressez et relâchez doucement les bras et les jambes de votre bébé.**

   Il n'est pas nécessaire d'étirer un nourrisson car il est souple par nature.

2. **Localisez les points d'acupuncture que vous souhaitez utiliser (voir les tableaux 16.1, 16.2 et 16.3) et massez-les doucement en imprimant des rotations très légères.**

   Vous pouvez solliciter les points dans l'ordre ou selon la combinaison que vous souhaitez. Faites simplement en sorte de solliciter tous les points nécessaires pour traiter l'affection en question.

   NOTE TECHNIQUE

   Soyez prudent avec la pression exercée. Avec les nourrissons, un massage très léger sur le point suffit amplement. Ne passez pas non plus trop de temps sur un point, 30 secondes tout au plus, car les enfants réagissent plus vite que les adultes.

3. **Quand vous avez terminé, poursuivez le protocole normal.**

   Vous verrez, votre bébé sera plus calme et plus à l'aise.

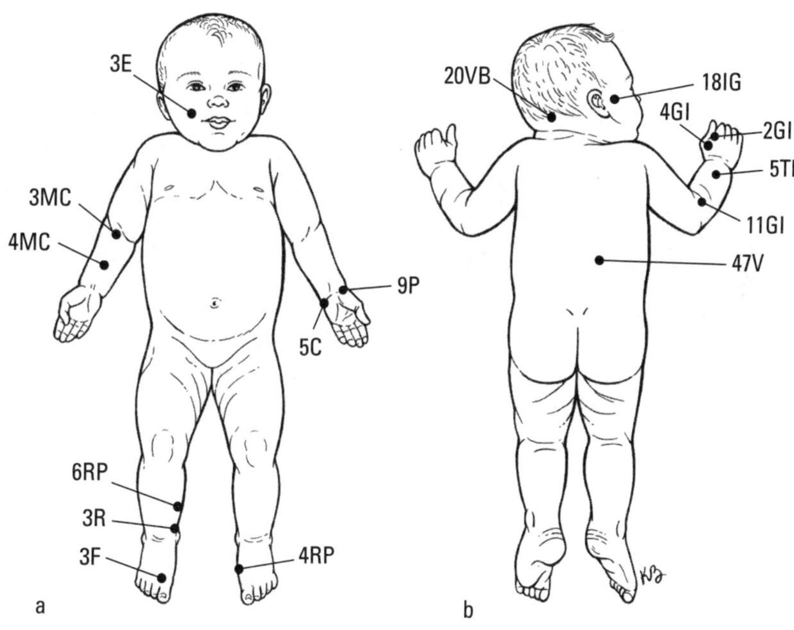

Figure 16.1 : Les points sur un bébé : a) vue de face et b) vue de dos.

Vaincre les coliques

Les coliques sont une affection qui touche de nombreux bébés. La Mayo Clinic définit les coliques ainsi : « Affection faisant pleurer un bébé en bonne santé et bien nourri plus de trois heures par jour, plus de trois jours par semaine, pendant plus de trois semaines. » Les pleurs interviennent généralement chaque jour à la même heure, sont intenses, le bébé contractant ses muscles en raison de la douleur. Les coliques peuvent survenir dans le mois qui suit la naissance et disparaissent généralement à l'âge de trois mois.

Personne ne sait à quoi sont dues les coliques. On pensait qu'elles étaient causées par des allergies alimentaires ou une intolérance au lactose, mais nombreux sont les bébés à souffrir de coliques sans présenter ces affections. Parmi les autres coupables figureraient un système digestif ou nerveux pas encore complètement développé ou une flore intestinale anormalement constituée, à l'origine d'une production de gaz trop importante. Malgré des recherches poussées, personne ne sait pourquoi certains bébés souffrent de coliques et d'autres non. Souvent, des affections telles que le reflux gastrique et les allergies alimentaires sont prises à tort pour des coliques, ce qui est dommage car, s'il n'existe pas de véritable traitement pour les coliques, ces autres affections se soignent.

Les coliques peuvent être une expérience extrêmement stressante et épuisante à la fois pour le bébé et pour les parents. Ces derniers trouvent des astuces afin de soulager le bébé, en le berçant ou en l'emmaillotant très serré. Le shiatsu peut également aider. Concentrez-vous donc sur les points du tableau 16.1 pour contribuer à soulager la douleur générée par les coliques.

Tableau 16.1 : Les points d'acupuncture pour apaiser les douleurs de coliques

Abréviation du point	*Nom du point*	*Localisation*
1GI	Métal Yang	À l'angle de l'ongle de l'index, côté pouce.
2GI	Deuxième intervalle	Sur la face externe de l'index, au niveau de l'articulation entre le doigt et la main, sur le doigt et contre le bord articulaire de la phalange.
52V	Chambre de la volonté	Sur la branche externe du méridien de la vessie, dans le dos, à mi-chemin entre l'os de la hanche et la cage thoracique, sur le bord externe des muscles spinaux.
3R	Suprême vallée	Sur le bord interne du pied, entre la malléole et le tendon d'Achille, là où l'on sent battre l'artère tibiale. Point d'équilibre du rein.
3MC	Marais du coude	Ce point est dans le pli du coude, dans l'alignement du majeur, sur le tendon du biceps, du côté du petit doigt.
3F	Suprême assaut	Sur le dessus du pied, entre le gros orteil et le deuxième orteil. Remontez jusqu'à l'endroit où se trouve un creux, là où se rejoignent les métatarses.

Soulager la douleur associée à la poussée des dents

La poussée des dents peut être très douloureuse pour le bébé, lui faire perdre le sommeil et le rendre très malheureux. Il est possible de diminuer la douleur associée de diverses manières. Vous pouvez frotter des glaçons, de l'essence de girofle ou d'autres substances analgésiques sur les gencives, voire exercer une pression comme le fait un bébé quand il mâche un anneau de dentition. Le shiatsu et la réflexologie peuvent également s'avérer efficaces en calmant le système nerveux et en libérant les endorphines qui soulagent la douleur. Le tableau 16.2 montre les points qui peuvent contribuer à soulager un peu la douleur qui accompagne la poussée des dents.

Tableau 16.2 : Les points d'acupuncture pour soulager la douleur associée à la poussée des dents

Abréviation du point	*Nom du point*	*Localisation*
1GI	Métal Yang	À l'angle de l'ongle de l'index, côté pouce.
5TF	Barrière externe	Sur l'arrière du bras, deux *chon* au-dessus du pli du poignet, entre les deux os (cubitus et radius).
9P	Abîme suprême	La paume de la main tournée vers le ciel, dans le pli du poignet, côté externe, dans le creux formé par le scaphoïde et la styloïde radiale.
4GI*	Torrent harmonisateur	Sur le sommet de l'éminence qui se forme lorsque vous serrez le pouce et l'index. Une fois le point repéré, détendez la main. Le point se trouve contre et légèrement sous le métacarpien de l'index.
11GI	Étang de la courbe	Au bout du pli de flexion externe du coude, le bras plié à angle droit.
3E	Creux de l'os en équerre	Faites glisser votre doigt du bord externe de la narine vers le point le plus bas de la pommette. Appuyez sur l'os en remontant.
18IG	Creux de la pommette	Tracez une ligne horizontale en commençant sous le nez, jusqu'au creux situé à côté de l'oreille. Puis tracez une ligne depuis le coin externe de l'œil. Le point 18IG se trouve dans le creux, à l'intersection de ces lignes, sur le bord inférieur de la pommette.

Améliorer le sommeil

Pour les petits bébés (et leurs parents), le sommeil est parfois un luxe difficile à obtenir. Les bébés perdent le sommeil pour différentes raisons telles que la stimulation excessive ou même les maux de ventre. Le shiatsu et la réflexologie apaisent les bébés agités en rendant harmonieux leur flux de ki turbulent. Ces deux disciplines peuvent contribuer à accroître la quantité d'endorphines libérée, ces neurotransmetteurs qui diminuent la douleur constituant également une bonne aide au sommeil. Les berceuses et les nounours ne pouvant pas accomplir tous les miracles, le tableau 16.3 vous indique des points à essayer pour aider votre bébé (et vous-même) à faire de bonnes nuits. (Si vous ne savez pas à quoi correspond exactement un *chon*, reportez-vous au chapitre 3. en faisant attention à considérer que ce qui détermine la taille du *chon*, c'est le receveur, en l'occurrence ici un bébé. Par conséquent, une largeur de pouce d'adulte maculin peut équivaloir à trois fois la largeur de pouce du bébé.)

Tableau 16.3 : Les points d'acupuncture pour faire passer le marchand de sable

Abréviation du point	*Nom du point*	*Localisation*
20VB	Étang du vent	Sur l'arête de votre os occipital, à l'arrière de la tête, à mi-chemin entre l'oreille et la colonne vertébrale. Entre les deux muscles qui se rejoignent.
4RP	Grand-père et petit-fils	Ce point est situé sur la face interne du pied, deux *chon* derrière la base du gros orteil, contre l'articulation du premier métatarse, juste à la jonction de la peau du dessus du pied (blanche) et du dessous du pied (plutôt rouge).
6RP*	Croisement des trois yin	Trois *chon* au-dessus de la malléole interne en arrière et contre le tibia.
5C	Libre circulation interne	Sur la face interne de l'avant-bras, côté petit doigt, à un *chon* au-dessus du pli du poignet.
4MC	Porte de la fissure	Sur la face interne de l'avant-bras, allez à mi-chemin entre le poignet et le coude, puis un *chon* vers le poignet, dans l'alignement du majeur.

Les enfants plus âgés

Imaginez : votre enfant a passé le stade des coliques (heureusement) et il est solidement installé dans la petite enfance. Si la poussée des dents et d'autres problèmes des enfants en très bas âge ne sont plus qu'un souvenir, d'autres soucis font leur apparition. Il existe un avantage. Les enfants un peu plus âgés ont la faculté d'exprimer oralement leur douleur, leur gêne et leur mécontentement (et croyez-nous, ils ne se gênent pas !). Les techniques de travail corporel peuvent s'avérer très utiles pour soulager la douleur. La figure 16.2 montre des points d'acupuncture à utiliser avec les enfants et le tableau 16.4 les décrit individuellement. (Si vous ne savez pas à quoi correspond exactement un *chon*, reportez-vous au chapitre 3, en faisant ici aussi attention à considérer que ce qui détermine la taille du *chon*, c'est le receveur, en l'occurrence ici un enfant. Par conséquent, selon son âge, une largeur de pouce d'adulte masculin peut équivaloir à deux fois la largeur de pouce de l'enfant.)

Si le travail corporel peut être efficace pour gérer les maux courants et bénins, toute douleur vive ou soudaine ou blessure sérieuse doit être traitée par un médecin.

Tableau 16.4 : Les points d'acupuncture pour traiter les petits bobos des enfants

Abréviation du point	***Nom du point***	***Localisation***	***Avantages***
1P	Résidence centrale	Ce point est situé sur le côté externe du thorax, entre les premier et deuxième côtes, à six *chon* (deux largeurs de main) du sternum. Appuyez sur ce point avec vos pouces vers le sternum.	Diminue le hoquet et soulage la congestion due au rhume.
4GI*	Torrent harmonisateur	Sur le sommet de l'éminence qui se forme lorsque vous serrez le pouce et l'index. Une fois le point repéré, détendez la main. Le point se trouve contre et légèrement sous le métacarpien de l'index.	Soulage le mal d'oreille, le rhume et la congestion.
11GI	Étang de la courbe	Au bout du pli de flexion externe du coude, le bras plié à angle droit.	Fait baisser la fièvre, soulage le rhume et contribue au bon fonctionnement du système immunitaire.

Tableau 16.4 : Les points d'acupuncture pour traiter les petits bobos des enfants

Abréviation du point	*Nom du point*	*Localisation*	*Avantages*
7C	Porte de l'esprit	Paume tournée vers le ciel, allez jusqu'au bord interne du poignet (côté petit doigt), sur le pli de flexion, entre le cubitus et le carpe. Point d'équilibre et de dispersion du cœur.	Apaise en cas de cauchemars, calme et aide en cas d'insomnie.
6MC	Porte interne ou obstruction interne	Sur la face interne du bras, deux *chon* au-dessus du pli du poignet, entre les deux tendons.	Apaise en cas de cauchemars, diminue le hoquet et l'anxiété. Bon également pour la nausée et les vomissements.
27R	Palais de correspondance	Sous la clavicule, dans le creux près du sternum.	Diminue le hoquet et atténue le rhume, la congestion et l'asthme.
17VC	Centre du thorax	Allez en plein centre du sternum, quasiment au milieu du torse, légèrement plus près de la partie inférieure du torse. C'est le point d'alarme du maître cœur.	Calme, diminue la congestion et le hoquet.
21TF	Porte des oreilles	Devant et au sommet de l'orifice de l'oreille, dans le creux qui se forme en ouvrant la bouche.	Soulage le mal d'oreille.
19IG	Palais de l'ouïe	Directement devant l'orifice de l'oreille, dans le creux.	Soulage le mal d'oreille.
2VB	Confluence de l'ouïe	Directement sous le point 19IG.	Soulage le mal d'oreille.
5TF	Barrière externe	Sur l'arrière du bras, deux *chon* au-dessus du pli du poignet, entre les deux os (cubitus et radius).	Soulage le mal d'oreille, fait baisser la fièvre, atténue les refroidissements et contribue à vaincre toutes les maladies.
20VG	Cent réunions	En traçant une ligne diagonale partant de la pointe du menton et passant par la pointe supérieure de l'oreille, continuer jusqu'à l'arrière du crâne, au milieu (il y a généralement un épi).	Ce point calme le yang et l'excitation. Permet l'endormissement. Exercez une pression, **très légère pour les enfants**, en tournant dans le sens inverse des aiguilles d'une montre, pendant 30 secondes, trois fois.

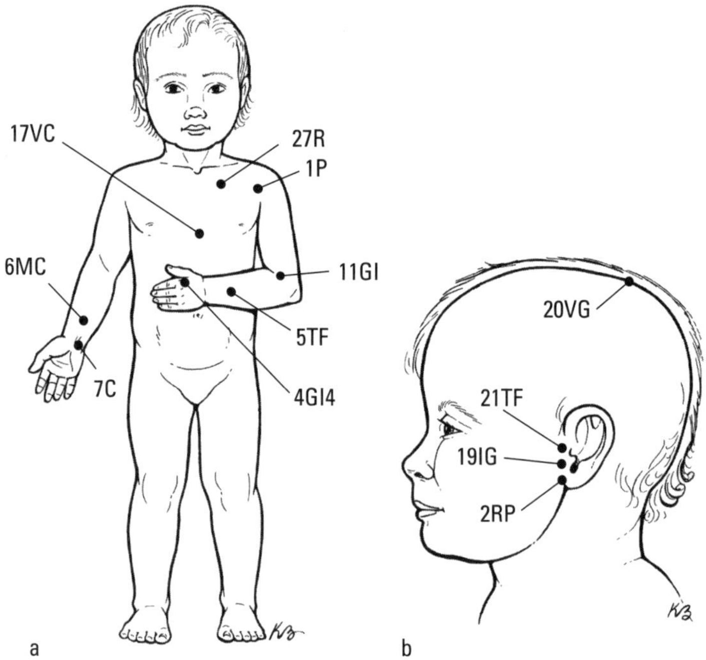

Figure 16.2 : Les points sur un bambin : a) vue de face et b) du côté de la tête.

Il est plus facile de travailler sur des enfants plus âgés à certains égards et plus difficile à d'autres. Ils sont plus grands et plus proches de la morphologie des adultes, ce qui facilite un peu la localisation des points d'acupuncture. En revanche, ils remuent beaucoup et ne restent pas attentifs longtemps pendant une séance de shiatsu.

Avec les bambins, vous devez exercer des pressions légères et opter pour des massages circulaires sur les points afin de les détendre. Ne vous souciez pas trop de trouver les points exacts. Vous stimulez de toute façon la circulation du ki bienfaiteur.

N'OUBLIEZ PAS !

Les séances doivent être courtes, moins de 20 minutes étant l'idéal vu les capacités de concentration des bambins. Ainsi, vous évitez également la stimulation excessive du ki.

Comme avec les bébés, le moment idéal pour donner un shiatsu est juste avant le coucher. Si votre enfant est trop malade ou ronchon pour jouer aux jeux proposés, sautez les étapes 1 et 2. Sinon, suivez ce protocole :

1. **Jouez au jeu de la respiration profonde avec votre enfant (cet exercice d'échauffement est décrit dans le chapitre 2).**

Les enfants excellent en matière de respiration par le ventre car ils le font naturellement. Mais encouragez-les par exemple en faisant un « Jacques a dit ».

2. **Proposez un jeu d'étirement à votre enfant.**

   Les enfants sont également très souples mais les étirements ne leur font pas de mal. Faites donc des étirements sous forme de jeu et incitez votre enfant à étirer toutes les parties de son corps.

3. **Dans la mesure où tous les points sollicités par ce protocole sont situés sur le devant et sur le côté du corps, allongez votre enfant sur le dos.**

4. **Sélectionnez les points à traiter dans le tableau 16.4, en fonction des besoins de votre enfant.**

   Si vous devez utiliser les points des protocoles pour nourrissons (voir les tableaux 16.1, 16.2 et 16.3), n'hésitez pas. Cela convient à tout âge.

   Optez pour la méthode bilatérale ou procédez méridien par méridien et exercez une pression continue (ou tournez dans le sens des aiguilles d'une montre) pour tonifier les points vides et une pression rythmique (ou tournez dans le sens inverse des aiguilles d'une montre) pour disperser les points pleins. Commencez par les points les plus proches de la tête ou de la poitrine et terminez par les points situés sur les bras.

5. **Lisez une histoire à votre enfant ou faites-lui un câlin avant le coucher afin qu'il assimile bien l'énergie produite pendant la séance.**

La réflexologie pour les jeunes de tout âge

La réflexologie plantaire fonctionne à merveille avec les enfants s'ils ne sont pas trop chatouilleux. S'ils le sont, il vous faudra peut-être mettre de côté les bienfaits de la stimulation des zones réflexes jusqu'à ce qu'ils ne craignent plus les chatouilles.

En général, le contact léger du bout des doigts s'apparente plus à des chatouilles qu'un contact ferme avec les doigts ou toute la main. Optez donc pour la dernière méthode. En utilisant la partie charnue située sous votre pouce, vous pouvez frotter le pied avec tonicité.

Le protocole suivant fonctionne très bien avec les nourrissons, les bambins et les enfants plus âgés. Vous pouvez l'exécuter en même temps que vous leur donnez le bain, en n'oubliant pas de modérer la pression pour les bébés :

1. **Faites un échauffement à l'aide de la première phalange de vos pouces ou la partie charnue de la paume située sous le pouce pour bien masser doucement l'ensemble du pied.**

2. **Commencez par une « ascension du dragon » (ou reptation des pouces) sur les points correspondant à la poitrine et aux poumons situés sur la plante de pied (voir la figure 16.3) pour aider à diminuer la congestion.**

   Faites des rotations sur les nodules, cristaux et points douloureux détectés.

3. **Faites une « ascension du dragon » (ou reptation des pouces) sur les zones correspondant aux oreilles et aux sinus.**

   Les points correspondant aux oreilles sont à la base des deuxième et troisième orteils et les points des sinus sont sous les orteils. Tirez, malaxez et roulez les orteils entre vos doigts, de la base vers l'extrémité, en effectuant des rotations sur les nodules ou les zones douloureuses. Travaillez dans un maximum de directions.

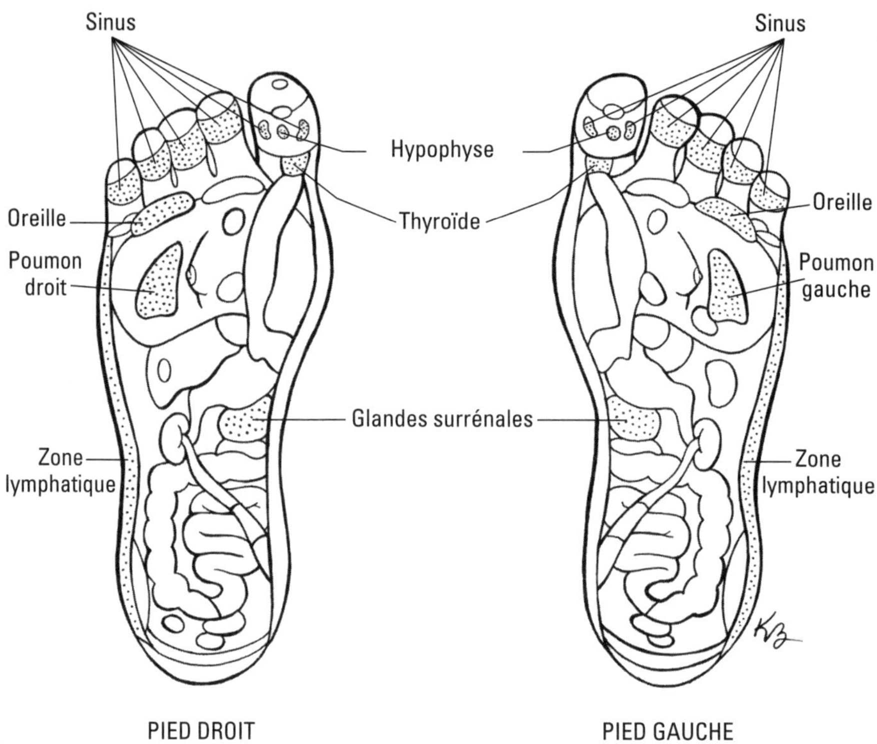

Figure 16.3 : La carte de réflexologie pour les nourrissons et les enfants.

4. **Faites une « ascension du dragon » (ou reptation des pouces) sur la zone lymphatique sur le bord externe de la plante de pied afin de contribuer à faire disparaître la congestion et à stimuler le système immunitaire.**

   Comme d'habitude, faites des rotations afin d'éliminer les douleurs ou les nodules.

5. **Effectuez des rotations sur l'hypophyse, la thyroïde et les glandes surrénales.**

   Vous pouvez améliorer le sommeil en équilibrant les glandes endocrines, plus particulièrement l'hypophyse, la thyroïde et les glandes surrénales. Le point de l'hypophyse est sur le gros orteil et le point de la thyroïde à la base du gros orteil. Les points des glandes surrénales, qui régulent la réaction au stress, sont sur la partie interne de la voûte plantaire. Passez un peu de temps sur ces deux points, cela permet de favoriser un meilleur sommeil.

6. **Pour traiter n'importe quelle autre zone, procédez à des rotations ou faites une « ascension du dragon » (ou reptation des pouces) sur ces zones réflexes.**

7. **Terminez en prenant les pieds à pleine main et en pensant aux beaux rêves que va faire votre enfant.**

Les problèmes de la cinquantaine

Personnellement, nous ne vous dirons (pas !) que du bien de la cinquantaine. Mais, à cette période de la vie, les individus pessimistes ont tendance à se comporter comme si leur vie (tout du moins la tranche heureuse) était de l'histoire ancienne. Il reste pourtant plein de choses passionnantes à vivre. Bien entendu, certaines parties de votre corps ont peut-être moins d'allure que lorsque vous étiez adolescent, mais ce n'est pas toujours une mauvaise chose. Souvenez-vous de l'acné et de cette période de croissance où des choses bizarres se produisaient en vous.

En dehors de tous les bons côtés, il faut admettre que la période de la cinquantaine offre son lot de stress, d'épuisement et de hauts et de bas émotionnels. Bouleversements hormonaux, instabilité, la crise de la cinquantaine classique ressemble à de véritables montagnes russes. Les transitions ne sont jamais aisées et sont d'autant plus difficiles que nous les vivons négativement. En vous concentrant sur les points que nous utilisons dans cette section (illustrés par les figures 16.4, 16.5 et 16.6 et expliqués dans le tableau 16.5), vous pouvez relever les défis de la cinquantaine.

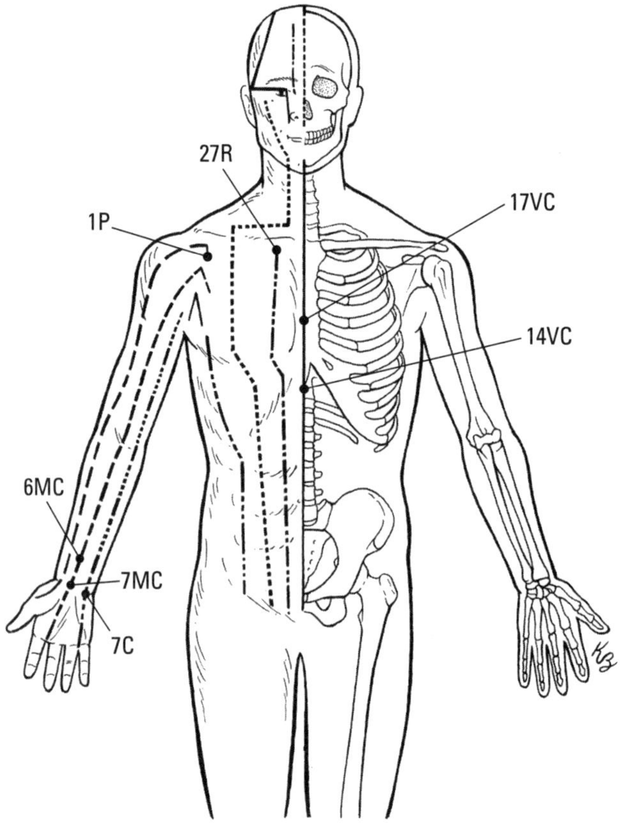

Figure 16.4 : Les points d'acupuncture de la partie supérieure du torse et des bras (vue de face).

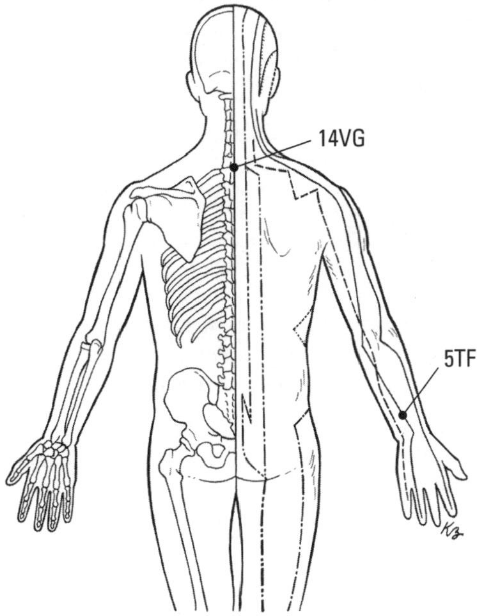

Figure 16.5 : Les points d'acupuncture de la partie supérieure du torse et des bras (vue de dos).

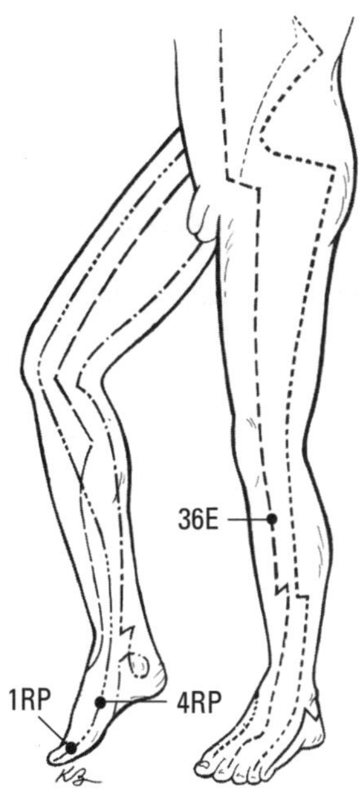

Figure 16.6 : Les points d'acupuncture des pieds et des jambes (vues de dos et de côté).

Tableau 16.5 : Les points d'acupuncture pour contenir les émotions des cinquantenaires

Abréviation du point	*Nom du point*	*Localisation*	*Avantages*
27R	Palais de correspondance	Sous la clavicule, dans le creux près du sternum.	Sert pour l'anxiété, la désorientation et l'irritabilité.
7C	Porte de l'esprit	Paume tournée vers le ciel, allez jusqu'au bord interne du poignet (côté petit doigt), sur le pli de flexion, entre le cubitus et le carpe. Point d'équilibre et de dispersion du cœur.	Sert pour l'irritabilité, l'anxiété, la peur, les sautes d'humeurs et la dépression.
7MC	Grandes collines	Sur la face interne du poignet, sur le pli de flexion et entre les deux tendons. Point d'équilibre et de dispersion du maître cœur.	Protège contre l'excès de stress. Calme le corps et l'esprit.
5TF	Barrière externe	Sur l'arrière du bras, deux *chon* au-dessus du pli du poignet, entre les deux os (cubitus et radius).	Régule le trop-plein d'émotions.
4RP	Grand-père et petit-fils	Ce point est situé sur la face interne du pied, deux *chon* derrière la base du gros orteil, contre l'articulation du premier métatarse, juste à la jonction de la peau du dessus du pied (blanche) et du dessous du pied (plutôt rouge).	Sert pour les insomnies, la dépression et l'agitation.

Vous pouvez également souffrir de maux liés à d'anciennes blessures, à l'arthrite ou à des tensions musculaires chroniques à cause de tout le travail de bureau que vous effectuez, de mauvaises habitudes posturales ou de stress récurrents. Il se peut que vous ayez des difficultés à maintenir une tension artérielle correcte ou que vous souffriez d'autres affections dégénératives. Dans ce cas, le shiatsu et la réflexologie peuvent vous aider. Le travail corporel permet d'équilibrer votre système immunitaire, de stimuler les mécanismes de guérison et de réparation, de maintenir une tension artérielle dans les normes et de diminuer la douleur. Toutes ces vertus font du shiatsu et de la réflexologie deux disciplines idéales pour tous les maux de la cinquantaine. Si vous avez l'un de ces problèmes physiques, reportez-vous au chapitre correspondant de la troisième partie de cet ouvrage et appliquez le protocole qui vous soulagera.

Si certains problèmes de la cinquantaine vous fatiguent et vous stressent, essayez ce protocole, il vous soulagera :

1. **Respirez par le ventre tout en vous ancrant et en vous centrant sur vous-même (voir le chapitre 2).**
2. **Étirez les méridiens situés sur l'avant et les côtés des bras en procédant comme suit :**
   - Tenez-vous debout les pieds écartés d'au moins une largeur d'épaule.
   - Pliez légèrement les jambes.
   - Inspirez tout en levant les bras à hauteur d'épaule, les paumes tournées vers le sol. Continuez d'inspirer tout en étirant vos bras vers l'arrière au niveau des omoplates et en faisant pivoter les poignets de façon à avoir les paumes tournées vers le ciel. Orientez les pouces vers le sol derrière vous sans vous pencher en arrière.
   - Expirez et détendez-vous en ramenant les bras sur les côtés de votre corps.
   - Répétez l'exercice trois fois.
3. **Exercez une pression bilatérale continue (ou tournez dans le sens des aiguilles d'une montre) ou rythmique (ou tournez dans le sens inverse des aiguilles d'une montre) sur les points 27R pendant 1 à 3 minutes.**
4. **En commençant par le bras droit, travaillez les points 7C, 7MC et 5TF (dans l'ordre de votre choix). Exercez sur chaque point une pression continue (ou tournez dans le sens des aiguilles d'une montre) ou rythmique (ou tournez dans le sens inverse des aiguilles d'une montre), selon les besoins, pendant 1 à 3 minutes.**
5. **Répétez l'étape 4 sur le bras gauche.**
6. **Exercez une pression bilatérale sur le point 4RP, à l'intérieur du pied pendant 1 à 3 minutes.**

   ASTUCE

   Ce point est généralement douloureux. Vous souhaiterez peut-être exercer des rotations afin de faciliter la libération du ki.
7. **Détendez-vous ou appliquez le protocole de réflexologie complémentaire proposé à la fin du présent chapitre (voir la section « Réflexologie pour adolescents et adultes »).**

Pour les personnes âgées

La cinquantaine est maintenant derrière vous et vous affichez désormais un moi plus « mûr ». Il s'agit véritablement de l'âge d'or au cours duquel vous devez chérir les merveilleuses expériences que vous vivez. C'est la période de sagesse selon la médecine traditionnelle chinoise.

Si vous avez du mal à apprécier ces moments parce que vos os vous font souffrir ou que vous vous sentez anéanti, offrez-vous une tranche de shiatsu ou de réflexologie. La libre circulation du ki dans tout votre corps peut soulager vos douleurs ou vous offrir le regain d'énergie dont vous avez besoin. En outre, pratiqués régulièrement, le shiatsu et la réflexologie peuvent diminuer la douleur et contribuer à apporter une meilleure santé mentale et physique à long terme.

Déplacer le ki

On n'est jamais trop vieux pour supporter son ki et récolter les fruits d'un flux énergétique mieux équilibré. La troisième partie de cet ouvrage vous propose des protocoles de shiatsu et de réflexologie pour répondre à de nombreux maux. Vous attrapez toutes les maladies qui traînent ? Rendez-vous au chapitre 18. Vous avez des problèmes d'arthrite dans les genoux ou des soucis cardiaques ? Consultez respectivement les chapitres 10 et 15. Mais, si vous avez besoin de plus d'énergie pour accomplir les choses qui vous intéressent, le présent chapitre est pour vous. Faire le plein de ki et stimuler sa circulation aide au bon fonctionnement de tous les mécanismes qui régissent le corps et vous permet de retrouver le dynamisme qui vous fait défaut. Rien ne vous empêche, en complément, de pratiquer le tai-chi ou le yoga (lire à ce sujet les excellents *Tai-chi pour les Nuls* et *Yoga pour les Nuls*) qui sont de très bonnes façons de vous occuper de vous et de dynamiser votre ki.

Pour soutenir votre ki après la cinquantaine, concentrez-vous sur les points illustrés par les figures 16.4, 16.5 et 16.6 plus haut dans ce chapitre et détaillés dans le tableau 16.6.

Tableau 16.6 : Les points d'acupuncture pour améliorer le flux de ki et accroître la force et la vitalité

Abréviation du point	*Nom du point*	*Localisation*	*Avantages*
36E	Trois mesures de la jambe	Trois *chon* en dessous de la pointe de la rotule et un *chon* à l'extérieur de l'arête du tibia.	Renforce votre corps.
4RP	Grand-père et petit-fils	Ce point est situé sur la face interne du pied, deux *chon* derrière la base du gros orteil, contre l'articulation du premier métatarse, juste à la jonction de la peau du dessus du pied (blanche) et du dessous du pied (plutôt rouge).	Stimule le ki au niveau des jambes et du bas-ventre.
1P	Résidence centrale	Ce point est situé sur le côté externe du thorax, entre les première et deuxième côtes, à six *chon* (deux largeurs de main) du sternum. Appuyez sur ce point avec vos pouces vers le sternum.	Sert à ouvrir la poitrine et favorise l'apport en oxygène.
7C	Porte de l'esprit	Paume tournée vers le ciel, allez jusqu'au bord interne du poignet (côté petit doigt), sur le pli de flexion, entre le cubitus et le carpe. Point d'équilibre et de dispersion du cœur.	Diminue la fatigue due à la dépression ou à l'anxiété.
17VC	Centre du thorax	Allez en plein centre du sternum, quasiment au milieu du torse, légèrement plus près de la partie inférieure du torse.	C'est le point d'alarme du maître cœur. Stimule le ki, offre de l'énergie à la partie supérieure du corps et stimule le flux yin.
14VG	Grande vertèbre	Entre la dernière vertèbre cervicale et la première vertèbre dorsale. Point de rencontre du vaisseau gouverneur et réunion de tous les méridiens yang.	Tonifie (renforce) et rend harmonieux le flux de ki yang.

Exécutez le protocole suivant afin de vous dynamiser :

1. **Respirez par le ventre tout en vous ancrant et en vous centrant sur vous-même (voir le chapitre 2).**
2. **Étirez les méridiens situés sur les bras et la poitrine en procédant comme suit :**
   - Tenez-vous debout les pieds écartés d'au moins une largeur d'épaule.
   - Pliez légèrement les jambes.
   - Inspirez tout en levant les bras à hauteur d'épaule, les paumes tournées vers le sol. Continuez d'inspirer tout en étirant vos bras vers l'arrière au niveau des omoplates et en faisant pivoter les poignets de façon à avoir les paumes tournées vers le ciel. Orientez les pouces vers le sol derrière vous sans vous pencher en arrière.
   - Expirez et détendez-vous en ramenant les bras sur les côtés de votre corps.
   - Répétez l'exercice trois fois.
3. **Exercez une pression bilatérale sur les points 36E, 4RP et 1P.**

   Exercez pour chaque point une pression continue (ou tournez dans le sens des aiguilles d'une montre) ou rythmique (ou tournez dans le sens inverse des aiguilles d'une montre) pendant 1 à 3 minutes.
4. **En procédant méridien par méridien (voir le chapitre 4), traitez le point 7C sur les deux bras.**
5. **Terminez par les points 17VC et 14VG en les sollicitant en même temps pendant 3 minutes.**
6. **Détendez-vous ou appliquez le protocole de réflexologie complémentaire proposé à la fin du présent chapitre (voir la section « Réflexologie pour adolescents et adultes »).**

Améliorer la mémoire et le fonctionnement mental grâce au shiatsu

L'une des choses dont les personnes âgées se plaignent le plus est la perte de mémoire, à divers degrés. Cette défaillance peut être extrêmement stressante et contrariante. À l'instar de toutes les autres parties du corps, le cerveau a besoin d'un flux de ki harmonieux pour fonctionner correctement. La mémoire n'est qu'une des fonctions qui souffrent. Peuvent ainsi apparaître d'autres symptômes tels que la confusion, l'anxiété et la désorientation.

Heureusement, des points d'acupuncture permettent de recharger votre mémoire et d'atténuer également ces autres symptômes.

Des personnes de tout âge peuvent avoir des trous de mémoire occasionnels et certaines sont même nées avec une mémoire catastrophique. Ce protocole ne s'adresse donc pas qu'aux personnes âgées.

Le tableau 16.7 dresse la liste des points permettant d'améliorer la mémoire et les fonctions mentales. Ces points sont illustrés par les figures 16.4 et 16.6 (voir plus haut dans ce chapitre).

Tableau 16.7 : Les points d'acupuncture pour améliorer la mémoire, la vigilance et le fonctionnement mental

Abréviation du point	*Nom du point*	*Localisation*	*Avantages*
1RP	Esprit caché	Sur le bord interne de l'ongle du gros orteil (du côté où il n'y a pas d'orteil).	Permet d'avoir les idées claires et favorise l'accès à l'intelligence.
27R	Palais de correspondance	Sous la clavicule, dans la dépression près du sternum.	Sert pour la fatigue mentale et la désorientation.
7C	Porte de l'esprit	Paume tournée vers le ciel, allez jusqu'au bord interne du poignet (côté petit doigt), sur le pli de flexion, entre le cubitus et le carpe. Point d'équilibre et de dispersion du cœur.	Améliore la mémoire.
6MC	Porte interne ou obstruction interne	Sur la face interne du bras, deux *chon* au-dessus du pli du poignet, entre les deux tendons. Ce point équilibre l'énergie yin (voir le chapitre 1) et protège contre l'excès de stress.	Sert à libérer toutes obstructions et pour l'étourderie.
14VC	Porte du grand palais	Juste au bout de l'appendice xiphoïde (extrémité en cartilage souple qui se situe au bout du sternum). C'est le point d'alarme du cœur. Appuyez sans forcer.	Calme les émotions. Soulage les douleurs dans la poitrine, les palpitations et l'anxiété.
17VC	Centre du thorax	Allez en plein centre du sternum, quasiment au milieu du torse, puis descendez légèrement. C'est le point d'alarme du maître cœur.	Stimule le ki, apporte de l'énergie dans le haut du corps et stimule le flux yin.

Le protocole suivant permet d'améliorer la mémoire et de stimuler les fonctions mentales. Pour tous les points, exercez une pression continue (ou tournez dans le sens des aiguilles d'une montre) afin de tonifier ceux qui sont vides et une pression rythmique (ou tournez dans le sens inverse des aiguilles d'une montre) pour disperser ceux qui sont pleins. Passez 1 à 3 minutes sur chaque point.

1. **Respirez par le ventre tout en vous ancrant et en vous centrant sur vous-même (voir le chapitre 2).**
2. **Étirez les méridiens situés sur les bras et la poitrine en procédant comme suit :**
   - Tenez-vous debout les pieds écartés d'au moins une largeur d'épaule.
   - Pliez légèrement les jambes.
   - Inspirez tout en levant les bras à hauteur d'épaule, les paumes tournées vers le sol. Continuez d'inspirer tout en étirant vos bras vers l'arrière au niveau des omoplates et en faisant pivoter les poignets de façon à avoir les paumes tournées vers le ciel. Orientez les pouces vers le sol derrière vous sans vous pencher en arrière.
   - Expirez et détendez-vous en ramenant les bras sur les côtés de votre corps.
   - Répétez l'exercice trois fois.
3. **Exercez une pression bilatérale sur les points 1RP et 27R.**
4. **Procédez méridien par méridien pour traiter les points 7C et 6RP en commençant par le bras droit.**
5. **Répétez l'étape 4 avec le bras gauche.**
6. **Terminez par les points 14VC et 17VC pendant 3 à 5 minutes afin de calmer le corps et l'esprit.**
7. **Détendez-vous ou appliquez le protocole de réflexologie de la section suivante.**

Réflexologie pour adolescents et adultes

Vous pouvez utiliser la réflexologie pour traiter les organes et les glandes essentiels afin de diminuer le stress et l'inquiétude, remédier au trop-plein d'émotions, favoriser un flux de ki satisfaisant, améliorer la mémoire et les fonctions mentales générales. Les organes concernés sont les poumons et le cœur. Les glandes endocrines jouant un rôle clé sont l'hypophyse, l'épiphyse, la thyroïde et les glandes surrénales.

Voici un protocole de réflexologie destiné à répondre à la fois aux besoins des adolescents et à ceux des adultes :

1. **Lavez-vous et séchez-vous les pieds.**

2. **Si vous n'avez pas encore effectué les étirements et les exercices de respiration profonde, respirez profondément par le ventre à plusieurs reprises (voir le chapitre 3).**

3. **Asseyez-vous sur une chaise ou un lit et croisez une jambe de façon à ce que votre pied repose sur le genou de l'autre jambe.**

4. **Utilisez la technique du *foot rolling* pour éliminer les blocages entravant la circulation du ki.**

5. **Utilisez la technique du *foot stripping* (voir le chapitre 4) afin d'ouvrir un peu plus les zones réflexes.**

6. **Localisez les zones réflexes du cœur, des poumons et de la poitrine sur la carte de réflexologie de la figure 16.7.**

   Ces zones sont sur la partie antérieure de la plante du pied. Les zones des poumons sont sur les deux pieds, mais le point réflexe du cœur n'est que sur le pied gauche, en bas à gauche du point du poumon.

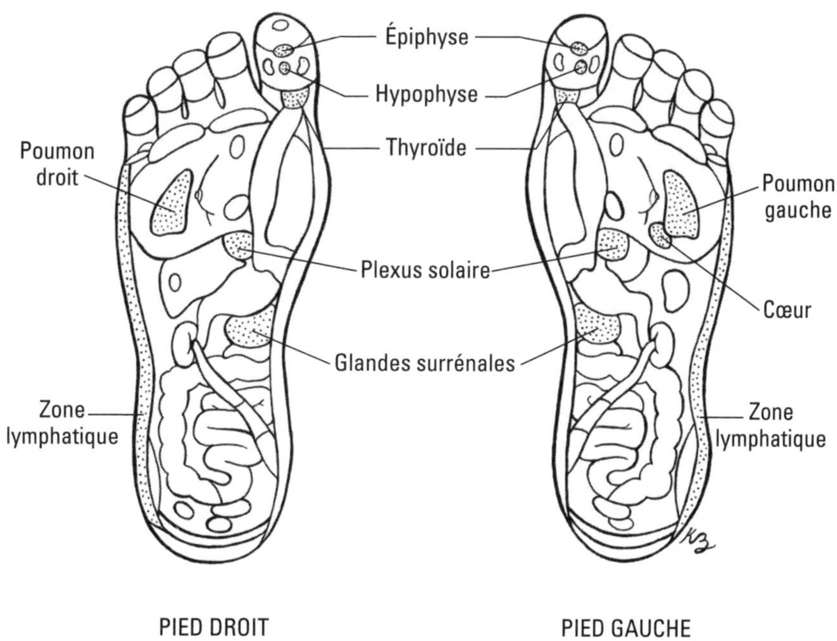

Figure 16.7 : La carte de réflexologie pour les adolescents et les adultes.

7. **Faites une « ascension du dragon » (ou reptation des pouces) en prêtant attention aux nodules, aux douleurs ou aux craquements. Effectuez des rotations pour éliminer les tensions.**

8. **Stimulez les glandes endocrines à l'aide de rotations.**

   Les points réflexes de l'épiphyse et de l'hypophyse sont sur le gros orteil et celui de la thyroïde est situé à la base du gros orteil. Les points réflexes des glandes surrénales, qui contrôlent la réaction au stress, sont sur la face interne de la voûte plantaire.

9. **Terminez par une « ascension du dragon » (ou reptation des pouces) et des rotations sur le plexus solaire (au centre du pied) et sur la zone lymphatique sur le bord extérieur du pied.**

10. **Répétez les étapes 3 à 9 sur l'autre pied.**

11. **Détendez-vous, respirez profondément et laissez le ki circuler dans les organes et les glandes que vous avez stimulés.**

    Le déplacement du ki peut générer des sensations de chaleur, des picotements ou un sentiment d'ouverture.

Chapitre 17

Réservé aux dames

Dans ce chapitre :

- Identifier les besoins propres aux femmes
- Gérer les crampes
- Garder une humeur égale
- Atténuer les douleurs liées au travail

Même si vous êtes pour l'égalité des droits (et comment !), admettez-le, physiquement, les hommes et les femmes sont très différents. Cela signifie qu'ils ont des besoins qui leur sont propres en matière de santé et de traitement.

Les femmes ont des besoins que les hommes n'ont pas, par exemple pour les aider à faire face à la douleur et à la gêne physiques qu'elles subissent chaque mois, ainsi qu'à la douleur engendrée par le travail et l'accouchement et les symptômes de la ménopause.

En outre, les femmes rencontrent souvent des problèmes dus aux fluctuations du flux énergétique qui accompagnent les changements et les déséquilibres hormonaux. En adaptant le plan de traitement aux caractéristiques anatomiques propres aux femmes, vous serez mieux à même de satisfaire leurs besoins avec efficacité.

Nous avons estimé qu'il était important de consacrer un chapitre aux femmes car certaines affections courantes touchent un grand nombre d'entre elles, régulièrement et de manière prévisible. (Les hommes, quant à eux, ont tendance à être plus touchés par tout un éventail d'affections telles que celles évoquées dans d'autres parties du présent ouvrage.) Dans ce chapitre, nous couvrons les principaux problèmes féminins tels que le syndrome prémenstruel (SPM) et les crampes menstruelles, les problèmes liés à la grossesse et à l'accouchement et les symptômes de la ménopause.

Diminuer les douleurs menstruelles et le SPM

L'un des plus importants problèmes douloureux des femmes (qu'elles doivent affronter chaque mois pendant la majeure partie de leur vie) est les désagréments qui accompagnent leur cycle menstruel. Cela peut prendre la forme non seulement de crampes menstruelles, mais également d'irritations et de sautes d'humeur liées au syndrome prémenstruel (SPM). Il ne s'agit pas d'un petit inconvénient car, pour certaines femmes, ces symptômes peuvent durer une à deux semaines chaque mois. Cela va au-delà de la gêne physique : le SPM peut également toucher le cycle du sommeil, la concentration et entraîner un épuisement total.

Selon la médecine chinoise, les problèmes menstruels peuvent avoir pour origine divers facteurs énergétiques, le plus courant étant l'excès de yin. (Les dimensions yin/yang sont traitées dans le chapitre 1). Cette idée se retrouve en psychoénergétique où l'on considère qu'il s'agit d'un déséquilibre dans la relation psychologique à la mère (yin) ou à son image et aux contraintes que cela impose symboliquement. En équilibrant le yin et le yang, vous pouvez atténuer les symptômes du SPM. C'est ce que nous vous aidons à faire dans cette section (les figures 17.1, 17.2 et 17.3 vous permettent de localiser les points en question, le tableau 17.1 vous donnant des explications). Si vous ne savez pas à quoi correspond l'unité de mesure *chon*, rendez-vous au chapitre 3.

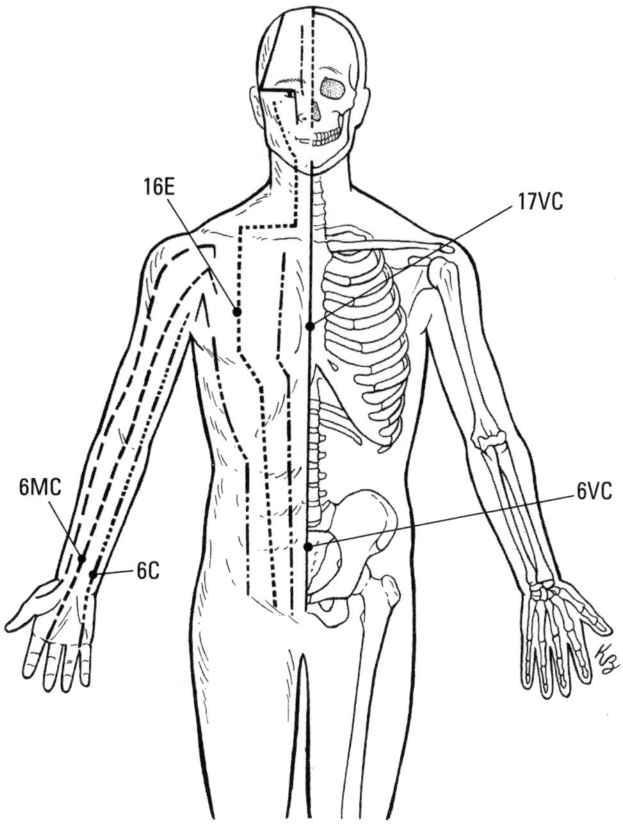

Figure 17.1 : Les points d'acupuncture des bras et de la partie supérieure du torse (vue de face).

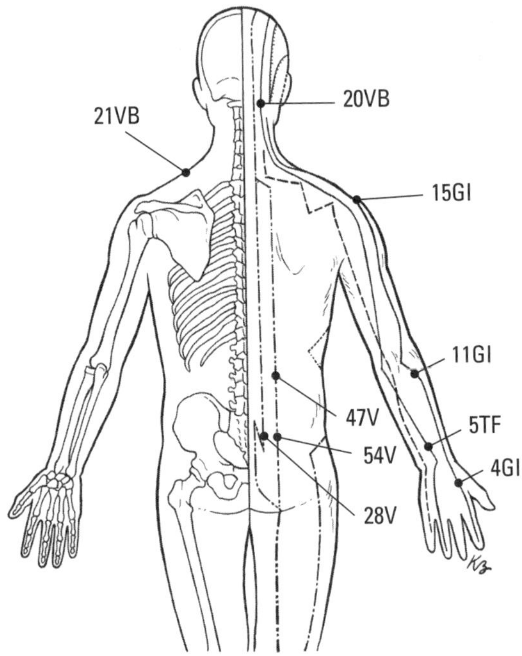

Figure 17.2 : Les points d'acupuncture des mains, des bras, de la partie supérieure du torse et du cou (vue de dos).

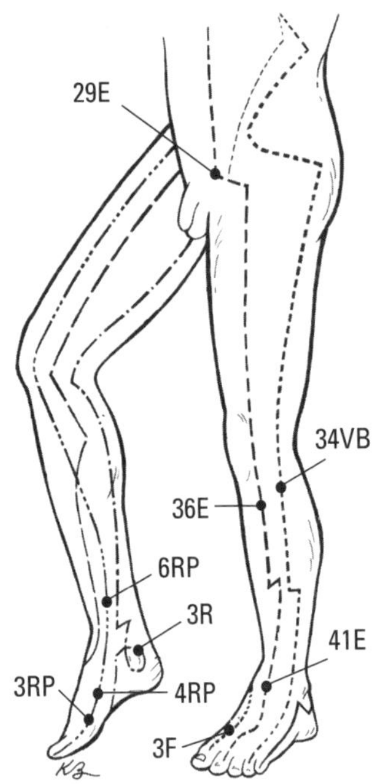

Figure 17.3 : Les points d'acupuncture des jambes et des pieds (vue de face et de côté).

Tableau 17.1 : Les points pour le SPM

Abréviation du point	*Nom du point*	*Localisation*	*Avantages*
3F	Suprême assaut	Sur le dessus du pied, entre le gros orteil et le deuxième orteil. Remontez jusqu'à l'endroit où se trouve un creux, là où se rejoignent les métatarses.	Sert à soulager les crampes de toutes sortes. Redirige le ki rebelle du foie, harmonise le flux de ki et le flux de sang, et diminue les symptômes du SPM.
4RP	Grand-père et petit-fils	Ce point est situé sur la face interne du pied, deux *chon* derrière la base du gros orteil, contre l'articulation du premier métatarse, juste à la jonction de la peau du dessus du pied (blanche) et du dessous du pied (plus rouge).	Bon pour les règles irrégulières.
6RP*	Croisement des trois yin	Trois *chon* au-dessus de la malléole interne en arrière et contre le tibia.	Disperse le ki stagnant, stimule la circulation sanguine et débute la menstruation. Peut servir pour les règles irrégulières. Ce point est considéré comme « œstrogène-like ».
36E*	Trois mesures de la jambe	Trois *chon* en dessous de la pointe de la rotule et un *chon* à l'extérieur de l'arête du tibia. Ce point est considéré comme « folliculine-like ».	Agit sur les douleurs aux seins avant les règles et redonne de l'énergie en cas de fatigue.
34VB	Source de la colline yang	Ce point est sur le côté de la jambe, sous votre genou, légèrement en avant et au-dessous de la tête de l'os externe de la jambe (péroné).	Diminue les symptômes du SPM en harmonisant le flux de ki.
29E	Retour	Sur le bord externe du pubis, à quatre *chon* en dessous du nombril et à deux *chon* de la ligne médiane du corps.	Stimule et équilibre l'apport de ki et de sang vers les organes reproducteurs, et régule tous les problèmes menstruels.

Tableau 17.1 : Les points pour le SPM

Abréviation du point	*Nom du point*	*Localisation*	*Avantages*
52V	Chambre de la volonté	Sur la branche externe du méridien de la vessie, au milieu de la taille, sur le bord externe des muscles spinaux.	Soulage les tensions au niveau du bassin, diminue les douleurs au dos et les crampes au niveau du carré des lombes.
6VC*	Mer du ki	Un *chon* et demi sous le nombril, sur la ligne médiane du corps.	Soulage les crampes menstruelles et les règles irrégulières.
6MC	Porte interne ou obstruction interne	Sur la face interne du bras, deux *chon* au-dessus du pli du poignet, entre les deux tendons.	Ce point équilibre l'énergie yin et protège contre l'excès de stress. Calme les nerfs et l'anxiété. Harmonise le flux de ki.

* Ne jamais utiliser ce point chez une femme enceinte.

Utilisez le protocole suivant chaque fois que des crampes menstruelles apparaissent.

1. **Respirez par le ventre tout en vous centrant sur vous-même et en vous ancrant (voir le chapitre 2).**

2. **Étirez l'ensemble de votre corps afin d'ouvrir les méridiens contribuant à la bonne santé et à l'équilibre des femmes en procédant comme suit :**

   • Attrapez-vous les bras en les plaçant au-dessus de votre tête. Tout en inspirant, étirez les bras vers l'arrière, sans aller jusqu'à la douleur. Maintenez la position pendant 3 secondes.

   • Penchez-vous vers l'avant en expirant et en étirant les bras vers le sol. Maintenez la position pendant 3 secondes, le corps mou comme une poupée de chiffon.

   • Redressez-vous en inspirant. Placez les bras au-dessus de la tête et penchez-vous sur le côté en expirant. Maintenez la position.

   • Reprenez une position droite en inspirant puis faites la même chose de l'autre côté.

   • Répétez trois fois la même séquence afin d'ouvrir complètement les méridiens.

3. **Travaillez les points du tableau 17.1 en exerçant une pression continue (ou tournez dans le sens des aiguilles d'une montre) sur les points vides et une pression rythmique (ou tournez dans le sens inverse des aiguilles d'une montre) sur les points pleins.**

   Sollicitez chaque groupe de points pendant 1 à 3 minutes.

4. **Optez pour l'approche bilatérale avec les groupes de points suivants, en répétant la procédure deux ou trois fois :**

   - 3F, 4RP, 6RP,
   - 36E, 34VB, 29E, 47V.

   Passez un peu plus de temps sur les points douloureux ou qui en ont besoin.

5. **Traitez le point 6VC pendant 3 minutes, avec une pression continue (ou tournez dans le sens des aiguilles d'une montre) s'il est trop vide ou une pression rythmique (ou tournez dans le sens inverse des aiguilles d'une montre) s'il est trop plein.**

   Le chapitre 4 vous indique comment distinguer un point vide d'un point plein.

6. **Traitez alternativement le point 6MC de chaque bras en commençant par le bras droit.**

7. **Concluez en vous reposant, en vous plongeant dans un bain à remous apaisant ou en profitant des bienfaits de la réflexologie.**

Atténuer les effets des maux associés à la grossesse et à la période qui suit l'accouchement

Comme le savent toutes les femmes qui sont maman, le moment de la grossesse est une époque bénie qui s'accompagne souvent de maux pas vraiment merveilleux. Dans la médecine chinoise, nombre des affections mineures sont des déséquilibres énergétiques, plus particulièrement au niveau des méridiens de la rate-pancréas et de l'estomac, qui se manifestent sous la forme de nausées matinales, d'envies de manger, de brûlures d'estomac et de grande fatigue. Sur le plan émotionnel, ces méridiens expriment également un déséquilibre à travers l'irritabilité et l'inquiétude. Les méridiens du foie, du cœur et du rein jouent également un rôle clé pendant la grossesse mais, en général, il faut que tous les méridiens soient équilibrés pour que la future maman vive cette période en bonne santé et dans des conditions agréables.

Le shiatsu pour atténuer les soucis rencontrés pendant la grossesse

Le shiatsu peut s'avérer un excellent outil pour vivre une grossesse heureuse et facile, en soulageant les maux, les douleurs et les gênes mineures générés par les kilos supplémentaires à supporter. C'est un moyen de contribuer à diminuer l'accumulation de fluide dans les chevilles, la tension nerveuse et le trop-plein d'excitation. Grâce au shiatsu, il est possible d'atténuer les fluctuations hormonales et émotionnelles, ainsi que les nausées matinales. N'oubliez pas non plus l'importance de l'apport d'un flux de ki harmonieux vers toutes les cellules, dont le fœtus. Si le shiatsu est génial, **souvenez-vous que les points sollicités influent grandement sur le fonctionnement du corps et demandent donc une grande prudence. C'est pourquoi il est préférable de faire appel à un praticien professionnel**. Voici des conseils d'utilisation du shiatsu pendant la grossesse :

- **Ne vous éternisez pas sur les points. 30 secondes au maximum.** Cette durée évite de libérer d'un seul coup dans le système sanguin une quantité trop importante de toxines, lesquelles peuvent pénétrer dans l'organisme du bébé, stressant alors à la fois ce dernier et la maman. Si l'élimination des toxines est importante dans cette situation, le processus doit se faire lentement.

- **N'exercez pas une pression profonde.** La grossesse est un état se caractérisant par une hypersensibilité. Les points peuvent être plus douloureux et les effets plus spectaculaires car le corps est conditionné pour être très réactif. Allez-y donc doucement.

- **Préférez des séances courtes, de 15 minutes au maximum.** L'objectif est de stimuler le changement mais le corps ne doit pas en faire trop à la fois.

- **Évitez le recours au shiatsu et à la réflexologie en cas de grossesse difficile. Cela ne dépend pas de nos techniques mais de la médecine.** La mère a alors besoin de tout son ki pour alimenter la grossesse.

- La plupart des réflexologues estiment que l'utilisation de la réflexologie est sans danger même en cas de grossesse difficile car elle ne redirige pas le ki vers les zones qui en ont besoin mais apporte seulement un soutien. Mais, **si vous n'avez pas reçu de formation professionnelle, il est sage d'éviter à la fois le shiatsu et la réflexologie.**

- **Ne sollicitez jamais chez une femme enceinte les points répertoriés dans le tableau 17.2.** Certains de ces points, tels que le 6RP, le 36E, le 34VB et le 4GI sont à proscrire absolument. D'autres sont à traiter avec prudence, surtout lors du premier trimestre de grossesse. Pour une sécurité totale, il vaut mieux les éviter. Un professionnel qualifié utilisera ces points comme indiqué, mais il faut plus que la lecture du présent ouvrage pour atteindre ce niveau de pratique.

- **Utilisez le shiatsu et la réflexologie (en évitant les chevilles) et travaillez doucement afin de soulager la personne des maux liés à la grossesse.** Veillez à bien respecter les précautions énumérées dans cette liste.

Tableau 17.2 : Les points à éviter pendant la grossesse

Abréviation du point	*Nom du point*	*Localisation*	*Avantages*
4GI*	Torrent harmonisateur	Sur le sommet de l'éminence qui se forme lorsque vous serrez le pouce et l'index. Une fois le point repéré, détendez la main. Le point se trouve contre et légèrement sous le métacarpien de l'index.	Active le travail et favorise la circulation du ki vers le bas.
6RP*	Croisement des trois yin	Trois *chon* au-dessus de la malléole interne en arrière et contre le tibia.	Stimule les contractions de l'utérus, déclenche le flux de ki descendant et stimule la menstruation. A une forte action sur le système hormonal, notamment sur les œstrogènes.
36E*	Trois mesures de la jambe	Trois *chon* en dessous de la pointe de la rotule et un *chon* à l'extérieur de l'arête du tibia.	Stimule le flux énergétique vers les muscles et peut provoquer des contractions de l'utérus.
34VB*	Source de la colline yang	Ce point est sur le côté de la jambe, sous votre genou, légèrement en avant et au-dessous de la tête de l'os externe de la jambe (péroné).	Peut provoquer une laxité des ligaments et un étirement excessif pendant le premier trimestre de grossesse.
6VC*	Mer du ki	Un *chon* et demi sous le nombril, sur la ligne médiane du corps.	Soulage les crampes menstruelles et les règles irrégulières.
21VB*	Puits de l'épaule	Sur le dessus de l'épaule, entre deux faisceaux du muscle trapèze, à mi-chemin entre la pointe de l'épaule et la base du cou. Dans le corps du muscle.	Peut accentuer la circulation descendante du ki et provoquer des contractions de l'utérus.
Tous les points situés sur le sacrum* peuvent provoquer des contractions de l'utérus.			

* Ne jamais utiliser ce point chez une femme enceinte.

Maintenant que nous avons identifié les points *à ne pas* utiliser pendant la grossesse, en voici certains que l'on peut, si nécessaire, solliciter chez une femme enceinte. Les points du tableau 17.3, que vous trouverez sur les figures 17.1, 17.2 et 17.3 plus haut dans ce chapitre et sur la figure 17.4 de cette section, peuvent particulièrement soulager les futures mamans.

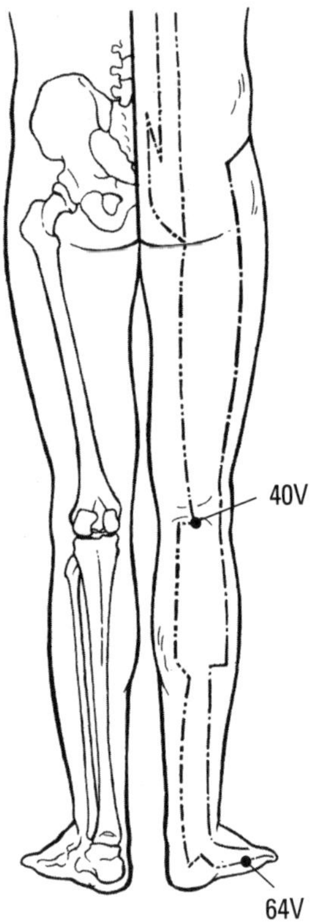

Figure 17.4 : Les points d'acupuncture des jambes et des pieds (vue de dos).

Tableau 17.3 : Les points permettant de rendre la grossesse plus agréable

Abréviation du point	*Nom du point*	*Localisation*	*Avantages*
3RP	Suprême blancheur (c'est le nom de la planète Vénus en Chine)	Face interne du pied, à la base du gros orteil. Faites glisser votre doigt sur le creux situé avant la base du gros orteil, contre le métatarse.	Nourrit le méridien de la rate et du pancréas. Ce dernier aide à alimenter l'utérus pendant la grossesse. Sert pour les œdèmes et les nausées.

Tableau 17.3 : Les points permettant de rendre la grossesse plus agréable

Abréviation du point	*Nom du point*	*Localisation*	*Avantages*
4RP	Grand-père et petit-fils	Ce point est situé sur la face interne du pied, deux *chon* derrière la base du gros orteil, contre l'articulation du premier métatarse, juste à la jonction de la peau du dessus du pied (blanche) et du dessous du pied (plutôt rouge).	Sert pour les insomnies, les douleurs aux jambes et la constipation.
6R	Mer rayonnante	Dans le creux qui se situe à un *chon* à la verticale sous la malléole interne.	Diminue les œdèmes et la rétention d'eau.
47V	Porte de l'âme	Ce point est situé à trois *chon* (une largeur de main) du centre de la colonne vertébrale, à l'horizontale de la neuvième vertèbre dorsale, dans le neuvième espace intercostal.	Soulage les douleurs lombaires, la sciatique et les problèmes gynécologiques.
40V (parfois numéroté 54V sur certaines cartes de méridiens)	Milieu du creux poplité	En plein milieu du pli, à l'arrière du genou.	Régule et détend les muscles. Sert pour les douleurs et les spasmes musculaires dans le bas du dos.
6MC	Porte interne ou obstruction interne	Sur la face interne du bras, deux *chon* au-dessus du pli du poignet, entre les deux tendons.	Ce point est utilisé pour les nausées et les vomissements. C'est également l'un des points d'acupuncture qui apportent le plus de détente. Sert pour les insomnies et l'anxiété.

Utilisez le protocole suivant pour soulager certains maux liés à la grossesse et pour préparer la future maman à l'accouchement. **Attention : si vous êtes enceinte, ou si c'est le cas de la personne qui reçoit le shiatsu, veillez à suivre scrupuleusement les conseils de prudence donnés en début de section et à éviter tous les points énumérés dans le tableau 17.2.**

1. **Commencez par l'échauffement des étapes 1 et 2 du protocole servant à atténuer le SPM (voir la section « Diminuer les douleurs menstruelles et le SPM » plus haut dans ce chapitre).**

   Allez-y doucement et veillez à demeurer dans votre zone de confort.

2. **Poursuivez l'échauffement en faisant une série de flexions.**

   Cet étirement est l'un des meilleurs pendant la grossesse. Si vous le pouvez, faites des flexions tous les jours. Vous ouvrirez ainsi votre bassin et préparerez les os, les ligaments et la peau aux contraintes générées par l'accouchement.

3. **Traitez les groupes de points suivants en optant pour l'approche bilatérale. Répétez le traitement deux ou trois fois pour chacun d'eux :**

   • 3RP, 4RP, 6R,

   • 47V, 54V, 40V.

   Passez un peu plus de temps sur les points douloureux ou ceux qui vous paraissent (au toucher) demander plus d'attention.

4. **Traitez alternativement le point 6MC de chaque bras.**

   Vous pouvez appuyer fermement entre les deux tendons du bras qui vont jusqu'au poignet. Vous ne risquez pas d'endommager les tissus.

5. **Concluez en vous reposant ou en profitant des bienfaits de la réflexologie.**

Du soulagement pour le travail

Si les femmes ont besoin d'attention et d'atténuer la douleur pendant toute la grossesse, le travail est *vraiment* le moment où cette aide est la bienvenue. Heureusement, les techniques de travail corporel sont capables de soulager un peu les douleurs ressenties lors du travail, particulièrement dans la région du dos. La personne à vos côtés lors de l'accouchement peut, avec l'accord du personnel médical, solliciter les points du tableau 17.4, illustrés par les figures 17.1, 17.2 et 17.3 (voir plus haut dans ce chapitre). Cela atténuera les douleurs au dos et aidera votre corps pour l'accouchement. Vous remarquerez que les points proscrits pendant la grossesse sont excellents pendant le travail afin d'aider le bébé à sortir.

Il est conseillé à la personne qui vous accompagne de mémoriser ces points. Si c'est vous qui êtes aux côtés de la future maman, apprenez à localiser ces points bien avant l'accouchement. Le jour J, les choses s'accélèrent et vous n'aurez peut-être pas la possibilité de chercher vos cartes.

Tableau 17.4 : Atténuer les douleurs liées au travail

Abréviation du point	*Nom du point*	*Localisation*	*Avantages*
54V (parfois numéroté 48V sur certaines cartes de méridiens)	Parties essentielles de la vessie	À trois *chon* du sacrum, sur le côté, en plein dans les muscles fessiers. Point très sensible.	Sert pour les douleurs lombaires et stimule le flux de ki au niveau du bassin.
28V	Cavité de la vessie	À un *chon* et demi de chaque côté de la deuxième vertèbre sacrée, dans l'articulation sacro-iliaque.	Sert pour les douleurs lombaires et celles du sacrum.
29E	Retour	Sur le bord externe du pubis, à quatre *chon* en dessous du nombril et deux *chon* de la ligne médiane du corps.	Stimule et équilibre l'apport de ki vers les organes reproducteurs.
6RP*	Croisement des trois yin	Trois *chon* au-dessus de la malléole interne en arrière et contre le tibia.	Régule la menstruation et le travail et stimule les contractions de l'utérus.
4GI*	Torrent harmonisateur	Sur le sommet de l'éminence qui se forme lorsque vous serrez le pouce et l'index. Une fois le point repéré, détendez la main. Le point se trouve contre et légèrement sous le métacarpien de l'index.	Active le travail et favorise la circulation du ki vers le bas.
21VB*	Puits de l'épaule	Sur le dessus de l'épaule, entre deux faisceaux du muscle trapèze, à mi-chemin entre la pointe de l'épaule et la base du cou. Dans le corps du muscle.	Favorise la circulation du ki vers le bas.
3R	Suprême vallée	Sur le bord interne du pied, entre la malléole et le tendon d'Achille, là où l'on sent battre l'artère tibiale. Point d'équilibre du rein.	Soulage les douleurs liées au travail.

* Ne jamais utiliser ce point pendant la grossesse. En revanche, il est à solliciter lors du travail !

La plupart des protocoles de shiatsu débutent par des exercices de respiration et des étirements, mais vous connaissez déjà les exercices appris dans vos cours de préparation à l'accouchement. Et oubliez les étirements ! Votre corps sera bien assez étiré comme ça !

1. **Votre conjoint peut utiliser les points du tableau 17.4 dans l'ordre de son choix et à n'importe quel moment pendant l'accouchement.**

2. **Voici des points qui peuvent vous soulager :**

   - Les points 28V, 54V, 29E et 3R sont excellents pour atténuer la gêne due à un travail précoce et pour préparer à l'accouchement.

   - Pour aider lors de l'accouchement, utilisez les points 6RP, 4GI et 21VB.

3. **Frottez les pieds, surtout après la naissance.**

   La réflexologie fonctionne très bien pour la réadaptation après l'accouchement (voir le protocole pour le bien-être optimal du chapitre 6 ou celui fourni à la fin du présent chapitre).

Pour les jeunes mamans

Donner naissance à un enfant est probablement la tâche la plus difficile accomplie par le corps d'une femme. Mettez toutes les chances de votre côté pour rétablir votre ki. Il vous faut de l'énergie pour allaiter et prendre soin de votre bébé. L'allaitement est pénible et il se peut que vous ressentiez des douleurs ou que vous n'ayez pas assez de lait. Si le travail est parfois particulièrement douloureux, les désagréments ne cessent pas dès que le bébé est né. Les jeunes mamans connaissent aussi la douleur, ce qui est souvent difficile à gérer au vu de la fatigue qui accompagne la phase de récupération (et, admettons-le, il est parfois difficile de bien dormir avec un rejeton à ses côtés).

Mais une maman fatiguée, faible et qui souffre ne peut pleinement apprécier les moments cruciaux où les liens se nouent avec sa nouvelle raison de vivre. L'utilisation des techniques de travail corporel pour rendre la vie plus facile à la jeune maman est bénéfique à la fois pour la mère et le bébé.

Alimenter en ki les tissus endommagés par l'accouchement

Pour les jeunes mamans, la phase de récupération qui suit immédiatement l'accouchement peut être marquée par des douleurs, des crampes et d'autres gênes considérables. Le corps doit s'adapter à des bouleversements hormonaux, renforcer les tissus distendus, réparer les coupures au niveau du périnée et restaurer le flux de ki. Si la jeune maman a subi une césarienne, elle doit en plus se remettre de l'incision et des lésions infligées aux muscles de l'abdomen et du plancher pelvien. Pour ces femmes, le travail corporel apporte un soulagement essentiel. Concernant le protocole de cette section, vous trouverez les points correspondants dans le tableau 17.5 et sur les figures 17.1, 17.2 et 17.3 plus haut dans ce chapitre.

Tableau 17.5 : Les points pour la phase de récupération après l'accouchement

Abréviation du point	*Nom du point*	*Localisation*	*Avantages*
6VC*	Mer du ki	Un *chon* et demi sous le nombril sur la ligne médiane du corps.	Redynamise le flux de ki et atténue l'état de faiblesse général. À utiliser avec prudence si vous avez eu une césarienne. Dans ce cas, ne pas exercer de pression, mais simplement passer les doigts sur la zone.
6MC	Porte interne ou obstruction interne	Sur la face interne du bras, deux *chon* au-dessus du pli du poignet, entre les deux tendons.	Sert pour la dépression post-partum et les insomnies.
52V	Chambre de la volonté	Placez les mains sur votre taille, les doigts tournés vers l'avant et les pouces vers l'arrière. Faites glisser vos pouces vers la colonne vertébrale. Quand vous touchez les muscles spinaux, vous tombez sur un gros point douloureux, À environ quatre *chon* de la colonne vertébrale.	Soulage les tensions au niveau du pubis, les douleurs lombaires et les gonflements au niveau des parties génitales. Diminue la dépression post-partum.
36E*	Trois mesures de la jambe	Trois *chon* en dessous de la pointe de la rotule et un *chon* à l'extérieur de l'arête du tibia.	Renforce et tonifie les muscles, redynamise les tissus et aide à restaurer une tension normale des ligaments.
3F	Suprême assaut	Sur le dessus du pied, allez entre le gros et le deuxième orteil. Remontez entre le métatarse jusqu'à l'endroit où se rejoignent les os, là où il y a un creux.	Soulage les crampes.

Pour bien vivre la période qui suit l'accouchement, essayez le protocole de traitement suivant :

1. **Respirez par le ventre tout en vous centrant sur vous-même et en vous ancrant (voir le chapitre 2).**
2. **Faites tous les étirements de l'étape 2 du protocole servant à atténuer le SPM (voir la section « Diminuer les douleurs menstruelles et le SPM » plus haut dans ce chapitre).**
3. **Étirez les méridiens qui passent dans la poitrine et les bras en écartant bien ces derniers et en les étirant en arrière. Pour ce faire, cambrez le dos et inspirez profondément.**

   Faites ces étirements deux ou trois fois.

4. **Traitez les points suivants dans l'ordre indiqué, en exerçant une pression continue (ou tournez dans le sens des aiguilles d'une montre) sur les points vides et une pression rythmique (ou tournez dans le sens inverse des aiguilles d'une montre) sur les points pleins.**

   Traitez chaque groupe de points pendant 1 à 3 minutes :

   - Traitez le point 6VC pendant 3 à 5 minutes afin de diffuser le ki dans la mer de ki.
   - Traitez le point 6MC de chaque bras, un méridien à la fois.
   - Sollicitez les points 52V, 36E et 3F en optant pour l'approche bilatérale.
   - Répétez les deux précédentes étapes jusqu'à ce que les points ne soient plus douloureux ou que le flux retrouve son harmonie.
   - Terminez en revenant sur le point 6VC pendant 3 à 5 minutes afin d'harmoniser le flux de ki.

Apaiser les poitrines douloureuses et favoriser la montée de lait

Récupérer d'un accouchement n'est pas toujours aisé et les exigences physiques de l'allaitement ajoutent une difficulté supplémentaire aux jeunes mamans. Nombreuses sont les femmes à avoir du mal à commencer à allaiter à cause de la congestion du ki au niveau de la poitrine ou d'un manque de ki. Le traitement des points 13E et 17VC peut vraiment aider. Et si vous ne parvenez pas à produire la quantité de lait nécessaire à votre bébé, vous pouvez stimuler le processus à l'aide des points 36E, 41E et 3F.

N'OUBLIEZ PAS !

L'allaitement est parfois épuisant mais c'est un excellent moyen de s'attacher à son bébé. En prime, cela vous permet de perdre rapidement les kilos pris pendant la grossesse. Vous brûlez en moyenne 500 calories par jour rien qu'en allaitant.

Les points du tableau 17.6 peuvent aider les mamans qui allaitent à se sentir mieux. Vous les trouverez sur les figures 17.1, 17.2 et 17.3 plus haut dans ce chapitre.

Tableau 17.6 : Les points bénéfiques pour l'allaitement

Abréviation du point	*Nom du point*	*Localisation*	*Avantages*
17VC	Centre du thorax	Allez en plein centre du sternum, quasiment au milieu du torse, légèrement plus près de la partie inférieure du torse. C'est le point d'alarme du maître cœur.	Fournit de l'énergie à la poitrine et ouvre les canaux de ki passant en son sein.
16E	Fenêtre de la poitrine	En partant de la poitrine, allez au milieu de la clavicule et descendez d'une largeur de paume. Le point est situé entre la troisième et la quatrième côte.	Soulage les douleurs dans la poitrine, stimule la montée de lait et sert pour les insomnies.
36E*	Trois mesures de la jambe	Trois *chon* en dessous de la pointe de la rotule et un *chon* à l'extérieur de l'arête du tibia.	Sert dans le cas d'un manque de lait.
41E	Torrent libéré ou vallée séparée	Sur le cou de pied, au milieu du pli de flexion de la cheville, entre les deux tendons (extenseur du pied et extenseur du gros orteil).	C'est le point de tonification de l'énergie de l'estomac qui a la charge de la nutrition.
3F	Suprême assaut	Sur le dessus du pied, entre le gros orteil et le deuxième orteil. Remontez jusqu'à l'endroit où se trouve un creux, là où se rejoignent les métatarses.	Bon pour les fluides et influe sur le flux de ki dans les seins.
6MC	Porte interne ou obstruction interne	Sur la face interne du bras, deux *chon* au-dessus du pli du poignet, entre les deux tendons.	Sert à libérer toutes obstructions et notamment la poitrine. Favorise une respiration profonde. Disperse le ki stagnant dans la poitrine, diminue l'anxiété et la nervosité.

Vous pouvez utiliser le protocole suivant en intégrant les points du tableau 17.5 et/ou 17.6 :

1. **Respirez par le ventre tout en vous centrant sur vous-même et en vous ancrant (voir le chapitre 2).**
2. **Faites tous les étirements de l'étape 2 du protocole servant à atténuer le SPM (voir la section « Diminuer les douleurs menstruelles et le SPM » plus haut dans ce chapitre).**
3. **Étirez les méridiens qui passent dans la poitrine et les bras en écartant bien ces derniers et en les étirant en arrière. Pour ce faire, cambrez le dos et inspirez profondément.**

   Faites ces étirements deux ou trois fois.
4. **Traitez les points suivants dans l'ordre indiqué, en exerçant une pression continue (ou tournez dans le sens des aiguilles d'une montre) sur les points vides et une pression rythmique (ou tournez dans le sens inverse des aiguilles d'une montre) sur les points pleins.**

   Traitez chaque groupe de points pendant 1 à 3 minutes :

   - Traitez le point 17VC afin de diffuser le ki dans la mer de ki.
   - Sollicitez les points 16E, 36E 41E et 3F en optant pour l'approche bilatérale.
   - Traitez le point 6MC de chaque bras, un méridien à la fois, en commençant par le bras droit.
   - Répétez les deux précédentes étapes jusqu'à ce que les points ne soient plus douloureux ou que le flux retrouve son harmonie.
   - Traitez de nouveau le point 17VC pendant 3 à 5 minutes afin d'harmoniser le flux de ki.
   - ***Remarque :*** si votre objectif est de soulager les douleurs liées au travail et de favoriser l'allaitement, ignorez cette dernière étape des deux protocoles. À la place, une fois les deux protocoles terminés, traitez conjointement les points 6VC et 17VC pendant 3 à 5 minutes. C'est une excellente façon de conclure que vous pouvez utiliser avec les deux protocoles.
5. **Terminez par le rituel de relaxation de votre choix ou appliquez le protocole de réflexologie détaillé à la fin de ce chapitre, dans la section « La réflexologie pour la santé des femmes ».**

Combattre le feu de la ménopause

La ménopause (et la préménopause) peut faire apparaître toutes sortes de symptômes douloureux et gênants dus aux bouleversements hormonaux et qui vont des sueurs nocturnes aux bouffées de chaleur, en passant par les sautes d'humeur et les insomnies. Mais l'un des symptômes les plus agaçants est peut-être les fluctuations émotionnelles. Elles gâchent la vie de la femme (et de son entourage). Pourtant, en médecine traditionnelle chinoise, la ménopause s'appelle « le deuxième printemps ». Cela nous montre la perception très valorisante que l'on peut avoir de cette période de la vie, pourtant vécue souvent de façon négative ou dévalorisante par beaucoup de femmes en Occident. Mais, rassurez-vous, le soulagement est à portée de main. Dans la mesure où le ki influe sur le système endocrinien, le shiatsu peut aider à mieux vivre la ménopause. Nous traitons dans cette section tous ces symptômes aggravants et d'autres encore. Dans le protocole à suivre, vous utilisez les points du tableau 17.7, également présentés par les figures 17.1, 17.2 et 17.3 plus haut dans ce chapitre.

Tableau 17.7 : Les points permettant de gérer toutes les fluctuations provoquées par la ménopause

Abréviation du point	*Nom du point*	*Localisation*	*Avantages*
20VB	Étang du vent	Sur l'arête de l'os occipital, à l'arrière de la tête, à mi-chemin entre l'oreille et la colonne vertébrale, entre les deux muscles qui se rejoignent.	Atténue les bouffées de chaleur et diminue le stress et l'irritabilité.
11GI	Étang de la courbe	Au bout du pli de flexion externe du coude, le bras plié à angle droit.	Atténue les bouffées de chaleur.
6C	Accumulation du yin	Sur la face interne du bras, un demi-*chon* au-dessus du pli du poignet, dans l'alignement du petit doigt.	Atténue les suées nocturnes, diminue l'anxiété et l'irritabilité. Calme l'esprit et tonifie le yin.
3F	Suprême assaut	Sur le dessus du pied, entre le gros orteil et le deuxième orteil. Remontez jusqu'à l'endroit où se trouve un creux, là où se rejoignent les métatarses.	Sert à atténuer les symptômes de toutes sortes provoqués par la ménopause.

Tableau 17.7 : Les points permettant de gérer toutes les fluctuations provoquées par la ménopause

Abréviation du point	*Nom du point*	*Localisation*	*Avantages*
3R	Suprême vallée	Sur le bord interne du pied, entre la malléole et le tendon d'Achille, là où l'on sent battre l'artère tibiale. Point d'équilibre du rein.	Sert à atténuer les symptômes de la ménopause, tels que les sautes d'humeur, les suées nocturnes et les insomnies.
6RP	Croisement des trois yin	Trois *chon* au-dessus de la malléole interne en arrière et contre le tibia.	Favorise l'équilibre général pour tous les problèmes féminins. Sert à dynamiser le ki de la jambe et a une forte action sur le système hormonal, notamment sur les œstrogènes.
36E*	Trois mesures de la jambe	Trois *chon* en dessous de la pointe de la rotule et un *chon* à l'extérieur de l'arête du tibia.	Redonne de l'énergie et éclaircit l'esprit.
6VC*	Mer du ki	Un *chon* et demi sous le nombril sur la ligne médiane du corps.	Redynamise le flux de ki et atténue l'état de faiblesse général.
17VC	Centre du thorax	Allez en plein centre du sternum, quasiment au milieu du torse, légèrement plus près de la partie inférieure du torse. C'est le point d'alarme du maître cœur.	Diminue les bouffées de chaleur et l'anxiété.

Le protocole de shiatsu suivant peut contribuer à atténuer les symptômes de la ménopause :

1. **Respirez par le ventre tout en vous centrant sur vous-même et en vous ancrant (voir le chapitre 2).**
2. **Traitez les points suivants dans l'ordre indiqué, en exerçant une pression continue (ou tournez dans le sens des aiguilles d'une montre) sur les points vides et une pression rythmique (ou tournez dans le sens inverse des aiguilles d'une montre) sur les points pleins.**

   Traitez chaque point pendant 1 à 3 minutes :

   - Traitez le point 20Vb en optant pour l'approche bilatérale.
   - Appuyez sur le point 11GI du bras droit puis passez à l'autre bras.

- Appuyez sur le point 6C du bras droit puis passez à l'autre bras.
- Traitez les points 3F, 3R, 6RP et 36E en optant pour l'approche bilatérale.
- Traitez en même temps les points 6VC et 17VC.

3. **Vous pouvez solliciter des points individuellement à tout moment. Les points 6C et 11GI sont particulièrement prisés !**

La réflexologie pour la santé des femmes

Plusieurs études ont démontré que la réflexologie parvenait à traiter efficacement les maux féminins, plus particulièrement le SPM et les crampes menstruelles. C'est en partie grâce au fait que cette discipline contribue à équilibrer les mécanismes corporels (dont tout ce qui touche aux hormones) que les bouleversements hormonaux à l'origine de problèmes tels que le SPM et les douleurs des règles, peuvent être traités. Voici un protocole de réflexologie qui peut être bénéfique pour traiter tout un éventail de problèmes féminins :

1. **Lavez-vous et séchez-vous les pieds.**
2. **Si vous n'avez pas encore effectué les étirements et les exercices de respiration profonde, respirez profondément par le ventre à plusieurs reprises.**
3. **Asseyez-vous sur une chaise ou un lit et croisez une jambe de façon à ce que votre pied repose sur le genou de l'autre jambe.**
4. **Frictionnez-vous le pied avec les mains d'avant en arrière de façon à faire disparaître les résistances.**

   Effectuez un *foot stripping* horizontal afin d'ouvrir un peu plus les zones de votre pied.

5. **Localisez les zones réflexes du pied associées aux organes reproducteurs de la femme (voir la carte de réflexologie illustrée par la figure 17.5).**

   Ces points sont situés sur le dessus du pied et le long du tendon d'Achille, à proximité des malléoles. Vous pouvez les solliciter pour tous les problèmes féminins mais ils fonctionnent particulièrement bien pour la SPM, la fertilité et la grossesse.

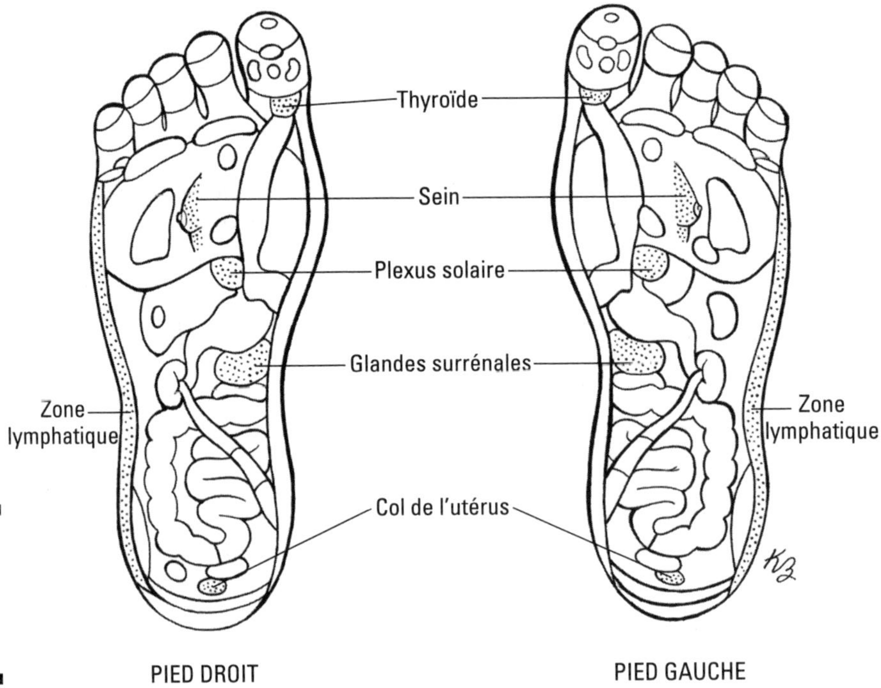

Figure 17.5 : La carte de réflexologie pour la santé de la femme.

6. **Massez et faites une reptation des doigts, en effectuant des rotations sur les points douloureux le cas échéant.**

   Remarque : veillez bien à ne pas exercer de pression sur les chevilles. Vous pourriez stimuler par mégarde le point 6RP qui est absolument à proscrire pendant la grossesse.

7. **Sur votre carte de réflexologie, localisez les zones réflexes correspondant aux seins, au col de l'utérus, à la thyroïde et aux glandes surrénales.**

   Faites une « ascension du dragon » (ou reptation) sur ces zones et effectuez des rotations si besoin est.

8. **Si besoin est, trouvez les zones réflexes permettant de favoriser l'allaitement, d'atténuer les symptômes du SPM et/ou de la ménopause.**

   Faites une « ascension du dragon » (ou reptation) sur ces zones et effectuez des rotations si besoin est.

9. **Faites une « ascension du dragon » (ou reptation) sur la zone lymphatique pour aider le corps à évacuer les toxines.**

   Cette étape est particulièrement importante lors de la grossesse car les toxines ne doivent pas créer un déséquilibre dans le système.

10. **Terminez par une « ascension du dragon » (ou reptation) et des rotations sur les zones représentant le plexus solaire et les glandes surrénales afin de favoriser un flux de ki harmonieux.**

11. **Répétez le protocole sur l'autre pied.**

12. **Allongez-vous dans le calme, respirez profondément et laissez le flux de ki tirer parti de la séance.**

    Il est possible que vous ressentiez une chaleur et des picotements dans tout le corps lorsque le flux de ki retrouve son équilibre.

Chapitre 18

Combattre les rhumes, éviter les maladies et atténuer certaines affections chroniques

Dans ce chapitre :

- Se préserver des rhumes
- Combattre la grippe et la fièvre
- Améliorer le fonctionnement de son système immunitaire

Tout le monde sait bien sûr que les accidents et les blessures graves peuvent générer de vives douleurs. Mais nombre de personnes sous-estiment l'impact des petits maux tels que le rhume, la grippe et d'autres affections chroniques sur leur quotidien.

Réfléchissez-y un instant : êtes-vous réellement à 100 % de vos moyens au travail, à la maison ou ailleurs si vous êtes embêté par les symptômes pénibles du rhume ? Même les symptômes insignifiants tels qu'une toux ou une légère fièvre peuvent vous empêcher d'évoluer à votre meilleur niveau. En outre, ces maladies empoisonnantes ont tendance à s'installer dans votre corps et à traîner jusqu'à vous épuiser, affaiblir votre système immunitaire et faire baisser votre énergie. C'est la raison pour laquelle il est si important de traiter ces affections, au plus tôt, en les combattant dès leur apparition (avant qu'elles ne se transforment en gros problèmes), voire en évitant qu'elles puissent se produire.

Le ki pour dynamiser le système immunitaire

Le meilleur moyen de gérer les symptômes du rhume et de la grippe est de carrément les éviter en disposant d'un système immunitaire capable de lutter contre ces germes avant qu'ils ne colonisent votre corps. C'est votre système immunitaire qui détermine votre capacité à résister aux infections, aux dégénérescences et au développement de cellules cancéreuses. Comme nous le disions dans le chapitre 1, selon la médecine chinoise, votre santé et l'état de votre système immunitaire sont conditionnés par l'équilibre et le flux de ki. Le ki nourrit le corps. Sans un ki équilibré et harmonieux, vous perdez votre vitalité et ouvrez ainsi la porte aux maladies.

En ayant recours au travail corporel pour dynamiser votre système immunitaire, vous augmentez votre résistance aux maladies de toutes sortes et avez toutes les chances d'éviter ces maux courants et des affections plus graves. Si vous vous sentez un peu mal fichu, le shiatsu peut donner à votre système immunitaire le coup de fouet dont il a besoin pour combattre l'arrivée de la maladie. Familiarisez-vous avec les points du tableau 18.1 afin de savoir lesquels peuvent renforcer le système immunitaire. Pour vous faire une idée visuelle de leur localisation, consultez les figures 18.1, 18.2 et 18.3

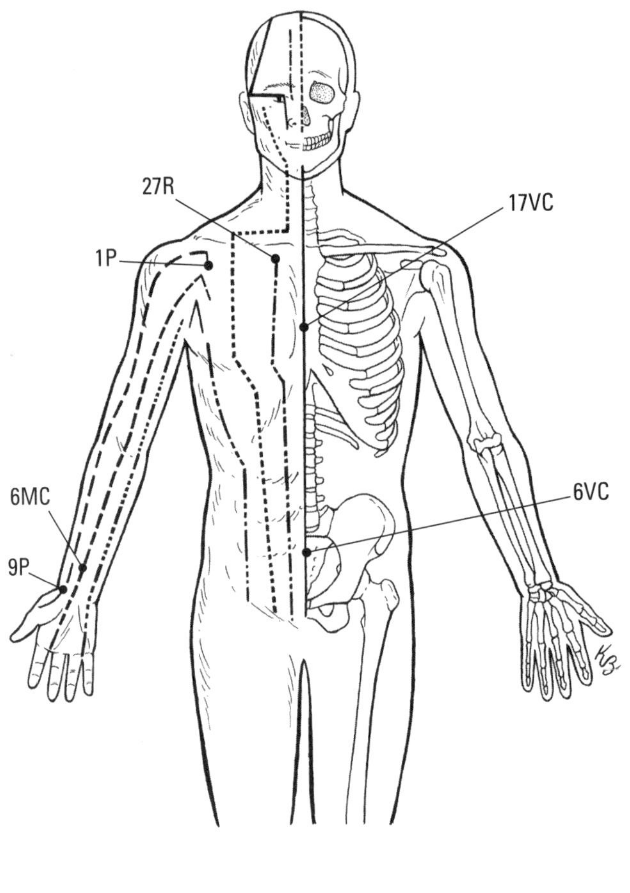

Figure 18.1 : Les points d'acupuncture des bras et de la partie supérieure du torse (vue de face).

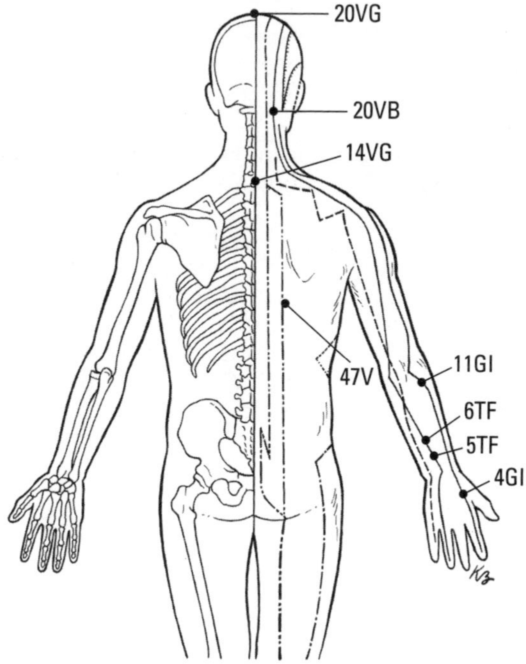

Figure 18.2 : Les points d'acupuncture des mains, des bras, de la partie supérieure du torse et de la tête (vue de dos).

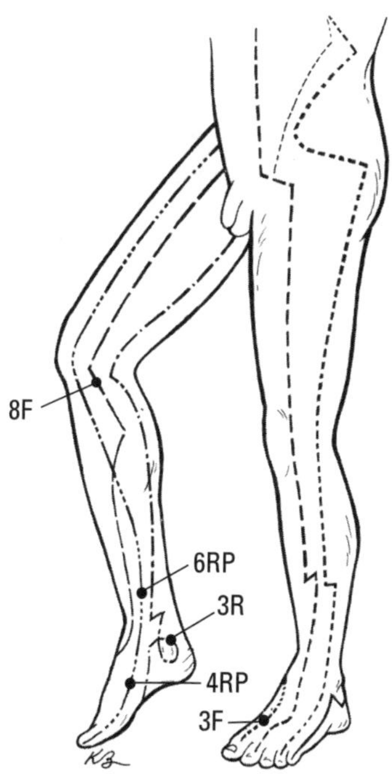

Figure 18.3 : Les points d'acupuncture des jambes et des pieds (vues de face et de côté).

Tableau 18.1 : Les points pour renforcer le système immunitaire

Abréviation du point	*Nom du point*	*Localisation*	*Avantages*
3R	Suprême vallée	Sur le bord interne du pied, entre la malléole et le tendon d'Achille, là où l'on sent battre l'artère tibiale. Point d'équilibre du rein.	Renforce le système immunitaire.
3F	Suprême assaut	Sur le dessus du pied, entre le gros orteil et le deuxième orteil. Remontez jusqu'à l'endroit où se trouve un creux, là où se rejoignent les métatarses.	Dynamise le système immunitaire en favorisant la circulation sanguine et en régulant le flux de ki.
8F*	Source de l'articulation	Sur le bord interne du genou, à l'extrémité du pli de flexion, lorsque la jambe est pliée à angle droit. Dans la dépression en avant des deux muscles de la cuisse (demi-tendineux et demi-membraneux). C'est le point de tonification du foie.	Renforce le système immunitaire acquis.
6RP	Croisement des trois yin	Trois *chon* au-dessus de la malléole interne en arrière et contre le tibia.	Atténue la faiblesse du système immunitaire et revitalise le corps.
36E*	Trois mesures de la jambe	Trois *chon* en dessous de la pointe de la rotule et un *chon* à l'extérieur de l'arête du tibia.	Revitalise le corps et les fonctions immunitaires.
27R	Palais de correspondance	Sous la clavicule, dans la dépression près du sternum.	Renforce le système immunitaire.
11GI	Étang de la courbe	Au bout du pli de flexion externe du coude, le bras plié à angle droit.	Atténue la faiblesse du système immunitaire.
17VC	Centre du thorax	Allez en plein centre du sternum, quasiment au milieu du torse, légèrement plus près de la partie inférieure du torse. C'est le point d'alarme du maître cœur.	Contrôle la résistance du corps à la maladie en régulant le fonctionnement du thymus. Diminue également l'anxiété.

* Ne jamais utiliser ce point chez une femme enceinte.

Le protocole suivant est utile si vous avez été malade ou par simple mesure de précaution :

1. **Respirez par le ventre tout en vous centrant sur vous-même et en vous ancrant (voir le chapitre 2).**
2. **Étirez l'ensemble de votre corps afin de favoriser l'apport de ki dans toutes les zones, en procédant comme suit :**
   - Attrapez-vous les bras en les plaçant au-dessus de votre tête. Tout en inspirant, étirez les bras vers l'arrière, sans aller jusqu'à la douleur. Maintenez la position pendant 3 secondes.
   - Penchez-vous vers l'avant en expirant et en étirant les bras vers le sol. Maintenez la position pendant 3 secondes, le corps mou comme une poupée de chiffon.
   - Redressez-vous en inspirant. Placez les bras au-dessus de la tête et penchez-vous sur le côté en expirant. Maintenez la position.
   - Reprenez une position droite en inspirant puis faites la même chose de l'autre côté.
   - Répétez trois fois la même séquence afin d'ouvrir complètement les méridiens.
3. **Travaillez les points du tableau 18.1 en exerçant une pression continue (ou tournez dans le sens des aiguilles d'une montre) sur les points vides et une pression rythmique (ou tournez dans le sens inverse des aiguilles d'une montre) sur les points pleins.**

   Sollicitez chaque groupe de points pendant 1 à 3 minutes.

   - Optez pour l'approche bilatérale avec les points 3R, 3F, 8F et 6RP. Procédez point par point et répétez (au moins trois fois) la procédure jusqu'à ce que la douleur ait diminué ou que vous ayez une sensation générale d'harmonie dans le flux.
   - Optez pour l'approche bilatérale avec les points 36E et 27R. Traitez alternativement ces deux points trois fois de suite.
   - Traitez alternativement les points 11GI et 9P des bras pendant environ 3 minutes chacun. Répétez la procédure le nombre de fois nécessaire pour diminuer la douleur.
   - Terminez par le point 17VC pendant 3 minutes.
4. **Concluez par un protocole de réflexologie ou reposez-vous dans le calme et prenez le temps que le flux de ki s'équilibre dans tout votre corps.**

Chasser le rhume, la grippe et la fièvre

Il est possible que vous vous estimiez impuissant face aux symptômes du rhume et de la grippe, à part prendre des médicaments vendus sans ordonnance et attendre que la tempête passe. Eh bien, vous serez agréablement surpris d'apprendre que le shiatsu peut être efficace contre les effets de ces affections courantes. Le système immunitaire est constitué de globules blancs (leucocytes) qui combattent les infections, la destruction ou la dégénérescence des cellules et le cancer. Le shiatsu et la réflexologie vous permettent d'orienter le ki vers des zones affaiblies ou attaquées par une infection de façon à stimuler la production et le fonctionnement des globules blancs.

Ne sous-estimez pas la gravité de la grippe. Chaque année, au moins 2 000 personnes meurent de la grippe en France. Les personnes âgées, les bébés et les individus malades, au système immunitaire affaibli, sont les plus vulnérables.

Concentrez-vous sur les points du tableau 18.2, cela vous aidera à dépasser cette épreuve. Ces points sont illustrés par les figures 18.1 et 18.2 plus haut dans ce chapitre.

Tableau 18.2 : Des points excellents pour lutter contre le rhume, la grippe et la fièvre

Abréviation du point	***Nom du point***	***Localisation***	***Avantages***
4GI*	Torrent harmonisateur	Sur le sommet de l'éminence qui se forme lorsque vous serrez le pouce et l'index. Une fois le point repéré, détendez la main. Le point se trouve contre et légèrement sous le métacarpien de l'index.	Atténue la congestion.
9P	Abîme suprême	La paume de la main tournée vers le ciel, dans le pli du poignet, côté externe, dans le creux formé par le scaphoïde et la styloïde radiale.	Régule le ki du poumon, remédie à l'excès de mucosité et ouvre la poitrine.

Tableau 18.2 : Des points excellents pour lutter contre le rhume, la grippe et la fièvre

Abréviation du point	*Nom du point*	*Localisation*	*Avantages*
5TF	Barrière externe	Sur l'arrière du bras, deux *chon* au-dessus du pli du poignet, entre les deux os (cubitus et radius).	Accroît la résistance aux rhumes.
11GI	Étang de la courbe	Au bout du pli de flexion externe du coude, le bras plié à angle droit.	Soulage les symptômes du rhume et fait baisser la fièvre.
20VB	Étang du vent	Sur l'arête de votre os occipital, à l'arrière de la tête, à mi-chemin entre l'oreille et la colonne vertébrale ; entre les deux muscles qui se rejoignent.	Point clé pour faire passer les rhumes.
8F	Source de l'articulation	Sur le bord interne du genou, à l'extrémité du pli de flexion, lorsque la jambe est pliée à angle droit. Dans la dépression en avant des deux muscles de la cuisse (demi-tendineux et demi-membraneux).	Accroît la résistance aux microbes et aux agressions virales.

* Ne jamais utiliser ce point chez une femme enceinte.

Utilisez le protocole suivant pour aider les globules blancs de votre système immunitaire à combattre l'invasion virale, bactérienne ou fongique en cours. Si vous n'avez pas le temps de traiter tous les points, choisissez ceux qui sont les plus adaptés à vos symptômes. Exercez une pression rythmique (ou tournez dans le sens inverse des aiguilles d'une montre) s'ils sont trop pleins ou une pression continue (ou tournez dans le sens des aiguilles d'une montre) s'ils sont trop vides.

1. **Respirez par le ventre tout en vous ancrant et en vous centrant sur vous-même (voir le chapitre 2).**

2. **Étirez les méridiens situés sur les bras et la poitrine en procédant comme suit :**

   - Tenez-vous debout les pieds écartés d'au moins une largeur d'épaule.
   - Pliez légèrement les jambes.

- Inspirez tout en levant les bras à hauteur d'épaule, les paumes tournées vers le sol. Continuez d'inspirer tout en étirant vos bras vers l'arrière au niveau des omoplates et en faisant pivoter les poignets de façon à avoir les paumes tournées vers le ciel. Orientez les pouces vers le sol derrière vous sans vous pencher en arrière.

- Expirez et détendez-vous en ramenant les bras sur les côtés de votre corps.

- Répétez l'exercice trois fois.

3. **Traitez les points du tableau 18.2, en exerçant une pression continue (ou tournez dans le sens des aiguilles d'une montre) sur les points vides ou une pression rythmique (ou tournez dans le sens inverse des aiguilles d'une montre) sur les points pleins.**

   - Commencez par le bras droit et traitez les points 4GI*, 9P, 5TF et 11GI pendant 1 à 3 minutes chacun. Répétez la séquence jusqu'à ce que tous les points soient identiques au toucher.

   - Passez à l'autre bras.

   - En optant pour l'approche bilatérale, traitez alternativement les points 20VB et 8F jusqu'à ce qu'ils soient identiques au toucher.

4. **Poursuivez avec un protocole de réflexologie ou allongez-vous dans le calme et imaginez votre système immunitaire en train de détruire les microbes vous rendant malade.**

Évacuer les toxines

L'une des causes principales de la maladie est une surcharge de toxines. Aliments néfastes, additifs alimentaires, pollution et substances toxiques engorgent puis étouffent le système corporel avec des éléments nuisibles perturbant le fonctionnement des cellules. Vous pouvez alors vous sentir faible, fatigué et démotivé, victime de maux, de douleurs et être souvent en train de vous plaindre. Les toxines affaiblissent les défenses de votre corps et contribuent à l'apparition d'affections dégénératives telles que l'arthrite. Les maladies récurrentes ou chroniques sont souvent le signe d'une surcharge de substances toxiques qui bloque les mécanismes de restauration du bien-être.

La désintoxication est une étape importante pour être en meilleure santé et favoriser le renforcement du système immunitaire. Les organes qui procèdent à la désintoxication et à l'élimination des toxines sont le foie, les reins, le côlon, les poumons et la peau. Le processus, lorsqu'il est sollicité de façon excessive, ébranle souvent ces organes. Quand vous débutez la désintoxication, veillez à boire au moins 1,5 litre d'eau par jour afin de nettoyer le système. Soyez vigilants à consommer autant d'eau uniquement pendant cette période de désintoxication. Au-delà, cela deviendrait néfaste en produisant une fatigue inutile des reins et déminéralisant le corps.

Parmi les méthodes de désintoxication figurent le jeûne, les régimes et l'utilisation d'herbes pour amorcer le processus de purification. Le shiatsu et la réflexologie aident en envoyant le ki vers les organes concernés. Vous pouvez solliciter certains points pour stimuler l'élimination des toxines (voir le tableau 18.3 à suivre et les figures 18.1, 18.2 et 18.3 plus haut dans ce chapitre).

Utilisez conjointement le shiatsu et la réflexologie pour favoriser la désintoxication car ils se complètent bien.

Tableau 18.3 : La désintoxication grâce au shiatsu

Abréviation du point	*Nom du point*	*Localisation*	*Avantages*
3F	Suprême assaut	Sur le dessus du pied, entre le gros orteil et le deuxième orteil. Remontez jusqu'à l'endroit où se trouve un creux, là où se rejoignent les métatarses.	Régule et tonifie le foie, organe essentiel pour la désintoxication.
7 R	Rétablir le courant	Sur la face interne de la cheville, un *chon* au-dessus de la malléole interne, contre le tendon d'Achille. C'est le point de tonification du rein.	Renforce l'énergie des reins et redonne la capacité à gérer le stress.
6RP*	Croisement des trois yin	Trois *chon* au-dessus de la malléole interne en arrière et contre le tibia.	Aide à la circulation du ki et du sang dans tout le corps.
27R	Palais de correspondance	Sous la clavicule, dans la dépression près du sternum.	Tonifie les reins, organe essentiel pour la désintoxication.
4GI*	Torrent harmonisateur	Sur le sommet de l'éminence qui se forme lorsque vous serrez le pouce et l'index. Une fois le point repéré, détendez la main. Le point se trouve contre et légèrement sous le métacarpien de l'index.	Stimule l'élimination et la libération des toxines par les intestins.

Tableau 18.3 : La désintoxication grâce au shiatsu

Abréviation du point	*Nom du point*	*Localisation*	*Avantages*
6MC	Porte interne ou obstruction interne	Sur la face interne du bras, deux *chon* au-dessus du pli du poignet, entre les deux tendons.	Régule le ki dans l'estomac, le cœur et le foie.
17VC	Centre du thorax	Allez en plein centre du sternum, quasiment au milieu du torse, légèrement plus près de la partie inférieure du torse. C'est le point d'alarme du maître cœur.	Transforme le ki et libère la poitrine, laquelle abrite la partie supérieure du méridien du triple foyer, permettant ainsi au ki de circuler librement dans les poumons.
6VC*	Mer du ki	Un *chon* et demi sous le nombril, sur la ligne médiane du corps.	Atténue la fatigue générale et les troubles, et contribue à fortifier le système immunitaire.

* Ne jamais utiliser ce point chez une femme enceinte.

Le protocole suivant vous aide à évacuer les toxines et favorise le renforcement de votre système immunitaire :

1. **Respirez par le ventre tout en vous centrant sur vous-même et en vous ancrant (voir le chapitre 2).**
2. **Étirez l'ensemble de votre corps afin de favoriser l'apport de ki dans toutes les zones, en procédant comme suit :**
   - Attrapez-vous les bras en les plaçant au-dessus de votre tête. Tout en inspirant, étirez les bras vers l'arrière, sans aller jusqu'à la douleur. Maintenez la position pendant 3 secondes.
   - Penchez-vous vers l'avant en expirant et en étirant les bras vers le sol. Tenez la position pendant 3 secondes, le corps mou comme une poupée de chiffon.
   - Redressez-vous en inspirant. Placez les bras au-dessus de la tête et penchez-vous sur le côté en expirant. Tenez la position.
   - Reprenez une position droite en inspirant puis faites la même chose de l'autre côté.
   - Répétez trois fois la même séquence afin d'ouvrir complètement les méridiens.

3. **Travaillez les points du tableau 18.3 en exerçant une pression continue (ou tournez dans le sens des aiguilles d'une montre) sur les points vides et une pression rythmique (ou tournez dans le sens inverse des aiguilles d'une montre) sur les points pleins.**

   Sollicitez chaque groupe de points pendant 1 à 3 minutes.

   - Optez pour l'approche bilatérale avec les points 3F, 7R, 6RP et 27R. Répétez la procédure jusqu'à ce qu'ils soient identiques au toucher.
   - Commencez par le bras droit et traitez alternativement les points 4GI* et 6MC. Passez à l'autre bras. Continuez jusqu'à ce que les quatre points soient équilibrés et identiques au toucher.
   - Pour finir, traitez ensemble les points 17VC et 6VC pendant 1 à 3 minutes.

4. **Concluez par un protocole de réflexologie ou allongez-vous dans le calme, laissez vos muscles se relâcher et le ki circuler harmonieusement dans tout votre corps.**

Lutter contre la fatigue chronique

La fatigue chronique est une autre longue affection qui épuise (d'où son nom) littéralement nombre de personnes. La cause n'est pas souvent claire, ce qui rend le traitement difficile. Les techniques de travail corporel s'avèrent souvent efficaces pour atténuer cette sensation courante d'« éternelle fatigue ».

Si votre flux énergétique est bloqué ou perturbé, votre faculté d'endurance en pâtit, vous vous sentez tout le temps fatigué (même au réveil). Ces symptômes ne font que s'ajouter aux problèmes rencontrés par une personne souffrant de fatigue chronique. La libération de votre ki permet de restaurer l'énergie en vous.

Le protocole de cette section utilise les points du tableau 18.4 illustrés par les figures 18.1, 18.2 et 18.3 plus haut dans ce chapitre.

Tableau 18.4 : Les points pour la fatigue chronique

Abréviation du point	*Nom du point*	*Localisation*	*Avantages*
4TF	Réservoir de yang	Allez sur le dos de la main au niveau du poignet et trouvez le point au milieu du pli, à mi-chemin entre les parties interne et externe du poignet. Ce point est à l'opposé du 7MC. Point d'équilibre du triple foyer.	Régule le ki dans le méridien du triple foyer et contribue à restaurer un équilibre et un flux énergétique général.
27R	Palais de correspondance	Sous la clavicule, dans la dépression près du sternum.	Tonifie les reins, lesquels gèrent et régulent le stockage et la libération du ki.
36E*	Trois mesures de la jambe	Trois *chon* en dessous de la pointe de la rotule et un *chon* à l'extérieur de l'arête du tibia.	Renforce le flux de ki dans tout le corps.
4RP	Grand-père et petit-fils	Ce point est situé sur la face interne du pied, deux *chon* derrière la base du gros orteil, contre l'articulation du premier métatarse, juste à la jonction de la peau du dessus du pied (blanche) et du dessous du pied (plutôt rouge).	Redynamise le méridien de la rate-pancréas et nourrit tout le corps.
7R	Rétablir le courant	Sur la face interne de la cheville, un *chon* au-dessus de la malléole interne, contre le tendon d'Achille.	C'est le point de tonification du rein. Renforce l'énergie des reins et redonne la capacité à gérer le stress.
62V	Vaisseau étendu	Sur la face externe de la cheville, juste au-dessous de la malléole externe.	Sert pour la fatigue chronique.
6VC*	Mer du ki	Un *chon* et demi sous le nombril, sur la ligne médiane du corps.	Atténue la fatigue générale et les troubles.
14VG	Grande vertèbre	Entre la dernière vertèbre cervicale et la première vertèbre dorsale. Point de rencontre du vaisseau gouverneur et de réunion de tous les méridiens yang.	Dynamise le flux de ki dans tout le corps, restaure l'énergie, calme l'esprit et libère le cerveau.

* Ne jamais utiliser ce point chez une femme enceinte.

Le protocole suivant vous aide à faire le plein d'énergie nécessaire pour exécuter plus efficacement vos tâches quotidiennes et vous permet de mieux vous sentir :

1. **Respirez par le ventre tout en vous centrant sur vous-même et en vous ancrant (voir le chapitre 2).**
2. **Étirez l'ensemble de votre corps afin de favoriser l'apport de ki dans toutes les zones, en procédant comme suit :**
   - Attrapez-vous les bras en les plaçant au-dessus de votre tête. Tout en inspirant, étirez les bras vers l'arrière, sans aller jusqu'à la douleur. Maintenez la position pendant 3 secondes.
   - Penchez-vous vers l'avant en expirant et en étirant les bras vers le sol. Maintenez la position pendant 3 secondes, le corps mou comme une poupée de chiffon.
   - Redressez-vous en inspirant. Placez les bras au-dessus de la tête et penchez-vous sur le côté en expirant. Tenez la position.
   - Reprenez une position droite en inspirant puis faites la même chose de l'autre côté.
   - Répétez trois fois la même séquence afin d'ouvrir complètement les méridiens.
3. **Travaillez les points du tableau 18.4 en exerçant une pression continue (ou tournez dans le sens des aiguilles d'une montre) sur les points vides et une pression rythmique (ou tournez dans le sens inverse des aiguilles d'une montre) sur les points pleins.**

   Sollicitez chaque groupe de points pendant 1 à 3 minutes.

   - Commencez par le bras droit et sollicitez le point 4TF. Passez d'un bras à l'autre jusqu'à ce que les points soient identiques au toucher.
   - Optez pour l'approche bilatérale avec les points 27R, 36E, 4RP, 7R et 62V. Répétez les pressions jusqu'à ce que les cinq points soient équilibrés et identiques au toucher.
   - Traitez simultanément les points 6VC et 14VG pendant 1 à 3 minutes.
4. **Concluez par un protocole de réflexologie ou de la relaxation.**

   Pendant la relaxation, votre corps et votre esprit assimilent les changements dans le flux de ki. Il se peut que vous ressentiez une détente plus marquée que d'habitude, avec une respiration plus profonde et moins de pensées qui vous traversent l'esprit.

Stimulation du système immunitaire et désintoxication grâce à la réflexologie

La réflexologie (plantaire et palmaire) excelle dans la désintoxication et le renforcement du système immunitaire. Les principaux organes maîtres dans l'art d'éliminer les toxines sont les reins, le foie, les poumons, le gros intestin, le système lymphatique et la peau. Vous pouvez stimuler chacun d'eux *via* les pieds et les mains et la plupart ont des zones réflexes bien précises. Outre l'assistance apportée au système immunitaire, la désintoxication est un très bon moyen d'accompagner une perte de poids et de contribuer à surmonter les effets secondaires néfastes se manifestant lorsque vous arrêtez de fumer.

Le protocole de réflexologie suivant peut vous aider à dynamiser votre système immunitaire tout en permettant à votre corps de se débarrasser des toxines néfastes :

1. **Lavez-vous et séchez-vous les pieds.**
2. **Si vous n'avez pas encore effectué les étirements et les exercices de respiration profonde, respirez profondément par le ventre à plusieurs reprises.**
3. **Asseyez-vous sur une chaise ou un lit et croisez une jambe de façon à ce que votre pied repose sur le genou de l'autre jambe.**
4. **Frictionnez-vous le pied avec les mains d'avant en arrière de façon à faire disparaître les résistances et à ouvrir les zones réflexes.**

   Le chapitre 4 vous donne des instructions détaillées.
5. **Faites une « ascension du dragon » (ou reptation) à la recherche de nodules, douleurs ou craquements, puis effectuez des rotations afin d'éliminer les tensions.**
6. **Stimulez la zone réflexe permettant d'équilibrer les glandes surrénales (voir la figure 18.4).**

   Les glandes surrénales, qui régulent la réponse au stress, sont situées juste sous la partie antérieure de la plante de pied (côté interne de la voûte plantaire).

   Elles sont très utiles pour la régulation des processus corporels aidant à la désintoxication. En outre, quand les glandes surrénales fonctionnent trop, elles produisent une quantité excessive de *cortisol*, hormone de stress qui inhibe le système immunitaire. On voit bien là le caractère immuno-dépresseur du stress et des émotions excessives. En restaurant l'équilibre au niveau de cette zone réflexe, vous pouvez diminuer le stress, réduire la production de cortisol et améliorer le fonctionnement du système immunitaire.

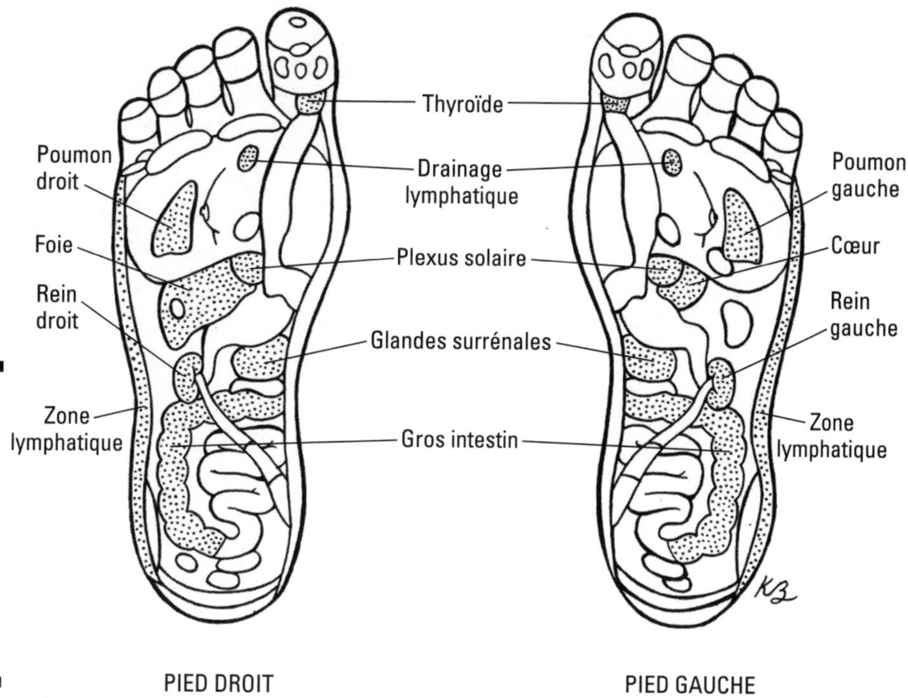

Figure 18.4 : Les zones réflexes servant à stimuler le système immunitaire et à favoriser la désintoxication.

7. **Terminez par une « ascension du dragon » (ou reptation) et des rotations sur les zones représentant le plexus solaire, au centre de la plante de pied, et la zone lymphatique, sur le bord externe du pied.**

8. **Répétez le protocole sur l'autre pied.**

9. **Détendez-vous afin de permettre au corps de s'adapter totalement aux changements amorcés.**

Cinquième partie

La Partie des Dix

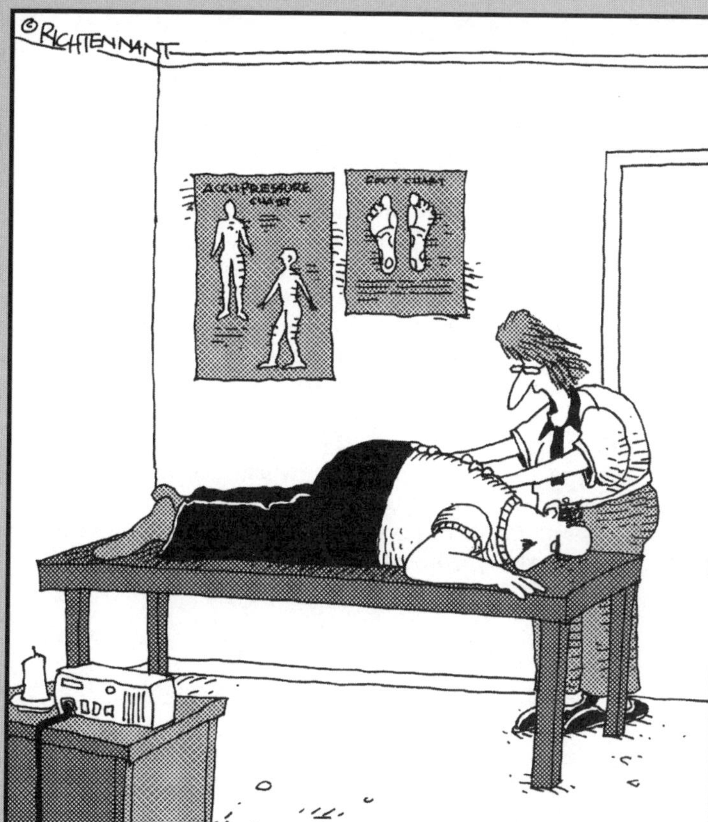

« Je ressens comme une raideur au niveau de votre portefeuille. »

Dans cette partie...

La cinquième partie est bien sûr celle des dix commandements. Nous commençons par tordre le cou à des mythes et des idées fausses courants sur le shiatsu et la réflexologie. Il y a de fortes chances pour que vous en ayez entendu au moins un ou deux (voire que vous y ayez cru). Fort heureusement, nous vous aidons à démêler le vrai du faux. Nous continuons ensuite sur une note positive en identifiant les bienfaits que ces arts du traitement peuvent apporter à votre vie.

Enfin, nous vous orientons dans vos recherches avec les informations contenues dans l'annexe. Celle-ci contient des ressources sur le shiatsu et la réflexologie. Que vous vous intéressiez à l'histoire des arts du traitement ou que vous souhaitiez simplement en savoir plus sur des thèmes précis du travail corporel, vous devriez y trouver votre bonheur.

Chapitre 19

Dix mythes et idées fausses sur le shiatsu et la réflexologie

Dans ce chapitre :

- Déboulonner les mythes faisant la part belle aux aiguilles, aux sectes et aux rituels ésotériques
- Éclaircissements sur la douleur, le danger, la durée, etc.

Le shiatsu et la réflexologie sont souvent des arts incompris ou mal présentés par des personnes qui ne les connaissent pas. Ce chapitre vous fait part des idées fausses couramment répandues sur ces disciplines.

Un praticien de shiatsu utilise des aiguilles

À la différence de l'acupuncture, le shiatsu n'implique ni l'utilisation d'aiguilles ni celle d'instruments pointus (aucun instrument en fait). Généralement, les seuls « outils » employés sont les deux mains du praticien. Mais le shiatsu et la réflexologie sont régis par les principes de la médecine chinoise, utilisent les points d'acupuncture pour générer des changements dans les méridiens et suivent une approche globale du traitement reposant sur la pensée, le corps, les émotions et l'esprit.

Le shiatsu et la réflexologie sont un engouement éphémère

Nombreuses sont les personnes qui pensent que le shiatsu et la réflexologie ne sont qu'une mode. Cette croyance ne saurait être plus éloignée de la vérité car ces deux disciplines ont pour origine la médecine traditionnelle chinoise et sont pratiquées par diverses cultures depuis des millénaires.

Alors, eu égard aux racines ancestrales du shiatsu et de la réflexologie, vous pouvez dire que nombre des nouvelles méthodes de traitement prisées aujourd'hui, telles que celles utilisant des techniques dernier cri, sont pour le coup, elles, des modes.

Les arts de la guérison sont liés aux sectes et à l'ésotérisme

Vous rechignez peut-être à essayer le shiatsu et la réflexologie car vous avez entendu dire qu'ils étaient liés aux sectes. C'est complètement faux ! Ces deux disciplines n'ont rien à voir avec les sectes ou un quelconque mouvement manipulateur. Cette croyance persiste car la notion d'énergie est particulièrement étrangère à l'homme. Les gens ont généralement peur de ce qu'ils ne connaissent pas. Les scientifiques ne disposent pas encore du matériel nécessaire pour mesurer le ki directement (on procède actuellement à des mesures indirectes *via* la conductivité de la peau et non à des mesures directes de la production énergétique). De plus, les arts du traitement s'appuient sur l'importance et la puissance des pensées et de l'énergie positives. Cette relation au mental est encore bien souvent suspecte et accusée de visées manipulatoires. Enfin, jusqu'à présent, les recherches sur les effets et les bienfaits de l'acupuncture, du shiatsu et des autres formes de médecine axées sur les énergies ont été sommaires, pour ne pas dire inexistantes. Et tout cela inquiète notre pensée française qui se veut si rationnelle. Mais, justement, soyons rationnels ! Le shiatsu est la deuxième médecine officielle du Japon et la réflexologie est utilisée de façon tout à fait officielle dans les milieux clinique et hospitalier au Danemark ou en Israël par exemple. Heureusement, les mœurs changent. La recherche médicale est maintenant plus abondante et les bienfaits de ce qui touche aux énergies sont mieux acceptés. Le shiatsu et la réflexologie font partie des huit médecines alternatives complémentaires jugées dignes d'intérêt et d'étude par le Parlement européen, depuis 1997.

Il faut des pouvoirs spéciaux ou une formation complexe

Faux ! Tout le monde a la capacité de stimuler les processus de guérison de son corps. Il faut simplement croire en ses capacités et avoir confiance en sa faculté innée de guérir. Il est vrai que, pour une utilisation professionnelle, plus approfondie et complexe du shiatsu et de la réflexologie, une formation spécialisée s'impose. Mais, pour les techniques de base et les applications élémentaires présentées dans ce livre, de simples directives suffisent.

L'application des techniques de traitement prend du temps

Pas forcément. Vous pouvez y passer le temps que vous voulez ou que vous pouvez. Bien entendu, plus vous pouvez y consacrer de temps, meilleurs sont souvent les résultats obtenus. Les protocoles fournis dans cet ouvrage s'exécutent facilement en 20 à 30 minutes. Mais, en cas de maux de tête ou de problème de pied par exemple, le traitement des points appropriés pendant 5 minutes suffit à vous soulager et à accroître votre niveau d'énergie.

Les arts du traitement se substituent aux soins conventionnels

Pas du tout ! Nous l'avons répété à de multiples reprises dans ce livre et nous souhaitons vraiment insister sur ce point. Ils sont à utiliser en complément d'un traitement médical et ne sauraient, à aucun moment, prétendre se substituer à ce dernier. Aucun praticien de shiatsu ou réflexologue responsable et respectant la déontologie en vigueur n'affirmera que ces techniques peuvent guérir le cancer, le diabète, la sclérose en plaques ou n'importe quelle autre maladie grave. En cas d'affection douloureuse ou chronique, ou d'accident, de maladie ou de blessure grave, vous devez toujours consulter un médecin. Cependant, le travail corporel *peut* aider en stimulant les mécanismes de guérison du corps, soulager la douleur et atténuer les symptômes.

Les arts du traitement sont dangereux pour certaines personnes

L'affirmation selon laquelle les arts du traitement seraient dangereux pour certaines catégories de personnes est en grande partie fausse. En général, le shiatsu et la réflexologie sont absolument sans danger. Mais il est vrai qu'il faut parfois ajuster les séances avec les jeunes, les femmes enceintes et certaines personnes. La durée des séances doit être parfois réduite et certains mouvements ou points sont à éviter. Nous précisons les modifications à apporter au traitement tout au long de ce livre. En outre, les individus extrêmement fragiles ou faibles doivent bien entendu être très prudents (et doivent parfois consulter leur médecin) avant de recevoir un protocole de traitement. Nous vous rappelons à ce sujet les précautions, les proscriptions et les cas particuliers cités à la fin du premier chapitre de ce livre.

Les techniques de shiatsu et la réflexologie sont douloureuses

Faux ! Au contraire, leur objectif est d'améliorer votre état, souvent immédiatement. Dans certains cas, il arrive que vous ressentiez ce que l'on appelle une « bonne douleur », semblable à ce que vous pouvez éprouver lors d'une séance d'étirements intense ou d'un massage en profondeur. Mais vous ne devez jamais avoir vraiment mal. Si c'est le cas, il faut arrêter immédiatement. Après une séance, certaines personnes connaissent parfois une *crise de guérison*, qui correspond à une intensification des symptômes avant la résolution du problème.

Le shiatsu et la réflexologie sont des noms sophistiqués pour désigner de simples massages

Faux ! Le massage fait partie des arts du traitement qui travaillent sur la dimension physique pure du corps, par des étirements, des pétrissages, des lissages, etc. Le shiatsu et la réflexologie ne sont pas des massages. Ils impliquent l'utilisation de certaines techniques proches du massage de base mais diffèrent du véritable massage. Le shiatsu et la réflexologie emploient des approches détaillées et spécifiques reposant sur des fondements énergétiques de l'origine de la douleur et de la physiologie. Ces disciplines se caractérisent toutes par une approche globale du bien-être établissant un lien entre l'esprit, le corps et l'âme. Mais le shiatsu et la réflexologie sont des disciplines bien plus complexes impliquant l'évaluation et la restauration d'un flux énergétique équilibré dans les méridiens, les points d'acupuncture ou les zones réflexes.

L'énergie se transfère d'une personne à une autre

Faux ! Nombreuses sont les personnes qui pensent que l'énergie d'un individu est transférée vers un autre individu lors d'un protocole de traitement. Mais, dans le shiatsu et la réflexologie, il n'existe aucun transfert d'énergie entre le donneur et le receveur. L'hypothèse de départ est que le receveur a tout ce qu'il faut en lui. Il est simplement victime d'un déséquilibre. Le shiatsu et la réflexologie cherchent à équilibrer l'énergie du receveur en stimulant ses propres points ou zones, et non à lui en transmettre ou lui en enlever.

Chapitre 20

Dix façons d'enrichir sa vie grâce au shiatsu et à la réflexologie

Dans ce chapitre :

- Faire en sorte de se sentir mieux
- Améliorer ses relations avec les autres

Le shiatsu et la réflexologie peuvent avoir de nombreux effets bénéfiques sur votre vie, physiquement, émotionnellement et mentalement. À titre illustratif, nous ne résistons pas au plaisir de vous citer un des grands maîtres japonais du shiatsu, décédé en 1999, Tokujiro Namikoshi Voici comment il définit les effets du shiatsu dans son *Traité de thérapeutique manuelle japonaise shiatsu* : « *Le shiatsu donnera une vitalité nouvelle à l'employé de bureau et stimulera en lui l'esprit d'entreprise dont il ne se serait jamais cru capable. Il permettra à l'enseignant de transformer des cancres en élèves très doués et à l'épouse d'avoir un mari heureux et en bonne santé.* » Au-delà du côté « exotique » et suranné de la déclaration, on voit combien le rééquilibrage du ki produit par le shiatsu peut avoir une action globale allant bien au-delà du corps.

Nous abordons dans ce chapitre quelques-unes des vertus des séances de travail corporel.

Vous êtes plus détendu

L'avantage peut-être le plus évident des séances de travail corporel est la détente qu'elles apportent. Presque dès le début de la séance, vous vous sentez généralement plus détendu. Si vous bénéficiez régulièrement de séances, vous êtes alors plus détendu d'une manière générale.

Le shiatsu et la réflexologie favorisent une tranquillité et une détente profondes en restaurant un flux énergétique optimal dans tout votre corps.

Ils contribuent également à la libération de l'énergie négative générée par le stress. La promotion d'un flux de ki harmonieux et l'élimination des blocages énergétiques, potentiellement sources de stress, vous mettent dans un état de détente, quoi que vous fassiez. Les chapitres 1 et 3 vous en disent plus sur l'importance d'un flux énergétique satisfaisant.

Vous diminuez les effets du stress

Le travail corporel peut également contribuer à atténuer les symptômes physiques du stress : les tensions musculaires, qui peuvent provoquer des maux de tête, des raideurs et des douleurs dans les muscles, la tension élevée qui favorise les maladies de cœur ou l'anxiété qui accompagne le stress. En atténuant les symptômes physiques du stress, vous mettez votre corps dans un meilleur état énergétique pour gérer les situations sources de stress que vous ne pouvez éviter.

Votre vie est mieux équilibrée

Le principe de base du shiatsu et de la réflexologie est de restaurer un flux énergétique harmonieux. Dans la médecine chinoise, toute maladie et toute douleur peuvent être attribuées à des déséquilibres au niveau du ki. Les corrections apportées au flux de ki vous offrent donc plus d'équilibre et de stabilité, physiquement, mentalement et émotionnellement. Résultat, vous êtes en meilleure santé, vous affichez une attitude plus positive, vous souffrez moins de maux et vous maîtrisez mieux le processus de prise de décision. En bref, votre vie dans son ensemble est mieux équilibrée !

Vous avez plus d'énergie

Le shiatsu et la réflexologie sont tous deux axés sur la restauration d'un équilibre et d'un flux de ki satisfaisants. Vous éliminez ainsi les blocages ou les ralentissements du flux et êtes en mesure de mieux tirer parti de ce carburant dynamique. Les personnes ressentant un malaise ou des douleurs ont tendance à être moins motivées et à afficher une vitalité moindre. En diminuant la douleur, les techniques de travail corporel vous revigorent et vous permettent de voir la vie sous un meilleur jour. Les thérapies par les points de pression et les autres techniques de travail corporel présentent également l'avantage d'accroître la libération d'endorphines. Les *endorphines* sont des neurotransmetteurs libérés dans les synapses qui stimulent les sensations de bien-être, de relaxation et de calme. Cette combinaison d'effets bénéfiques vous permet d'avoir plus d'énergie, d'être plus vigilant et détendu. Résultat ? Vous êtes prêt à sortir pour conquérir le monde !

Vous renforcez vos défenses et guérissez plus vite

L'un des principaux objectifs du shiatsu et de la réflexologie est de favoriser et d'accélérer le processus de guérison en stimulant l'apport d'énergie vers les parties du corps qui en ont besoin. Votre corps est ainsi plus à même de guérir naturellement car il renferme des mécanismes d'autoguérison demandant des conditions et un carburant adéquats pour bien fonctionner. Physiologiquement, chaque cellule nécessite des nutriments, l'évacuation des déchets, du carburant tiré des aliments ingérés, de l'oxygène et de l'eau. Dans la médecine chinoise, la vitalité, fournie par le ki, s'ajoute à cette liste. Toutes les substances physiques sont transmises aux cellules par la circulation. Quand celle-ci est altérée, la santé des cellules en pâtit. Le shiatsu et la réflexologie démontrent un principe : le sang va là où le ki va. Quand les canaux de ki sont ouverts, les cellules reçoivent de la vitalité et la circulation s'améliore. Les cellules bénéficient donc de tout le nécessaire pour guérir plus vite.

En outre, le shiatsu et la réflexologie favorisent également le bien-être émotionnel et cet état d'esprit positif contribue souvent à accélérer le processus de guérison et de convalescence. De nombreuses études ont démontré un lien entre la pensée positive et la rapidité de la guérison. Par exemple, une étude publiée en juillet 2006 dans le *Journal of the American Academy of Orthopedic Surgeons* (journal de l'académie américaine des chirurgiens orthopédistes) a révélé que le fait de ne pas avoir de stress, d'inquiétude et d'autres émotions négatives contribuait considérablement à accélérer le rétablissement des patients.

Vous êtes en phase avec votre corps

Le shiatsu et la réflexologie vous encouragent à être plus à l'écoute de votre corps. Cette conscience accrue vous rend plus attentif aux rythmes corporels naturels et à son état optimal. Vous êtes alors capable de déceler immédiatement tout changement ou toute perturbation de votre flux énergétique. Résultat, vous pouvez parfois anticiper les problèmes en éliminant un blocage énergétique naissant avant qu'il ne devienne très perturbant.

Bien connaître son corps présente un autre avantage : vous appréciez mieux les choses incroyables et merveilleuses qu'il accomplit au quotidien. On ne s'en rend malheureusement trop souvent compte que lorsque l'on en souffre. Combien de nombreuses choses, auxquelles on ne fait pas attention ou que l'on considère comme une évidence, participent au confort et à la facilité de notre quotidien ! Le shiatsu et la réflexologie vont changer cela, en nous réouvrant à la conscience de notre corps.

Vous souffrez moins

Le shiatsu et la réflexologie diminuent presque toujours la douleur. Bien entendu, si vous avez été victime d'une blessure grave ou que vous souffrez d'une maladie handicapante, le travail corporel n'accomplira pas de miracles. Mais, dans le cas de blessures, de maladies et d'autres affections mineures ou moyennement sérieuses, les arts du traitement contribuent souvent avec efficacité à atténuer la douleur et à augmenter votre bien-être.

Vous vous occupez de vous

Si vous êtes comme la plupart des gens, vous passez beaucoup de temps à prendre soin des autres et vous vous occupez très peu de vous. Il est très probable que vous négligiez souvent vos propres besoins physiques et émotionnels, même si vous souffrez.

Les séances de shiatsu et de réflexologie vous forcent à vous consacrer du temps, ce dont vous avez très probablement beaucoup besoin. Ce n'est pas de l'égoïsme car, mieux vous vous sentez, plus vous êtes en mesure d'accomplir vos tâches quotidiennes avec efficacité et de prendre soin des personnes chères à votre cœur.

Vous avez plus confiance en vous

En mettant en œuvre ces techniques sur vous-même ou sur les autres, vous commencez à vous rendre compte que vous avez des capacités insoupçonnées. Vous découvrez que vous pouvez vous aider et aussi aider les autres. Cette découverte peut vous renforcer sur les plans émotionnel et mental, et doper réellement votre confiance.

Vous avez de meilleures relations avec les autres

Il existe diverses raisons à l'amélioration des relations avec son entourage. Tout d'abord, admettez-le, les personnes qui souffrent ont tendance à être un peu grincheuses. En vous sentant mieux physiquement, vous voyez la vie d'un autre œil et êtes probablement une personne de meilleure compagnie. Vous apparaissez plus ouvert aux yeux des autres, qui aiment passer du temps avec vous. Quand votre flux énergétique est harmonieux et que vous affichez un équilibre émotionnel, vos relations avec votre entourage et vos collègues sont alors bien meilleures.

Annexe

Ressources

De nombreuses ressources concernant le shiatsu et la réflexologie peuvent vous aider à améliorer vos compétences et votre compréhension de ces disciplines. Une fois plongé dans les arts du traitement, vous pourriez vous apercevoir que vous êtes devenu insatiable. Le seul conseil que nous vous donnons, si vous faites appel à Internet, est de vérifier la compétence et le contenu des sites et des organismes que vous consultez.

Les sites web généralistes

De nombreux sites internet couvrent divers aspects du travail corporel et des arts du traitement. Il faut malheureusement préciser que, pour être présent dans l'annuaire et cité sur les pages web de la plupart des sites, il suffit de payer (certains sont parfois gratuits). Ces sites ne s'engagent par conséquent en aucune manière sur le professionnalisme des écoles ou des praticiens référencés.

En voici quelques-uns qui pourront vous être utiles si vous souhaitez aller à la recherche d'informations :

- `www.medecines-douces.com` : ce site traite un large éventail de médecines intégratives.
- `www.lesitedubienetre.com` : comme son nom l'indique, ce site est consacré à tout ce qui touche au bien-être.
- `www.1001massages.com` : il s'agit d'un site dédié aux diverses formes de massage et à l'aromathérapie.

Les organismes professionnels

Les associations de travail corporel tentent de s'organiser face aux changements de législation. Ces associations sont censées être impliquées dans la définition du cadre légal de la pratique et de la formation. Mais nous sommes en France et, malheureusement, le cadre légal n'existe pas (aucune médecine alternative complémentaire n'est reconnue). De plus, un autre côté de l'esprit français fait que, pour le shiatsu et la réflexologie, il n'y a pas d'unité et qu'il existe plusieurs fédérations dans chaque discipline. Cela ne facilite pas le choix. Nous vous confions ci-après les coordonnées d'un organisme fédérateur qui regroupe et défend, en France et bientôt en Europe, les intérêts des praticiens des médecines alternatives complémentaires. Vous trouverez sur son site, à la fois un répertoire de praticiens ainsi que les coordonnées d'organismes compétents :

- **Alliance pour la Santé : www.alliance-pour-la-santé.fr**

Les centres de formation et la réglementation

La situation en France peut s'analyser à travers deux axes, celui des compétences nécessaires et celui de la législation.

En ce qui concerne la législation, le statut des « médecines alternatives complémentaires », telles que définies par le Parlement européen, est inexistant. Cela est très dommageable, d'abord pour le shiatsu et la réflexologie, mais également et surtout pour les patients ou les élèves, qui peuvent être confrontés « au meilleur comme au pire ». Cet état de fait induit que n'importe qui peut se déclarer praticien. Dans la mesure où le praticien n'établit pas de diagnostic médical, ne revendique pas de thérapeutique symptomatique, ne se réfère pas au massage, ne prescrit pas, ne fait pas interrompre de traitement médical, etc., il peut pratiquer « en toute légalité », ou *a minima* « sans être dans l'illégalité ».

En ce qui concerne les compétences nécessaires, il découle de ce qui précède un flou très dommageable. Les formations en France (on trouve ici aussi « le meilleur et le pire ») vont de quelques heures à plusieurs années et s'adressent à des publics très variés. De l'individuel qui veut pratiquer en famille au professionnel de santé qui souhaite s'approprier un outil performant, les possibilités sont nombreuses. Il n'est pas possible de connaître tous les cursus de formation existant en France. Le mieux est donc de donner quelques conseils clés :

- Le premier critère est de bien se renseigner sur le contenu des formations. Évitez tous ceux qui comportent des matières trop ésotériques (ou floues) ou obligent à suivre des cursus complets ou longs.
- Le deuxième critère est de vérifier l'existence d'un code strict de déontologie auquel tous les praticiens doivent adhérer, ainsi que l'existence d'une obligation de maintien à niveau des compétences.
- Le troisième critère est de s'assurer que les centres proposent des formations accueillant des professionnels (santé, esthétique, bien-être) et délivrent, après examen, des certificats ou des diplômes. Ce sera un gage de sérieux pour toutes les formations qu'ils développent (dont les initiations ouvertes à tous qu'ils peuvent éventuellement proposer).
- Le quatrième critère est de s'assurer de la réputation du centre de formation. L'image ou le bouche à oreille permettent d'éviter les erreurs ou les pièges d'éventuelles officines incompétentes.
- Enfin, pour rassurer les esprits cartésiens, nombreux en France, ils pourront vérifier si le centre de formation est officiellement enregistré comme « organisme de formation » auprès du ministère de l'Emploi et de la Formation professionnelle. Cet enregistrement ne vaut pas agrément mais il implique de la part du centre de formation, le respect d'un certain nombre de critères et l'établissement de documents et bilans pédagogiques annuels qui limitent les risques.

Formation en shiatsu

Si vous souhaitez enrichir vos connaissances en matière de shiatsu, voire devenir praticien professionnel, choisissez une école d'après les critères que nous vous avons donnés. Vous pouvez pour cela aller sur les sites des différentes associations que nous avons déjà citées. Ainsi que nous l'avons déjà précisé, il n'est pas possible de connaître les cursus et leur validité pour toutes les écoles car il n'existe pas de tronc commun de formation en shiatsu. Effectuez donc votre choix selon vos besoins, à savoir la proximité, le contenu, les calendriers proposés, le coût, etc.

Le seul centre de formation français que nous pouvons vraiment prétendre connaître, et par conséquent vous conseiller, est celui qu'a fondé Michel à Paris et qui s'appelle l'**Institut français de shiatsu**. Cet institut est le seul à proposer une formation en shiatsu, intégrant complètement la dimension émotionnelle et psychologique dans son cursus. Les techniques corporelles en shiatsu et le travail sur les points d'acupuncture y sont enrichis par la psychoénergétique et la psychologie corporelle appliquée, développées par Michel. C'est également le seul organisme à imposer aux praticiens qu'il référence un maintien à niveau annuel de leurs compétences, gage du meilleur professionnalisme pour les clients et les patients. N'hésitez pas à aller sur son site, particulièrement exhaustif et agréable à visiter : `www.shiatsu-institut.fr`.

Au-delà de tous les contenus souhaités (cursus, calendriers, enquêtes sur le shiatsu en Europe et au Japon, etc.), vous y découvrirez également le parcours de Michel, ses nombreux travaux et écrits ainsi que toutes les conférences qu'il effectue en France et à l'étranger.

Formation en réflexologie

Si vous souhaitez enrichir vos connaissances en matière de réflexologie, voire devenir praticien professionnel, nous vous donnons les mêmes conseils. Choisissez donc, là aussi, une école selon les critères que nous vous avons conseillés. Vous pouvez pour cela aller sur les sites des différentes associations que nous avons déjà citées. Ainsi que nous l'avons précisé, il n'est pas possible de connaître les cursus et leur validité pour toutes les écoles car il n'existe pas non plus de tronc commun de formation en réflexologie. Effectuez donc votre choix selon vos besoins, à savoir la proximité, le contenu, les calendriers proposés, le coût, etc.

Le seul centre de formation que nous pouvons vraiment prétendre connaître, et par conséquent vous conseiller, est celui qui dépend de l'Institut français de shiatsu et qui s'appelle l'Institut français de réflexologie. Cet institut est le seul à proposer une formation dans les trois formes de réflexologie existantes (sud-africaine, occidentale et chinoise) et en réflexologie faciale. N'hésitez pas à aller sur son site, particulièrement exhaustif et agréable à visiter : `www.reflexologie-institut.fr`.

Au-delà de tous les contenus souhaités, vous y découvrirez également le parcours d'Elske Miles, diplômée de l'École sud-africaine de Chris Stormer, formatrice, auteur et conférencière hors pair. Ses conseils ont été une mine d'or pour toute la partie sur la réflexologie de ce livre.

Comment trouver un praticien ?

Si vous souhaitez faire appel à un praticien professionnel, le premier conseil que nous vous donnons est de faire confiance au bouche-à-oreille. Le praticien qui a su répondre à la demande d'une personne en qui vous avez confiance pourra très certainement satisfaire votre besoin.

Dans le cas où vous n'auriez pas cette possibilité, vous pouvez vous adresser à des organismes qui regroupent des praticiens diplômés ou certifiés comme les différentes fédérations citées plus haut. Si vous souhaitez obtenir les coordonnées d'un praticien formé et diplômé par Michel, vous pouvez vous rendre sur le site : `www.shiatsu-institut.fr`.

Vous y trouverez une carte de France sur laquelle il vous suffira de cliquer sur le département souhaité. Vous obtiendrez les coordonnées du praticien le plus proche de chez vous, que ce soit en réflexologie ou en shiatsu. Vous pourrez également obtenir ces coordonnées par e-mail ou par téléphone.

Les ouvrages

Nous avons essayé de vous fournir un maximum d'informations dans ce livre mais le travail corporel est un vaste thème qui englobe de nombreuses notions et idées. Voici des livres qui peuvent vous éclairer sur les arts du traitement.

La philosophie de la médecine chinoise

Si vous avez apprécié de découvrir les idées de base et la philosophie de la médecine chinoise dans le chapitre 1, vous souhaiterez peut-être découvrir les livres suivants. Ils sont clairs et faciles à lire.

- *Médecine chinoise, médecine totale*, de Jacques André Lavier (Grasset, 1988)
- *Médecine traditionnelle chinoise. Une introduction*, de Jean-Marc Kespi (Marabout, 2008)
- *Traité didactique d'acupuncture traditionnelle chinoise*, d'André Faubert (Guy Trédaniel Éditeur, 2005)
- *Les Bases théoriques de la médecine traditionnelle chinoise*, de You Wa Chen (Éditions You Feng, 2008))
- *Abrégé de médecine traditionnelle chinoise*, de Michel Deydier-Bastide (Désiris, 2005)
- *Comprendre la médecine chinoise. La toile sans tisserand*, de Ted J. Kaptchuk (SATAS, 1994)

La relation corps-esprit

Les informations fournies dans le chapitre 7 sur votre corps, votre esprit et vos émotions vous ont fasciné ? La relation corps-esprit devient un domaine de plus en plus prisé. Voici d'excellentes ressources pour enrichir vos connaissances :

- *Dis-moi où tu as mal, je te dirai pourquoi*, de Michel Odoul (Albin Michel, 1994) : ce livre est l'ouvrage fondateur de la psychoénergétique. Il pose les bases explicatives et énergétiques des relations qui peuvent être faites entre le corps et l'esprit. C'est l'ouvrage de référence, déjà connu et utilisé par des centaines de milliers de lecteurs ainsi que par énormément de professionnels de santé (médecins, kinés, ostéopathes, praticiens shiatsu, réflexologues, etc.) en France et dans de nombreux pays du monde (traduit en six langues). Il existe également en audiolivre (Audiolib).

- *Dis-moi où tu as mal, le lexique*, de Michel Odoul (Albin Michel, 2003) : ce livre est le complément idéal du précédent. Véritable lexique ou dictionnaire, on y trouve plus de 300 pathologies qui sont décodées selon les principes de la relation corps-esprit.

- *Un corps pour me soigner, une âme pour me guérir*, de Michel Odoul (Albin Michel, 2006) : ce livre décortique les origines de la souffrance et de la maladie. Comment nos comportements, nos modes de vie et de pensée ou les blessures du passé peuvent-ils conduire à la maladie ou à la souffrance ? Il nous propose également quelques techniques et exercices simples pour restaurer son image et se réconcilier avec soi.

- *L'Amour, la médecine, les miracles*, de Bernie Siegel (J'ai lu, 2004) : ce livre, écrit par un cancérologue américain, est un témoignage étonnant et fort sur la relation corps-esprit. Il décrit l'importance du psychisme dans les processus cancéreux et de guérison. C'est en plus un cri d'espoir pour les malades qui peut se résumer à travers cette phrase extraordinaire de l'auteur : « Le diagnostic n'est pas le pronostic. »

- *Reflets de la lune sur l'eau. Guérir le corps et l'âme grâce à la médecine traditionnelle chinoise*, de Xiaolan Zhao (Éditions de L'Homme, 2007) : ce livre est un recueil de médecine traditionnelle chinoise entièrement consacré à la femme, de la naissance à la fin de sa vie ; toutes les étapes, les « saisons » au féminin sont étudiées dans leur globalité : le « mûrissement du fruit » est le nom donné à la grossesse, le « mois d'or » est la période post-partum, le « second printemps » est non seulement l'autre nom, mais aussi l'autre conception que les Orientaux ont de la ménopause (à méditer !). Vous l'aurez compris, l'auteur nous permet de revisiter complètement notre approche de la vie et prodigue en outre des conseils concrets qui font de ce livre un guide pratique d'une haute portée philosophique.

- *Analogies entre les points d'acupuncture et l'empire chinois traditionnel*, de Henning Strom (Éditions You Feng, 2008) : ce livre fort documenté explique comment, dans la médecine traditionnelle chinoise, la relation entre le corps et l'esprit était établie, au-delà des mots, dans le nom même des différents points d'acupuncture. En cela, chaque tension sur un point précis exprimait en elle-même et en sa localisation, la source émotionnelle sous-jacente. Dans cette quête de sens, l'auteur fait notamment référence aux travaux de Michel Odoul et d'Annick de Souzenelle.
- *Le Corps quantique. Trouver la santé grâce aux interactions corps/esprit*, de Deepak Chopra (traduit par Nicole Romain-Hartvick) (InterÉditions, 2003) : ce livre décrit l'influence de l'esprit sur le corps et établit le lien entre la médecine occidentale et orientale *via* une synthèse pertinente des connaissances. Une véritable référence.

Le shiatsu

Si vous aimez recevoir un shiatsu, vous souhaiterez peut-être en savoir plus. Les livres sont d'excellentes ressources, mais les approches du shiatsu sont innombrables. Ne soyez pas désorienté ! Voici des ouvrages concernant divers types de shiatsu. Vous pourrez ainsi découvrir quelle forme de pratique vous convient le mieux.

- *Le Livre complet de la thérapie shiatsu*, de Toru Namikoshi (traduit par Antonia Leibovici) (Guy Trédaniel Éditeur, 2004) : manuel compact mais complet à teneur scientifique destiné à restaurer les pouvoirs d'autoguérison. Ce livre utilise la science médicale, la philosophie traditionnelle et les techniques de l'information pour orienter le lecteur vers la pratique du shiatsu.
- *Zen Shiatsu*, de Shizuto Masunaga (Guy Trédaniel Éditeur, 1985) : pratique du shiatsu à connotation psychologique et spirituelle qui repose sur une analyse de l'équilibre yin/yang et de la théorie des cinq éléments pour évaluer et retrouver la santé. Cette technique cherche à développer les ressources internes aussi bien du praticien que du receveur.
- *L'Harmonie des énergies*, de Michel Odoul (Albin Michel, 2002) : ouvrage très pédagogique sur la pratique du shiatsu, la relaxation et la philosophie taoïste.
- *Tao shiatsu, médecine vitale pour le XXIe siècle,* de Ryokyu Endo (Guy Trédaniel Éditeur, 2000) : ce livre est l'un des plus complets et des plus justes avec ceux de Shizuto Masunaga. Il présente une excellente synthèse technique et philosophique sur le shiatsu. L'auteur insiste sur l'illusion de la séparation du corps et de l'âme et sur « l'art de la bienveillance », qualité essentielle à tout praticien.

- *Le Livre du shiatsu*, de Wataru Ohashi (L'Étincelle Éditeur, 2004) : livre plutôt technique qui décrypte les mécanismes du shiatsu.
- *Les Méridiens du shiatsu*, d'Yves Kodratoff et Tilman Gaebler (Guy Trédaniel Éditeur, 1996) : ouvrage particulièrement bien illustré qui détaille le parcours et la fonction des méridiens.

La réflexologie

Voici quelques livres sur la réflexologie :

- *Réflexologie,* de Elske Miles et Dominique Baudoux (dans *Les Cahiers pratiques de l'aromathérapie*, Éditions Inspir, 2009) : excellent ouvrage, clair et synthétique, qui présente de façon très pédagogique des techniques de réflexologie associées à l'usage d'huiles essentielles. De nombreuses réponses à des cas types font de ce livre un ouvrage de référence pour tous les praticiens de réflexologie.
- *La Leçon de réflexologie*, de David Tran et Sioux Berger (Flammarion, 2008) : guide de la pratique de la réflexologie enrichi de nombreuses photos et accompagné d'un DVD.
- *Le Livre de la réflexologie plantaire*, de Mireille Meunier (Guy Trédaniel Éditeur, 1995) : guide pratique très bien illustré par des planches en couleur.
- *L'Énergétique chinoise appliquée à la réflexologie plantaire*, de Mireille Meunier (Guy Trédaniel Éditeur, 2007) : après l'étude du yin et du yang et de leur utilité du point de vue de la santé, l'auteur présente les cinq éléments avec leurs correspondances physiologiques et la définition des principales pathologies qui s'y rapportent. Des exemples pratiques, des études de cas, des tableaux et des schémas récapitulatifs rendent l'approche très explicite.
- *Réflexologie thérapie totale, du réflexe à la conscience,* de Martine Faure Alderson (Guy Trédaniel Éditeur, 2007) : le contenu et la forme de ce livre sont d'une très grande qualité, les cent planches qui le composent sont dessinées avec une précision millimétrique… et volontairement reproduites à l'échelle du pied humain pour en faciliter la lecture et l'usage. Partager le savoir est noble et juste, et l'auteur le fait bien.
- *ABC de la réflexologie plantaire*, de Denis Lambolay (Grancher, 1998) : guide thérapeutique complet qui vous initie aux techniques de relaxation et de thérapie.
- *L'Essentiel de la réflexologie et de l'acupressure*, de Janet Wright (traduit par Antonia Leibovici) (Guy Trédaniel Éditeur, 2008) : ouvrage comprenant des photos, qui explique ces deux techniques et suggère des traitements pour toute une série de maux.

Index

N

O

P

R

S

T

V

Y

Z

« Pour les Nuls », la collection de tous les savoirs !

Disponibles dans la collection « Pour les Nuls »

Culture générale

Histoire

Titre	*Auteur*	*Prix*	*ISBN*
La Grèce antique	Stephen Bachelor, Marie-Dominique et Marc Porée	22,90 €	978-2-7540-1602-5
La Seconde Guerre mondiale	Robert Belot, Klaus-Peter Sick	22,90 €	978-2-7540-0818-1
Le Gaullisme	Chantal Morelle	22,90 €	978-2-7540-0821-1
La Chine	Angélina Boulesteix	22,90 €	978-2-7540-1145-7
La Culture générale, 2e édition	Florence Braunstein, Jean-François Pépin	22,90 €	978-2-7540-1628-5
La Culture générale illustrée, 2e édition	Florence Braunstein, Jean-François Pépin	29,90 €	978-2-7540-1275-1
La Révolution française	Alain-Jacques Czouz-Tornare	22,90 €	978-2-7540-0811-2
Les Années 60	Stéphane Benhamou	22,90 €	978-2-7540-0610-1
Le Socialisme	Alain Bergounioux, Denis Lefebvre	22,90 €	978-2-7540-0817-4
La Mythologie illustrée	Collectif	29,90 €	978-2-7540-0989-8
Les Grandes Civilisations	Florence Braunstein, Jean-François Pépin	22,90 €	978-2-7540-0605-7
La Première Guerre mondiale	Jean-Yves Le Naour	22,90 €	978-2-7540-0616-3
La Ve République	Nicolas Charbonneau, Laurent Guimier	24,90 €	978-2-7540-0620-0
Le Moyen Âge	Pierre Langevin	22,90 €	978-2-7540-0563-0
L'Histoire de la Suisse	Georges Andrey	22,90 €	978-2-7540-0489-3
Paris	Danielle Chadych, Dominique Leborgne	22,90 €	978-2-7540-0168-7
L'Égypte ancienne	Florence Maruéjol	22,90 €	978-2-7540-0256-1
La Mythologie	Christopher W. Blackwell, Amy Hackney Blackwell	22,90 €	978-2-7540-0257-8
L'Histoire de France illustrée	Jean-Joseph Julaud	29,90 €	978-2-7540-0110-6
Léonard de Vinci	Jessica Teisch, Tracy Barr	22,90 €	978-2-7540-0037-6
L'Histoire de France	Jean-Joseph Julaud	22,90 €	978-2-8769-1941-9

Religion

Titre	*Auteur*	*Prix*	*ISBN*
Le Coran	Malek Chebel, Sohaib Sultan	22,90 €	978-2-7540-0982-9
La Torah	Arthur Kurzweil, Victor Malka	22,90 €	978-2-7540-0978-2
Le Christianisme	Richard Wagner, Père Denis Metzinger	22,90 €	978-2-7540-0991-1
L'Islam	Malcolm Clark, Malek Chebel	22,90 €	978-2-7540-0531-9
Le Judaïsme	Josy Eisenberg	22,90 €	978-2-7540-0596-8
La Bible illustrée	Éric Denimal	29,90 €	978-2-7540-0274-5
Le Catholicisme	John Trigilio, Père Pierre Lartigue	22,90 €	978-2-7540-0182-3
La Franc-Maçonnerie	Christopher Hodapp, Philippe Benhamou	22,90 €	978-2-7540-0150-2
Le Bouddhisme	Jonathan Landaw, Stephan Bodian	22,90 €	978-2-7540-0062-8
La Bible	Éric Denimal	21,90 €	978-2-8769-1800-9
Sagesse et Spiritualité	Sharon Janis	21,90 €	978-2-8769-1769-9

Société

Titre	*Auteur*	*Prix*	*ISBN*
La Mondialisation	Francis Fontaine, Sylvie Goulard, Brune de Bodman	22,90 €	978-2-7540-0778-8
L'Instruction civique	Guillaume Bernard, Frédéric Monera	22,90 €	978-2-7540-0979-9
L'Europe, 2e édition	Sylvie Goulard	22,90 €	978-2-7540-1213-3
L'Écologie	Franck Courchamp	22,90 €	978-2-7540-0554-8
La Géopolitique	Philippe Moreau Defarges	22,90 €	978-2-7540-0623-1
La Justice	Emmanuel Pierrat	22,90 €	978-2-7540-0553-1
La Philosophie, 2e édition	Christian Godin	22,90 €	978-2-7540-0460-2
L'Économie	Michel Musolino	22,90 €	978-2-7540-0351-3
La Politique	Philippe Reinhard	22,90 €	978-2-7540-0335-3
La Géographie française	Jean-Joseph Julaud	22,90 €	978-2-7540-0245-5

Sciences et techniques

Titre	*Auteur*	*Prix*	*ISBN*
L'Histoire de l'aviation	Philippe Benhamou	22,90 €	978-2-7540-1146-4
L'Histoire des sciences	Vincent Jullien	22,90 €	978-2-7540-0977-5
La Physique	Dominique Meier (sous la dir. de)	22,90 €	978-2-7540-0915-7

Titre	*Auteur*	*Prix*	*ISBN*
La Conquête spatiale	Michel Polacco	22,90 €	978-2-7540-1143-3
Les Maths	Jean-Louis Boursin	22,90 €	978-2-7540-0093-2
L'Astronomie	Stephen Maran, Pascal Bordé	21,90 €	978-2-8769-1634-0

Beaux-arts

Titre	*Auteur*	*Prix*	*ISBN*
Le Louvre	Daniel Soulié	22,90 €	978-2-7540-1404-5
La Télévision	Marie Lherault, François Tron	22,90 €	978-2-7540-0976-8
Les Séries télé	Marjolaine Boutet	22,90 €	978-2-7540-0912-6
Le Rock	Nicolas Dupuy	22,90 €	978-2-7540-0819-8
L'Histoire de la peinture	Jean-Jacques Breton, Dominique Williatte	22,90 €	978-2-7540-0812-9
La Danse classique	Evelyne Cisneros, Scott Speck, Florence Balique	22,90 €	978-2-7540-1045-0
L'Histoire du cinéma	Vincent Mirabel	22,90 €	978-2-7540-0609-5
Le Jazz	Dirk Sutro, Stéphane Koechlin	22,90 €	978-2-7540-0779-5
L'Histoire de l'art illustrée	Jean-Jacques Breton, Philippe Cachau, Dominique Williatte	29,90 €	978-2-7540-0493-0
L'Histoire de l'art	Jean-Jacques Breton, Philippe Cachau, Dominique Williatte	22,90 €	978-2-7540-0229-5
L'Opéra	David Pogue, Claire Delamarche	22,90 €	978-2-7540-0244-8
La Musique classique	David Pogue, Claire Delamarche	22,90 €	978-2-7540-0151-9

Langue française

Titre	*Auteur*	*Prix*	*ISBN*
La Littérature française	Jean-Joseph Julaud	22,90 €	978-2-7540-0061-1
Le Français correct	Jean-Joseph Julaud	21,90 €	978-2-8769-1640-1

Régionalisme

Titre	*Auteur*	*Prix*	*ISBN*
La Bretagne	Jean-Yves Paumier	22,90 €	978-2-7540-1297-3
La Corse	Thierry Ottaviani	22,90 €	978-2-7540-1546-2

… en Poche

Titre	*Auteur*	*Prix*	*ISBN*
Sagesse et Spiritualité	Sharon Janis	11,90 €	978-2-7540-1758-9
L'Égypte ancienne	Florence Maruéjol	11,90 €	978-2-7540-1739-8
L'Histoire de France – tome 1 Des origines à 1789	Jean-Joseph Julaud	11,90 €	978-2-7540-0180-9
L'Histoire de France – tome 2 De 1789 à nos jours	Jean-Joseph Julaud	11,90 €	978-2-7540-0181-6
Paris Rive droite	Danielle Chadych, Dominique Leborgne	11,90 €	978-2-7540-0694-1
Paris Rive gauche	Danielle Chadych, Dominique Leborgne	11,90 €	978-2-7540-0695-8
La Culture générale – Histoire, géographie, art et littérature	Florence Braunstein, Jean-François Pépin	11,90 €	978-2-7540-0798-6
La Culture générale – Sciences, sports, loisirs et spiritualité	Florence Braunstein, Jean-François Pépin	11,90 €	978-2-7540-0799-3
La Franc-Maçonnerie	Philippe Benhamou	11,90 €	978-2-7540-0696-5
Le Bouddhisme	Jonathan Landraw, Stephan Bodian	11,90 €	978-2-7540-03148
La Philosophie – tome 1 Antiquité, Moyen Âge et Renaissance	Christian Godin	11,90 €	978-2-7540-0796-2
La Philosophie – tome 2 Du XVIIe siècle à nos jours	Christian Godin	11,90 €	978-2-7540-0797-9
L'Astrologie	Rae Orion	11,90 €	978-2-8769-1999-0
La Littérature française – tome 1 Du Moyen Âge au XVIIIe siècle	Jean-Joseph Julaud	11,90 €	978-2-7540-0611-8
La Littérature française – tome 2 Du XVIIIe siècle à nos jours	Jean-Joseph Julaud	11,90 €	978-2-7540-0612-5
Le Français correct	Jean-Joseph Julaud	11,90 €	978-2-8769-1924-2

Vie pratique

Cuisine

Titre	*Auteur*	*Prix*	*ISBN*
Les Cuisines du monde	Philippe Chavanne	22,90 €	978-2-7540-0103-8

Titre	*Auteur*	*Prix*	*ISBN*
Le Vin, 4e édition	Laure Liger, Ivan-Paul Cassetari	22,90 €	978-2-7540-0961-4
La Cuisine	Bryan Miller	21,90 €	978-2-8769-1683-8

Santé

Titre	*Auteur*	*Prix*	*ISBN*
Les Maladies cardiovasculaires	Dr Philippe Abastado	22,90 €	978-2-7540-1591-2
Le Sexe, 2e édition	Dr Ruth K. Westheimer, Dr Marianne Pauti	22,90 €	978-2-7540-1497-7
Maigrir avec la méthode Montignac	Michel Montignac	22,90 €	978-2-7540-1586-8
Le Corps humain	Dr Patrick Gepner	22,90 €	978-2-7540-1121-1
La Maladie d'Alzheimer	Christian Derouesne, Jacques Selmes	22,90 €	978-2-7540-1058-0
Améliorer sa mémoire	John B. Arden	22,90 €	978-2-7540-0323-0
Maigrir	Jane Kirby, Dr Jocelyne Raison	22,90 €	978-2-7540-0005-5
Bien s'alimenter	Carol Ann Rinzler	21,90 €	978-2-8769-1897-9

Bien-être

Titre	*Auteur*	*Prix*	*ISBN*
Les Huiles essentielles	Elske Miles	22,90 €	978-2-7540-1596-7
Shiatsu et Réflexologie	Synthia Andrews, Bobbi Dempsey, Michel Odoul	22,90 €	978-2-7540-0981-2
Le Développement personnel	Collectif	29,90 €	978-2-7540-0865-5
Zen ! La Méditation, 2e édition	Stephan Bodian	22,90 €	978-2-7540-0322-3
Le Tai-Chi	Therèse Iknoian	22,90 €	978-2-7540-0137-3
Les Massages	Steve Capellini, Michel Van Welden	22,90 €	978-2-7540-0060-4
La Méthode Pilates	Ellie Herman	21,90 €	978-2-8769-1767-5
Le Yoga	Georg Feuerstein	21,90 €	978-2-8769-1752-1
Le Feng Shui	David Kennedy	21,90 €	978-2-8769-1687-6

Psychologie

Titre	*Auteur*	*Prix*	*ISBN*
La Pensée positive	Averil Leimon, Gdadeana McMahon, Béatrice Millêtre	22,90 €	978-2-7540-1821-0
L'Adolescence	Michel Fize	22,90 €	978-2-7540-1412-0

Titre	*Auteur*	*Prix*	*ISBN*
Exercices de programmation neuro-linguistique	Romilla Ready, Kate Burton, Béatrice Millêtre	19,90 €	978-2-7540-1593-6
Exercices de thérapies comportementales et cognitives	Rhena Branch, Rob Willson, Béatrice Millêtre	19,90 €	978-2-7540-1592-9
Les Relations amoureuses	Florence Escaravage, Kate M. Wachs	22,90 €	978-2-7540-1499-1
Apprendre mieux	Marie Joseph Chalvin	22,90 €	978-2-7540-1261-4
Le Langage des gestes	Joseph Messinger	22,90 €	978-2-7540-0597-5
La Confiance en soi	Kate Burton	22,90 €	978-2-7540-0647-7
Le Coaching	Jeni Mumford	22,90 €	978-2-7540-0353-7
La PNL	Romilla Ready, Kate Burton	22,90 €	978-2-7540-0169-4
L'Hypnothérapie	Mike Bryant, Peter Mabbutt	22,90 €	978-2-7540-0504-3
Les Thérapies comportementales et cognitives	Rob Willson, Rhena Branch	22,90 €	978-2-7540-0246-2
La Psychologie	Dr Adam Cash	21,90 €	978-2-8769-1802-3

Puériculture

Titre	*Auteur*	*Prix*	*ISBN*
La 1re année de Bébé	James Gaylord, Michelle Hagen, Dr Eric Saban	22,90 €	978-2-7540-1511-0
La Grossesse, 2e édition	Dr Joëlle Bensimhon, Dr Eddleman, Dr J. Stone	22,90 €	978-2-7540-1429-8

Droit pratique

Titre	*Auteur*	*Prix*	*ISBN*
L'Assurance	Laurence de Percin	22,90 €	978-2-7540-1073-3
Le Divorce	Martine Valot-Forest	22,90 €	978-2-7540-1479-3
Préparer sa retraite	Laurence de Percin	22,90 €	978-2-7540-0792-4
L'Immobilier, 2e édition	Laurence Boccara, Catherine Sabbah	22,90 €	978-2-7540-0530-2

Finances personnelles

Titre	*Auteur*	*Prix*	*ISBN*
Payer moins d'impôts, 3e édition	Robert Matthieu	22,90 €	978-2-7540-1630-8
La Bourse	Gérard Horny	22,90 €	978-2-7540-0637-8